Dr. med. Johann Josef Kleber

Naturheilkundliche Krebstherapie

Mit Schwerpunkt auf Homöopathie und Orthomolekularer Medizin

Naturheilkundliche Krebstherapie

mit Schwerpunkt auf Homöopathie und Orthomolekularer Medizin

von Dr. med. Johann Josef Kleber

Kai Kröger Verlag für homöopathische Literatur
Groß Wittensee

Dieses Buch eignet sich nicht zur Selbstdiagnose oder zur Selbstbehandlung. Patienten sollten dieses Buch nicht ohne Konsultation mit ihrem Arzt oder Heilpraktiker benutzen.

Dieses Buch wurde auf chlorfreiem Papier bedruckt.

1. Auflage 2007

ISBN 3-9808141-7-1

Druck: hansadruck GmbH + Co KG, Kiel

Dieses Buch kann bezogen werden beim

Kai Kröger Verlag für homöopathische Literatur
Rendsburger Str. 27
D-24361 Groß Wittensee

Telefon 043456-1473
Fax 04356-198 67 91
info@kai-kroeger-verlag.de
www.Kai-Kroeger-Verlag.de

VORWORT

Erste Motivation, dieses Buch zu schreiben, waren meine Erfahrungen mit der homöopathischen und naturheilkundlichen Betreuung von schulmedizinisch behandelten Krebspatienten in der naturheilkundlichen Ambulanz der Inneren Abteilung des Klinikums *Klinikum Rechts der Isar* in München. Die wissenschaftlichen Grundlagen bildeten ein Teil meiner über viele Jahre für den Giftnotruf München erarbeiteten Beratungsunterlagen, sowie von mir zusammengestellte Therapieleitlinien für diese Naturheilkundeambulanz. Die Krebserkrankung meiner eigenen Frau und die vielen intensiv erlebten Therapieversuche namhafter homöopathischer Ärzte und homöopathischer Krebskliniken gaben den endgültigen Anstoß, in einem Buch möglichst viele naturheilkundliche Krebstherapien fachübergreifend zusammenfassend darzustellen.

Vor allem soll die Erkenntnis vermittelt werden, dass bei der Behandlung krebskranker Patienten alle betroffenen Gebiete der Medizin zusammenarbeiten sollten. Sowohl Homöopathie als auch orthomolekulare Medizin und immunwirksame naturheilkundliche Therapien, aber auch schulmedizinische Methoden sollen überlegt und angewandt werden, wenn diese einen Nutzen für den Patienten bringen könnten. Je harmloser und unbelastender eine Methode für den Patienten ist, desto eher sollte sie in Betracht gezogen werden, und je einschneidendere Nebenwirkungen möglich sind, desto stärker muss der Nutzen für den Patienten gesichert sein und gegenüber einem möglichen Schaden abgewogen werden.

Ganzheitlich behandeln heißt nicht schon automatisch und zwangsläufig, homöopathisch zu behandeln, sondern es bedeutet, den Patienten als Ganzes mit allen seinen geistigen, psychischen und körperlichen Problemen zu erfassen versuchen und dann auch aus der Gesamtheit des zur Zeit verfügbaren medizinischen Wissens das für den Patienten derzeit Beste auszusuchen. Dies wird meist zur Anwendung mehrerer Therapien führen; so z.B. Vitamin- und Mineralgabe, um die allgemeine Gesundheit zu stärken, schulmedizinische Antihormone und eventuell Bestrahlung und Chemotherapie, um das Tumorwachstum zu verlangsamen und um Zeit zu gewinnen für die Suche nach dem richtigen homöopathischen Mittel, Enzymtherapie und phytotherapeutische Immunstimulantien, um die Abwehr unspezifisch zu stärken und als Königsweg das Simillimum (meist die Simillima) zur jeweils richtigen Zeit, wenn das Schicksal es erlaubt, diese zu finden.

Dass die Bereitschaft zur interdisziplinären Zusammenarbeit sowohl in der Schulmedizin wie auch in der Homöopathie nicht immer vorhanden ist, musste ich bei Patienten, wie bei der Krebstherapie meiner Ehefrau, nicht nur einmal schmerzlich erleben. Namhafte Homöopathen bezeichneten unter Homöopathie nebenwirkungsfrei vertragene Hormontherapie als schädlich, da „unhomöopathisch" – obwohl sich das von ihnen gewählte Mittel später als wirkungslos herausstellte. Schulmedizinische Hinweise auf ein Tumorrezidiv – also den Beweis, dass ein falsches Mittel gegeben wurde – versuchte man, möglichst lange zu ignorieren. Unterstützende Vitamin- und Mineralsubstitution und erst recht Therapie mit naturheilkundlichen Immunstimulantien wird von vielen Schulmedizinern ebenso wie von etlichen Homöopathen gleichermaßen abgelehnt oder zumindest für vollkommen unwichtig gehalten, obwohl in nicht wenigen Fällen sowohl die Schulmedizin als auch die Homöopathie bei falsch gewählten homöopathischen Mitteln dem Patienten keinerlei Nutzen bringen, eventuell sogar schaden und aus Ignoranz auf diese ebenso einfachen wie der Gesundheit förderlichen Maßnahmen verzichtet wird.

Aus dieser Erkenntnis motiviert, versuche ich in diesem Buch nicht nur viele unterschiedliche Ansätze der homöopathischen Krebstherapie darzustellen, sondern auch etliche andere leicht anwendbare naturheilkundliche Krebstherapien zu beschreiben, die eine homöopathische Therapie ergänzen können oder – wie die Vitamin- und Mineraltherapie – ergänzen sollten.

Im letzten Kapitel dieses Buches *Weitere naturheilkundliche Krebstherapien* wird von mir der Versuch unternommen, neben sinnvoll erscheinenden, aber noch unzureichend untersuchten naturheilkundlichen Immuntherapeutika, auch auf mir nicht sinnvoll erscheinende naturheilkundliche Empfehlungen einzugehen, um die Patienten mit breitem Wissen beraten zu können, welche Therapien hilfreich sein könnten, und welche Therapien wahrscheinlich oder sicher keinen Erfolg versprechen oder sogar neben den hohen Kosten gesundheitliche Schädigung verursachen können.

Zuletzt möchte ich von allen meinen homöopathischen Lehrern und wegen der Krankheit meiner Frau konsultierten Ärzten vor allem den Homöopathen Kurt Kramer und Jan Scholten danken, die in offener Diskussion und ohne Beharren auf wirkungslosen Mitteln immer wieder eine neue Arznei suchten, und hervorragend wirkende „seltene“ Mittel fanden. Die neuen Ideen der homöopathischen Mittelsuche von Jan Scholten halfen mir, auch für mich und etliche meiner Patienten tiefgehend heilend wirkende Arzneien zu finden, von denen ich vorher nie gehört hatte und die es in keinem Repertorium zu finden gibt (wie *Europium sulfuricum*, *Thullium oxidatum*, *Molybdän* u.s.w). In den Kursen von Jan Scholten konnte ich erstmals einen berühmten Lehrer finden, der die menschliche Größe besitzt zuzugeben, wie häufig und wie lange er bei vielen Patienten falsche oder nur oberflächlich wirksame Mittel gab, bis er endlich ein tief wirkendes Simillimum fand, und der trotz immensen Wissens sagt, dass er so vieles in der Homöopathie noch nicht sicher erkannt hat. Dies gab und gibt mir den Mut, die Verordnung falsch gewählter Mittel einzugestehen und von festgelegten „klassisch richtigen“ Wegen der Mittelfindung und Arzneiverordnung abzuweichen.

Mein herzlicher Dank gilt meinem Verleger Herrn Kai Kröger, der mir nicht nur den Mut gab, meine Sammlung von Texten zum Thema Krebstherapie in Buchform zusammenzufassen, sonder der vor allem die endgültige Form durch viele fachliche Ratschläge, stilistische Korrekturen und die letztendliche Anfertigung des Layouts ermöglichte. Auch die Erstellung des umfangreichen homöopathischen Repertoriums am Ende dieses Buches verdanken wir allein seiner Initiative.

Ebersberg, im April 2007 Dr. Johann Josef Kleber

INHALT

1. HOMÖOPATHIE BEI KREBS

HOMÖOPATHISCHE KREBSTHERAPIE

VORBEMERKUNG

Die folgende Zusammenstellung möchte einen Überblick über unterschiedliche Vorgehensweisen erfolgreicher Methoden der homöopathischen Formen von Krebstherapien geben, um in einem speziellen Behandlungsfall möglichst viele homöopathische Herangehensweisen zu kennen. Grundlagenwissen liefert maßgeblich die in der Gruppe um Dr. Dario Spinedi erarbeitete Therapiemethode, die sich an der klassischen Deutsch-Schweizer Schule nach Pierre Schmidt und Künzli orientiert, und die Jens Wurster hervorragend beschreibt in seinem Buch *Die homöopathische Behandlung und Heilung von Krebs und metastasierter Tumore* [47].

Daneben findet man aber bei namhaften alten ebenso wie bei modernen Autoren auch andere Vorgehensweisen bei der Therapie von Krebserkrankungen. Wir begegnen hier unterschiedlichsten Arten der homöopathischen Arzneigabe – von täglicher Gabe der Arznei in Hoch- oder Tiefpotenz bis hin zu seltenen Gaben in Hochpotenz oder sogar der seltenen Einzelgabe der Urtinktur, wie dies Cooper machte [7].

Auch die unterschiedlichste Art der Mittelauswahl wurde bei erfolgreichen Krebstherapien angewandt – angefangen bei dem überwiegenden Einsatz von Polychresten bis hin zu vorwiegend so genannten „kleinen" Mitteln (d.h. Arzneien, deren Wirkspektrum aufgrund ihrer bisherigen mangelhaften Arzneimittelprüfung nicht hinreichend bekannt sind und daher auch seltener zum Einsatz kommen als die Polychreste). Eingesetzt wurde das den Fall in seiner Totalität der Symptome abdeckende Simillimum ebenso wie rein organotrop gewählte Mittel, wie z.B. bei E. Jones nachzulesen [13]. Oder ein einziges Mittel wurde über Jahre verabfolgt, während andere Behandler während eines Monats sogar mehrere Mittel im Wechsel gaben – wie dies bei fast allen klassischen Autoren, u.a. auch Burnett, Clarke, und Schlegel [3, 6, 32] nachzulesen ist.

Bei aller Unsicherheit (vor allem hinsichtlich der frühen Berichte), ob der beschriebene Tumor wirklich ein Karzinom war (oder ein gutartiger Tumor), ob die behaupteten Heilungen nur kurzfristig waren, oder ob sie dauerhaft anhielten, so spricht doch die große Anzahl von berichteten homöopathischen Heilungen (gerade aus früheren Zeiten, als es noch keine Chemo- und Strahlentherapie gab) für eine homöopathische Krebstherapie, welche zumindest zusätzlich zur schulmedizinischen Therapie zum Einsatz kommen sollte.

Zumindest eine bessere Lebensqualität ist durch die homöopathische Behandlung zu erwarten. Dies gilt vor allem auch bei belastender schulmedizinischer Therapie. Oft ist eine zusätzliche Verlängerung der Lebenszeit bei akzeptabler bis guter Lebensqualität mit homöopathischer Therapie möglich, und in (vielleicht nur wenigen) günstigen Fällen sogar eine Heilung der Krebserkrankung, die schulmedizinisch oft nicht erreichbar gewesen wäre.

Heilungserfolge von bis zu 70%, wie es von Ramakrishnan bei der Behandlung einiger Tumore behauptet wird [29], sind nicht so ohne weiteres glaubhaft – auch angesichts der wenigen Fälle, bei denen ich über längere Therapieverläufe in Dr. Dario Spinedis Klinik gehört habe. So triff das Statement im Schlusswort von Wursters Buch „... eine Heilmethode aufzuzeigen, welche bei genauer Anwendung der homöopathischen Grundlagen in der Lage ist, in **einigen Fällen** Krebs zu heilen" sicher die Realität besser, als die unkritische Hoffnung, oft Erfolg zu haben, die besagtes Buch an anderen Stellen vermitteln könnte [47].

Je deutlicher man sich der Unsicherheit einer Krebsheilung nach einer bestimmten homöopathischen Vorgehensweise bewusst ist, umso wichtiger ist es mir zu zeigen, dass viele Methoden zum Ziel führen können und gemäß den fachlichen Schriften auch zum Ziel geführt haben. Auch auf die in den späteren Kapiteln beschriebene orthomolekulare Medizin zur Stärkung der Lebenskraft als zusätzliche Hilfe sollte nicht verzichtet werden.

Bei all den publizierten Erfolgen wird jede Heilung eines Karzinoms, zumal eines schon metastasierten fortgeschrittenen Karzinoms, auch bei erfahrenen Homöopathen für Arzt und Patient ein Geschenk des Himmels sein – und kein selbstverständlich zu erwartender Erfolg. Publiziert werden ja zumeist nur erfolgreich behandelte Fälle, wie dies ja auch auf andere schwere Krankheiten und ihre erfolgreiche Behandlung zutrifft. In der Praxis allerdings erfährt man erst über all die anderen, leider missglückten Verläufe. Auch Chemo- und Strahlentherapie und erst recht Operation dürfen von einem verantwortungsvoll behandelnden homöopathischen Arzt nie unkritisch abgelehnt werden.

1.1 HOMÖOPATHISCHE KREBSTHERAPIE

1.1.1 ALLGEMEINE REGELN BEI HOMÖOPATHISCHER KREBSTHERAPIE

1.1.1.1 DIE HOMÖOPATHISCHE KREBSARZNEI

Burnetts Empfehlung, bei der Similewahl zur homöopathischen Behandlung der Krebserkrankung darauf zu achten, dass die gewählte Arznei in der Lage sein muss, Tumore – oder besser sogar die spezielle Tumorart, an der der Patient leidet, – heilen zu können [3], ist heute weitgehend anerkannt. Dies würde aber auch bedeuten, dass ein als Simile gefundenes Mittel nicht für die Therapie der Krebserkrankung geeignet ist, wenn bezüglich der gefundenen Arznei bisher keine Tumorheilungen bekannt wurden.

Das Gleiche gilt, wenn für die gefundene Arznei entsprechend ihrer toxikologischen Wirkung oder gemäß ihrer Arzneiprüfungssymptome eine Tumorheilung eher unwahrscheinlich ist. Von einer derartigen, nicht Krebs heilenden Arznei (z.B. *Aconitum*, *Nux vomica*) kann man nur die Heilung aktueller Beschwerden erwarten. Sie wären z.B. gut indiziert für die Behandlung der Nebenwirkungen schulmedizinischer Krebstherapie. Ein krebsspezifisches Mittel muss zu einem späteren Zeitpunkt gesucht und gegeben werden, nachdem die symptomatische Vorbehandlung geholfen hat.

Bei nicht so bekannten oder neuen Mitteln (z.B. die von Jan Scholten diskutierten Mineralien, neue Tier- und Pflanzenarzneien) hilft uns bei der Suche nach dem passenden Arzneimittel eventuell die Toxikologie der Substanzen weiter. Auch der Vergleich mit der Pathologie von Krankheiten, die von diesen Arzneien schon bekanntermaßen geheilt worden sind, kann wertvolle Hinweise liefern. So betont Payrhuber, dass er gerade mit den neuen Mineralmitteln von Scholten [34, 35] etliche Krebsheilungen erreichte [27].

Die Entscheidung für eher tumorspezifische Mittel („organotrope Arzneien") oder für ein den Patienten in der Gesamtheit seiner Symptome berücksichtigendes „Konstitutionsmittel" (mit Tumorbezug) sollte sich individuell nach dem jeweiligen Fall richten, nicht nach persönlichen Vorlieben des Behandlers. Nach Retzek könnte die von Candegabe [4] wundervoll beschriebene Einteilung in KOHÄRENTE FÄLLE (mit dem Schwerpunkt vornehmlich auf ein allumfassendes konstitutionelles Krebsmittel) und NICHT KOHÄRENTE FÄLLE (mit dem Schwerpunkt auf situationsspezifische oder organspezifische Krebsmittel) hier weiterhelfen. [31]

1.1.1.2 UNTERSCHIEDLICHE FÄLLE

KOHÄRENTE FÄLLE

Man erkennt kohärente Fälle daran, dass alle wesentlichen Symptome und Pathologien zu einem Mittel (dem „Konstitutionsmittel“) passen. Dieses „Konstitutionsmittel“ entspricht dann dem ganzen Fall in allen Dimensionen (hinsichtlich Allgemeinsymptomen, Gemütssymptomen, eventuell auch Lokalsymptomen).

Bei der Krebstherapie muss dieses Konstitutionsmittel unbedingt ein Krebsmittel (im Burnett'schen Sinne) sein und sollte sich im Idealfall durch die gesamte Fallaufnahme hindurch ziehen. Aber dieses Konstitutionsmittel sollte vor allem auch indiziert sein für die Symptome, die in der Zeit der Krebsentstehung und in der Zeit der aktuellen Behandlung auftreten.

Solchen so genannten kohärenten Fällen begegnen wir bei Krebs-Patienten maximal in 10-20 Prozent [31]. Wenn man die Publikationen der von Dr. Spinedi gehaltenen Seminare durcharbeitet, werden die dort als erfolgreich behandelten Fälle vermutlich meist zu dieser Gruppe gehören [32, 33, 35]. Und auch die klassischen Regeln der Hierarchisierung dürften besonders in diesen Fällen zu einer klaren und erfolgreichen Mittelwahl führen.

Klassische Regeln der Hierarchisierung

(Symptomgewichtung)

(Dr. Spinedi, Zürich 2001 [35])

An 1. Stelle kommen:
Auffallende Symptome entsprechend §153 des *Organon der Heilkunst*

An 2. Stelle kommen:

Gemütssymptome, und zwar gut beobachtbare und deutliche

An 3. Stelle kommen: die Allgemeinsymptome

An 4. Stelle kommen: Beschwerden infolge bestimmter Umstände (Modalitäten)

An 5. Stelle kommen: Lokalsymptome

Die Regeln zur **Hierarchisierung nach Candegabe** [4] weichen von diesen klassischen Vorgaben insofern ab, als Candegabe bei kohärenten Fällen die Dauer des Symptoms über die Lebenszeit hinweg viel stärker gewichtet. So besitzt ein vollständiges Lokalsymptom, das während der ganzen Lebensgeschichte des Patienten immer wieder auftaucht, bei kohärenten Fällen nach Candegabe eine höhere Wertigkeit als ein wichtiges Gemütssymptom, das erst vor kurzem aufgetreten ist. Genaue Regeln zur Vorgehensweise bei Hierarchisierung, Repertorisierung und Mittelwahl nach Candegabe für kohärente Fälle finden sich in M. Candegabes und H. Carraras Buch „*Die Praxis der reinen Homöopathie*" [4].

Diese Regeln treffen jedoch – Candegabe zufolge – nicht auf nicht-kohärente Fälle zu, wozu wohl die meisten Krebsfälle gehören, so dass bei den meisten Krebsfällen eben gerade die neuen, um die Zeit der Tumorentstehung aufgetretenen, Symptome die wichtigsten sind, zumindest für den Therapiebeginn.

In J. Wursters Buch [47] werden hervorragend Langzeitverläufe bei Patienten beschrieben, bei denen oft das chronische Mittel eines kohärenten Falles gleichsam hindurch scheint, das aber überlagert wird durch später dazu erworbene Pathologien. Sicher gibt es aber auch die noch viel schwieriger zu behandelnden wirklich nicht-kohärenten Fälle, die zu allen Zeiten unterschiedliche (eventuell „kleine", das heißt nur unzureichend bekannte) Mittel benötigen.

NICHT-KOHÄHRENTE FÄLLE

Wie oben schon erwähnt, handelt es sich bei Krebspatienten (vielleicht auch bei vielen schweren, chronischen so genannten „multimiasmatischen" Krankheiten) oft um nicht-kohärente Fälle. Bei diesen Patienten ist die heilende Arznei nicht so sicher und offensichtlich erkennbar. Bei der umfassenden Erstanamnese werden im Bericht zum Lebensverlauf dann verschiedene Mittel deutlich (z.B. korrespondiert damit in unterschiedlichen Lebensabschnitten ein Wechsel von zunächst größerer Wärmeempfindlichkeit des Patienten bei gleichzeitiger relativer Unempfindlichkeit gegenüber Kälte mit einer späteren zunehmenden Kälteempfindlichkeit und ggf. einem größerem Wärmebedürfnis).

Bei der Anamnese lassen Allgemein- und Gemütssymptome, oft auch vielfältige Lokalsymptome, an verschiedene Mittel denken. Candegabe zufolge bestimmt die Stärke der Lebenskraft die Intensität, jedoch nicht die Verschiedenartigkeit der Symptome [4]. Nach Retzeks Erfahrung kann durch Stärkung der Lebenskraft mit Adjuvantien (siehe Kapitel über orthomolekulare Medizin) die AKTUELLE TOTALITÄT deutlicher sichtbar gemacht werden, was gerade in diesen Fällen wichtig werden kann für die Similefindung [31].

Bei diesen nicht-kohärenten Fällen sollte die Mittelwahl möglichst eng auf das Tumorgeschehen bezogen sein. Dies kann erreicht werden durch besondere Gewichtung NEUER Symptome. Das sind dann gut identifizierbare Symptome mit Bezug zum Tumorgeschehen und weisen auf organspezifische Arzneien hin. Diese Symptome haben auch einen engen Bezug zu der Zeit der Tumorentstehung.

Das Mittel muss auf jeden Fall eine Tumorarznei sein – wenn möglich, sogar spezifisch für die Art des Tumors. Wenn wenig homöopathische Bezüge vorhanden sind, muss man notfalls organotrop verordnen, wie dies z.B. Ramakrishnan tut.

Im Therapieverlauf, oder falls schon von Anfang an keine Arznei auf das Tumorgeschehen wirkt, können eventuell Einzelgaben von so genannten Reaktionsmitteln weiterhelfen (*Sulfur*, *Carcinosinum*, *Tuberculinum*, *Thuja* oder auch andere Nosoden). Dieses Vorgehen findet sich im Prinzip bei vielen alten und auch zeitgenössischen Autoren [3, 22, 26, 30, 32], wurde aber in dieser Deutlichkeit am schönsten von Retzek zusammengefasst [31].

Symptomgewichtung bei nicht-kohärenten Fällen

Bevorzugt werden Symptome mit Bezug zum Tumorgeschehen (lokal, organotrop oder zeitlich situationsbezogen).

Allgemein- und Gemütssymptome sind wichtig, wenn diese zur Zeit der Tumorentstehung oder Tumorverschlimmerung verstärkt oder neu auftraten.

Schon immer bestehende Allgemein- und Gemütssymptome werden höchstens als bestätigende Symptome herangezogen.

Auslösesituationen müssen in Zusammenhang mit dem Tumorgeschehen stehen (zeitlich oder organotrop), ebenso Begleitsymptome [31].

Folgeverschreibungen

Neu auftauchende Symptome werden auf das nächste, nun angezeigte Folgemittel hinweisen, wenn man nicht zuvor das beste Simile, d.h. also das Simillimum, fand. Wichtig ist für die Dokumentation und Beurteilung des Verlaufs hierbei ein Symptomverlaufsbogen, wobei neue Symptome und Änderungen sofort vom Patienten gemeldet und vom Behandler berücksichtigt werden sollten [4, 31].

1.1.1.3 VERLAUFSBEOBACHTUNG BEI KREBS

Bei der Therapie von Krebspatienten ist eine möglichst enge Verlaufsbeobachtung nötig. Dabei sollten kurzfristige Therapie-Erfolgskontrollen stattfinden und ein Symptome-Verlaufsbogen geführt werden, wobei neue Symptome und Veränderungen der Symptomlage dem Behandler sofort gemeldet und von ihm berücksichtigt werden sollten. Wichtig sind vor allem die tumornahen Symptome (Tumor-Schmerzen; Lokalsymptome des Tumors; Allgemeinsymptome, die im Zusammenhang mit dem Tumorgeschehen stehen).

Entscheidend für die Beurteilung der Mittelwirkung sind **objektive Tumorbefunde (Tumormarker, Tumorgröße)**. Bei korrekter Mittelwahl werden Tumormarker innerhalb von (1-)2(-3) Wochen fallen.

Die neueste schulmedizinische Literatur berichtet aber, dass auch bei gut ansprechender Chemotherapie bei ca. 10% der Patienten Tumormarker innerhalb der ersten 2-3 Monate ansteigen können und erst danach abfallen.

Auch tastbare Tumore (Metastasen) werden oft innerhalb von ein bis drei Wochen kleiner. Bei Tumormarkern ist der Verlauf wichtiger als die absolute Höhe der Marker. Wenn Tumormarker bei drei Kontrollen (bei einem Kontrollabstand von mindestens ein bis zwei Wochen) nicht fallen oder sogar ansteigen – auch wenn sie noch im normalen Bereich bleiben, ist das homöopathische Mittel sehr wahrscheinlich falsch gewählt, und der Krebs wächst weiter.

Sichere Aussagen zum Verlauf der Tumormarker sind möglich bei Veränderungen um 30 Prozent, allerdings sind hier zwei bis fünf Wochen der Beobachtung nötig. Tumormarkerkontrollen alle drei bis sechs Monate, wie es schulmedizinisch indiziert ist, sind für die homöopathische Erfolgskontrolle ein zu großer Zeitraum, zumindest solange die richtige Mittelwahl nicht durch eine

Serie fallender Tumormarker bewiesen ist. Auch in solchen Fällen empfehlen sich dann Kontrollen jeden oder jeden zweiten Monat.

Wird gleichzeitig zur Homöopathie eine schulmedizinische Therapie gemacht (Chemotherapie, Bestrahlung, erste zwei bis sechs Wochen nach der Operation), so sind diese objektiven Tumorzeichen homöopathisch nicht verwertbar, da fallende Tumormarker oder ein Rückgang der Tumorgröße oder eine Abnahme der Tumorbeschwerden dann höchstwahrscheinlich der schulmedizinischen Therapie zu verdanken sind. In dieser Zeit kann man sich nur nach den vom Patienten geäußerten und beobachtbaren Symptomen richten, sollte aber nie leichtfertig und voreilig von der Richtigkeit des gewählten Mittels hinsichtlich der Heilung der Krebserkrankung überzeugt sein.

Mateu Ratera fordert, dass nach der Wahl des korrekten SIMILLIMUMS sich ALLE SYMPTOME bessern müssen – die mentalen ebenso wie die allgemeinen und die Lokalsymptome. Eine nur teilweise Besserung von Symptomen erfordert eine skeptische Überprüfung der Mittelwahl [22], wobei aber sicher auch ein nur teilweise indiziertes Simile eine Zeitlang positiv auf die Krebserkrankung wirken kann, WENN sich nämlich infolge dieses Simile Tumor-Symptome bessern.

Die normalerweise verwendeten Verlaufsparameter (Allgemeinbefinden, seelischer Zustand, Auftreten von Hautausschlägen, erneutes Auftreten alter Symptome) sind als Bestätigung der korrekten Mittelwahl wunderbar, wenn sich die Tumor-Symptome ebenfalls zurückbilden. Sie sind aber nach meiner Erfahrung nie ein untrüglicher Beweis für die richtige Mittelwahl.

So kann es sich bei Hauterscheinungen um paraneoplastische Zeichen handeln, die ein Rezidiv ankündigen. Alte Symptome können aus anderen Gründen wiederkehren, oder sogar Arzneiprüfungssymptome eines falschen (und damit schädigenden) Mittels sein. Das Allgemeinbefinden kann sich

Mittels sein. Das Allgemeinbefinden kann sich auch infolge Vitamintherapie (wenn die Einnahme ohne Wissen des Homöopathen erfolgt) oder nach der Beendigung der Chemotherapie bessern.

Bei der homöopathischen Krebstherapie kann die leichtfertige Überzeugung, das Simillimum bereits gefunden zu haben, schnell zum Rezidiv führen oder vielleicht sogar dieses beschleunigen, wenn ein falsch gewähltes Simile zu häufig wiederholt wird.

Eine wirkliche Veränderung im Leben und Erleben des Patienten, vor allem wenn ein Bezug zur vermuteten Tumorursache besteht, wäre neben den oben genannten Kriterien von Mateu Ratera ein stärkeres Indiz für ein gutes Simillimum als die üblichen klassischen Regeln des homöopathischen Heilverlaufes.

Im Folgenden werden einige allgemeine Verlaufsparameter und Probleme im Verlauf von Tumortherapien besonders besprochen, wie sie vor allem in den Büchern und Seminaren von Dr. Spinedi und anderen erfahrenen homöopathischen Krebstherapeuten als besonders beachtenswert herausgehoben wurden.

NEUE SYMPTOME

Passen die neu auftretenden Symptome zwar zur gegebenen homöopathischen Arznei, sind dem Patienten aber nicht von früher bekannt, weisen diese Symptome eventuell auf ein anderes Mittel hin, das auch diese neu aufgetauchten Symptome abdeckt. Will man das Mittel wechseln, muss man aber berücksichtigen, dass das neue Mittel wiederum fähig ist, einen Krebs zu heilen [39].

Falls das bisherige Mittel aber gut auf den Tumor wirkt (eine klare Aussage hierzu ist nicht zu treffen bei anderen zusätzlichen Tumortherapien), sollte ein Mittelwechsel lieber nicht stattfinden.

Andererseits muss ein Mittelwechsel sehr ernsthaft erwogen werden, wenn zwar die neu auftretenden Symptome dem Patienten aus früherer Zeit gut bekannt sind, aber sich objektive Tumorparameter über längere Zeit (drei bis sechs Wochen) nicht auf die Mittelgabe hin verändern.

FIEBER

Dr. Spinedi fand, dass schleichendes, länger andauerndes Fieber bei seinen Krebspatienten kein gutes Zeichen war, da es sich meist um ein Tumorfieber handelte. Dieses Fieber weist darauf hin, dass das homöopathische Mittel nicht gut ausgesucht war. Plötzliches hohes Fieber, ein stark fieberhafter Infekt (ausgenommen während Chemotherapie oder bei Leukopenie) war meist ein gutes Zeichen und beweist eine gute Reaktion [40]. Generell wird man oft bei Krebspatienten feststellen, dass diese schon seit Jahren keine fieberhaften Infekte mehr hatten.

Bei jedem Fieber **muss septisches oder bakteriell verursachtes Fieber mit Leukopenie ausgeschlossen werden**, da dies bei Krebspatienten notfallmäßige schulmedizinische Therapie erfordert. Unter Chemotherapie muss bei **Fieber immer sofort ein Blutbild gemacht werden.**

Bei Granulozytopenie < 1000/µl muss sofortige Notfalleinweisung in eine onkologische Klinik erfolgen.

ZAHNSCHMERZ

Wenn nach einer Mittelgabe Zahnschmerzen auftreten, kann es sich um einen alten Herd handeln, der zahnärztlich abgeklärt und behandelt werden muss. Dr. Spinedis Erfahrung zufolge weist eine Entzündung an einem bisher gesunden Zahn meist auf ein falsches Mittel hin [40]. Bei der Zahnsanierung ist von Methoden abzuraten, bei denen tote Zähne im Kiefer belassen werden – es sollten keine Wurzelfüllungen oder Wurzelresektionen vorgenommen werden –, da sonst Herde entstehen können, die das Immunsystem schwächen und den Tumor begünstigen.

WECHSEL DER TUMORART

Wurde bei einem Patienten ein Tumor mit einem homöopathischen Mittel erfolgreich behandelt, muss dieses Mittel nach Dr. Spinedis Erfahrung nicht zwingend verhindern, dass der Patient später an einer anderen Krebsart erkrankt. Dieser andere Krebs kann später ein anderes indiziertes Mittel erfordern, wird dann aber auch andere Symptome zeigen [40].

ZWISCHENMITTEL

Auch bei kohärenten Fällen benötigte Dr. Spinedi so genannte Zwischenmittel – diese sind immer indiziert durch spezifische Symptome, die auf das jeweilige Zwischenmittel hinweisen. Wichtige Zwischenmittel bei Krebs waren bei Dr. Spinedi *Thuja* (auch von Burnett sehr häufig eingesetzt) und *Sulfur* (siehe Dr. Spinedi in Bad Imnau 2002) [40]).

Große Bedeutung haben teils auch routinemäßig angewandte Zwischenmittel, wie die Nosoden *Carcinosinum*, *Szirrhinum* (vgl. Ramakrishnan [30]) und zusätzlich *Medorrhinum*, *Tuberkulinum*, selten *Luesinum* bei Burnett, Clarke, Schlegel und Mateu Ratera [3, 6, 23, 32].

EIGENBLUT

Fortier-Bernoville sah ebenso Verschlechterungen wie auch wundervolle Besserungen im Verlauf von Krebstherapien nach der Gabe von potenziertem Eigenblut [9]. Von anderen Autoren fand ich hierzu keine Erfahrungsberichte. Obige Erfahrung ermahnt aber m.E. zur Vorsicht.

METASTASEN

Bei bereits aufgetretenen Metastasen gibt es auseinanderstrebende Therapieempfehlungen. Ramakrishnan empfiehlt, bei der Behandlung von Metastasen vor allem an solche Mittel zu denken, die einen direkten Bezug zum metastasenbefallenen Organ haben – z.B. bei Befall der Leber *Chelidonium*, *Lycopodium*; bei Befall der Knochen *Hekla Lava*, *Symphytum* [29, 30].

Dr. Spinedi (in seinem Seminar in Zürich 2001) empfiehlt, bei Metastasen vor allem an diejenigen Mittel zu denken, die dem Primärtumor entsprechen [40]. Wurde der Patient bis zum Auftreten der Metastase oder bis kurze Zeit davor homöopathisch behandelt, war Dr. Spinedi zufolge die vor dem Auftreten der Metastase gegebene Arznei falsch, unabhängig von eventuellen Symptomen, die sich nach Mittelgabe besserten, und es muss ein neues Mittel gesucht werden.

Nach meiner Meinung wird ein Simillimum für eine Metastase eher gemäß Dr. Spinedis Anschauung unter den für den Primärtumor typischen Mittel zu suchen sein, allein schon deshalb, weil jede Fernmetastase ein Zeichen für eine generelle Metastasierung ist, die bisher eventuell nur in einem Organ sichtbar wurde. Verordnungen nach Ramakrishnan könnten dann eher palliativ diese eine Metastase behandeln.

1.1.1.4 CHEMOTHERAPIE UND HOMÖOPATHIE

Beim „International Koethen Experience 2003 – Homöopathie bei Krebs“ waren viele Teilnehmer des Auditoriums der Meinung, dass nach Chemotherapie und Bestrahlung eine homöopathische Therapie schwieriger sei und auch nicht mehr so gute Erfolgsaussichten habe als bei alleiniger homöopathischer Behandlung des Krebsgeschehens. Dieser Meinung widersprachen gerade die häufig mit Krebspatienten arbeitenden Homöopathen Ramakrishnan [29] und Mateu Ratera [22], die beide auch simultan während der Chemotherapie erfolgreich homöopathisch arbeiten. Die homöopathische Mittelfindung bei gleichzeitiger Chemo- und Strahlentherapie ist genauso leicht oder schwer möglich wie bei nicht schulmedizinisch behandelten Fällen und hat keine schlechteren Erfolge aufgrund schulmedizinischer Vortherapie (wenn diese nicht unkritisch invasiv dosiert wurde).

Die Homöopathie kann nicht nur Großes leisten bei der Milderung der durch die schulmedizinische Therapie verursachten Nebenwirkungen (siehe hierzu das Kapitel über die Therapie der Nebenwirkungen schulmedizinischer Krebstherapie), sondern teilweise können auch Nebenwirkungssymptome wegweisend sein für das Auffinden des homöopathischen Mittels, wie Dr. Spinedi [40] feststellt. Frau Dr. Kruse vom Haunerschen Kinderspital zeigt in ihren Publikationen besonders eindrucksvoll, wie gut und schnell die Homöopathie auch schwere Nebenwirkungen während der Chemotherapie behandeln kann [17, 18, 19].

1.1.1.5 DOSIERUNGSMETHODEN

Grundsätzlich gelten für die Therapie von Krebspatienten die normalen Regeln der klassischen Homöopathie zur Dosierung von homöopathischen Arzneien (diese Regeln sind anhand von Therapieverläufen bei Krebspatienten in Dr. Wursters Buch [47] hervorragend erklärt). Bei schwachen Patienten (nach Aspekt, Befinden, die Symptome sind meist schwach und nicht deutlich) ist die Dosis schwach zu wählen (Q- bzw. LM-Potenzen – oder C12 bis C30, Q-Potenzen ebenso wie C-Potenzen kann man eventuell verdünnt durch drei bis zu sieben Gläsern Wasser hindurch verabfolgen).

Auch die Regeln der Gabenwiederholung – also: keine Wiederholung des Mittels in die Besserung hinein; keine Wiederholung des Mittels in die Verschlechterung hinein, sondern erst nach wiedereinsetzender Verschlechterung der Symptome nach vorheriger

Besserung – gelten grundsätzlich ebenso, wenn der Heilungsverlauf unter der Mittelgabe gut ist. Da aber gerade so viele der erfahrenen Krebstherapeuten (Dr. Spinedi, Dr. Ramakrishnan, Drs. Pareek, Dr. Friedrich) nach Änderungen für die Dosierung gesucht haben, scheint es doch viele nicht zufrieden stellende Verläufe mit dieser klassischen Methode gegeben zu haben. Bei den alten Autoren (Burnett, Clarke, Schlegel) findet man sowieso häufige Gabenwiederholung der Potenzen C30 bis C1000 bei Krebs, ebenso auch bei anderen Erkrankungen, aber leider ohne genauere und gut nachvollziehbare Angaben von Gründen.

Im Folgenden sollen nun kurz die besonders für die Krebstherapie verfeinerten Dosierungsmethoden für Q-Potenzen (Spinedi-Gruppe) und der Plus-Methode von Ramakrishnan vorgestellt werden. Welche Potenz man auch immer verwenden will, bei Krebs erscheint vor allem die seltene Dosisgabe oft nicht ausreichend zu sein. Andererseits muss man wissen, dass bei wiederholten Gaben über einen längeren Zeitraum hinweg – auch in verdünnter Q-Potenz – ein falsches Mittel viel mehr Schaden anrichten kann als falsch gewählte seltene Einzelgaben.

Q-POTENZEN

Sie wirken im Sinne von Hochpotenzen, aber bei entsprechender Verdünnung generell trotzdem mild, bewirken im allgemeinen keine wesentliche Verschlimmerung und haben nach der Theorie nur eine kurze Wirkdauer, was bei schwerkranken Patienten ein immenser Vorteil ist, vor allem bei inkorrekter Mittelwahl. Diese Methode wurde vor allem von Dr. Spinedi verfeinert [39].

Nach seiner Methode werden zwei bis drei kleine Globuli einer niederen Q-Potenz (Q2-4) in ca. 100 ml eines Äthanol-Wassergemischs gegeben. Jeden Tag wird aus dieser Vorratsflasche ein Esslöffelvoll in ein Glas Wasser gegeben. Eventuell gibt man daraus wiederum einen Löffelvoll in ein weiteres Glas Wasser und verdünnt bei Bedarf weiter bis zum dritten oder gar siebenten Glas Wasser. Von dem jeweiligen Glas Wasser wird täglich ein Esslöffelvoll eingenommen. Sind die ursprünglichen 100 ml Arznei-Äthanol-Wassergemisch aufgebraucht, beginnt der Patient mit einem neuen Arznei-Äthanol-Wasser-Gemisch auf der nächst höheren Potenzstufe – es erfolgt dann der Wechsel z.B. von einer Q3 zu einer Q4.

Ein akribisch geführter Symptom-Bogen soll schnell erkennen lassen, ob das Mittel richtig gewählt wurde – Kriterien dafür sind u.a. neue Symptome, Träume, Besserungen von Symptomen. Durch die individuell gewählte Verdünnung der Q-Potenz vom ersten bis hin zum vierten oder gar siebenten Glas Wasser sollen Verschlimmerungen vermieden werden.

Bemerkung: Ideal scheint mir diese Methode zu wirken bei kohärenten Fällen, bei denen man das korrekte Simillimum gefunden hat. Die Frage ist hier nur, ob nicht bei einem wirklich guten Simillimum auch jede Methode und jede Gabengröße gleich gut wirkt.

Anders können Verläufe mit dieser Methode bei falscher Mittelwahl sein. Nach eigener Beobachtung sind die Reaktionen bei hoher Verdünnung oft so schwach, dass eine Beurteilung der Mittelwirkung sehr erschwert wird. So kenne ich Fälle, wo unter stationärer Therapie in der Schweizer homöopathischen Krebsklinik, wo man zweifellos große Erfahrung besitzt, nach eben dieser Methode durchaus *Phosphorus* ein bis zwei Wochen lang gegeben wurde, um das Mittel erst dann als wahrscheinlich falsch gewähltes abzusetzen. In einem Falle in dieser Klinik wurde – nach anfangs für über eine Woche falsch verordnetem *Phosphorus* – *Sepia* gewählt, das erst stationär, dann ambulant (unter schriftlicher und telefonischer Kontrolle) über acht Monate nach dieser Methode weiterhin gegeben wurde, bis es zur schweren *Sepia*-Depression mit Todeswunsch und Erstmanifestation von Metastasen kam. Schon aus der Anamnese bereits von früher her bekannte *Sepia*-Symptome (leichte depressive Stimmung, Unverträglichkeit von engen Kragen am Hals, Mangel an Lebenswärme u.a.) entwickelten sich oder verschlimmerten sich als Arzneiprüfungssymptome so schleichend, dass es von der behandelnden Ärztin dieser Klinik über Monate nicht als Prüfungssymptom eines nicht indizierten und damit falschen Mittels bemerkt wurde. Interessant daran war aber auch, dass etliche dieser Prüfungssymptome (z.B. Unverträglichkeit von engen Kragen, für *Sepia* typische Depression u.a.) nicht spezifisch waren für Arzneimittel, die später gegen die Metastasen wirksam waren. Bei einem anderen Patienten mit Blasen-Karzinom hörte ich von vergleichbaren Problemen unter der Wirkung von *Thuja*, wo es nachfolgend zu einer generalisierten Metastasierung kam.

Um schneller Klarheit über die Güte der Mittelwahl zu bekommen, bevorzuge ich persönlich in meiner Praxis deshalb unverdünnte Gaben von bewährt wirksamen Q-Potenzen (z.B. von der Apothekerin Britta Gudjons). Hierbei erhoffe ich mir von der Q-Potenz eine nur kurze Wirkdauer, falls das Mittel nicht richtig gewählt ist, und aufgrund einer starken Reaktion schnellere Klarheit – spätestens innerhalb von ein bis drei Tagen oder nach der zweiten bis dritten Wiederholung – über die Güte der Mittelwahl. Von einem gut gewählten Mittel sah ich noch immer schnell deutliche positive Zeichen, welche die Richtigkeit der Mittelwahl innerhalb weniger Tage offenbaren. Bei inkorrekter Mittelwahl sah ich nach Gabe von durch Frau Gudjons hergestellten Q-Potenzen oftmals schon sehr bald deutliche unangenehme Symptome, die eine falsche Mittewahl nahe legten.

PLUS-METHODE

Die Plus-Methode wurde von Ramakrishnan entwickelt, nachdem er, wie er in seinem Vortrag ausführte [29], zuvor zu wenig Erfolge bei Krebserkrankungen erzielen konnte. Bei der Plus-

Methode gibt man drei Globuli der angezeigten Arznei in ca. 100 ml Wasser und lässt den Patienten davon einen Schluck oder einen Esslöffelvoll alle 10-15 Minuten einnehmen, jedoch nicht in kürzeren Abständen. Dies erfolgt zehnmal hintereinander zu einer beliebigen Tageszeit. Auch wechselnde Einnahme-Zeiten sind möglich. Vor jedem Schluck soll man das Fläschchen fünfmal kräftig schütteln oder schlagen. Während die Arznei eingenommen wird, sollte der Patient nichts essen und bei Durst nur Wasser trinken.

Am nächsten Tag wird der in der 100 ml-Flasche verbliebene Rest wieder auf 100 ml aufgefüllt. Dadurch verändert sich jeden Tag die Potenzierungsstufe auch im Verdünnungsschritt – und nicht nur hinsichtlich der Häufigkeit des Schüttelns oder Schlagens. Dieses Vorgehen wird sieben Tage lang in gleicher Weise durchgeführt, und nach sieben Tagen wird das Mittel gewechselt.

Ramakrishnan wechselt wöchentlich sein gewähltes Krebs- oder Konstitutionsmittel mit einer Krebs-Nosode ab (siehe mehr hierzu weiter unten). Diese Therapie wird fortgesetzt, bis der Krebs verschwunden ist oder stabil über längere Zeit verkleinert bleibt.

Dann geht Ramakrishnan auf eine monatliche Mittelgabe in Hochpotenz über. Bleibt eine Besserung aus, werden die Mittel gewechselt. Durch die häufige Wiederholung bei den Plus-Gaben meint Ramakrishnan Verschlimmerungsreaktionen aufgrund der täglichen Gaben zu vermeiden [29, 30]. Möglicherweise verhindere oder vermindere auch der wöchentliche Mittelwechsel die Entstehung von Arzneiprüfungssymptomen.

Bemerkung: Dr. Mateu Ratera erlebte bei zehn seiner Patienten die Plus-Methode als viel wirksamer im Vergleich zur vorangegangenen Therapie mit Einzeldosen [22, 23].

Dr. Wurster berichtet in der Klinik von Dr. Spinedi, bei ca. 40 Patienten die Plus-Methode angewandt und nach anfänglicher Verbesserung bei vielen der Patienten nach zwei bis drei Monaten eine deutliche Verschlechterung gesehen zu haben. Außerdem beobachtete er oft Nebenwirkungen. Auch bei den Krebs-Nosoden, in Plus-Methode angewandt, sah Dr. Wurster deutliche unerwünschte Nebenwirkungen und einmal sogar starkes Tumorwachstum in kurzer Zeit. Nur bei einer Patientin wirkte das verordnete *Sepia* in Wechsel mit *Szirrhinum* in der Plus-Methode in hervorragender Weise, nachdem *Sepia* in Q-Potenzen nach dreijähriger Behandlung nicht mehr half. Oft hatte Dr. Wurster den Eindruck, dass der Organismus nach so häufiger Wiederholung nicht mehr richtig auf das Mittel reagierte [47].

Dr. Friedrich berichtete 2003 in seinem Vortrag in Koethen, dass er die Plus-Methode nach Ramakrishnan in einigen Fällen gut wirksam fand, die Mittelwahl nach Ramakrishnan aber bei ein paar Versuchen total versagte, obwohl die Leitsymptome der empfohlenen Mittel gut zum Symptombild des Patienten passten [11].

Ich selbst fand bei wenigen Versuchen mit der Plus-Methode – vielleicht auch aufgrund einer nur mäßig guten Mittelwahl – ein Abflachen der Symptome, wenig Reaktion auf das Mittel (weder Verschlimmerung noch Besserung), also keine verwertbaren Hinweise auf die Güte der Mittelwahl. Eventuell ist die Reaktion und die Wirkung bei der Plus-Methode ***noch stärker von der Qualität der Mittelwahl abhängig als bei Q-Potenzen und seltener Gabe von C-Potenzen, indem das richtige Mittel bessernd wirkt, das inkorrekte Mittel schlechter, und in einigen Fällen eine Unterdrückung und Reaktionsstarre schneller auftritt.*** Die Angaben von Ramakrishnan mit den doch begrenzten Mittelempfehlungen spezifisch für die einzelnen Tumore [30] sind nicht ohne weiteres nachvollziehbar und daher auch nicht verlässlich anwendbar.

SPLIT-DOSIERUNG

Eine von vielen Homöopathen schon lange benutzte Methode, mit der man hofft, die Mittelwirkung zu verstärken, wird von Ramakrishnan als so genannte Split-Dosierung genau beschrieben. Die gewählte Arznei wird in Hochpotenz (C200 bis XM) in Intervallabständen morgens-mittags-nachmittags-abends je eine Dosis, oder abends-morgens-abends in Form einer Kombinationsdosis gegeben. Ramakrishnan wendet diese Art der Verordnungsweise an, wenn Patienten in ihrer Symptomatik stabilisiert sind und wiederholt die Split-Dosierung alle Woche, alle Monate, oder aber auch seltener. [29, 30]

C-POTENZEN IN KLASSISCHER GABE

Der übliche Einsatz von C-Potenzen nach strikt klassischen Regeln der Gabenwiederholung bei Krebs, also einmalige Verabfolgung von C-Potenzen mit einer Mindestwartezeit von 35 Tagen bei C200 und C1000 bzw. drei Monaten bei einer XM wurde von etlichen Autoren als nicht wirksam in vielen Fällen wieder aufgegeben (Mateu Ratera, Pareek, Ramakrishnan) und wurde von den alten Meistern (Burnett, Clarke, Schlegel) auch nie so angewandt. Dr. Spinedi berichtet über erfolgreiche Behandlung von Krebspatienten durch Horst Bartel mit dieser klassischen Dosierung [37, 38]. Allerdings dürfte es sich hier wohl um kohärente Fälle mit starker reaktiver Lebenskraft nach Candegabe [3] gehandelt haben, deren Simillimum sich als hochpotentes Krebsmittel erwies (z.B. *Conium*).

Auch hat man nach meiner Meinung nicht vier bis sechs Wochen Zeit, ein Mittel bei einem Krebspatienten auswirken zu lassen und danach erst zu beurteilen, ob das Mittel richtig war. Bei offensichtlich falscher Mittelwahl erst nach vier Wochen eine (hoffentlich) bessere Arznei zu geben, ist für die Krebstherapie nicht akzeptabel und wurde von Burnett, Clarke und anderen alten

Meistern, die mit C-Potenzen arbeiteten, auch nie so durchgeführt.

1.1.2 BERICHTE ERFAHRENER KREBSTHERAPEUTEN

Nach der Auflistung einiger allgemeiner Besonderheiten bei der homöopathischen Therapie von Krebspatienten wird im Folgenden kurz ein Überblick gegeben über das jeweils darüber hinausgehende Besondere, das in der Krebstherapie außerordentlich erfahrener Homöopathen oder „Homöopathie-Schulen" in Kongressvorträgen oder Publikationen über ihre Arbeitsweise berichtet wurde.

1.1.2.1 SPINEDI-SCHULE

Dr. Spinedis großes Verdienst ist es, sich in der Zeit der modernen Schulmedizin als erster der Herausforderung gestellt zu haben, in größerem Umfange Krebs homöopathisch behandeln zu wollen und seine Erfahrungen für die homöopathischen Kollegen in vielen Kongressen und Kongressmitschriften aufzuarbeiten und darzustellen [37, 38, 39, 40].

Wie aus seinen Büchern hervorgeht und von seinem Mitarbeiter Dr. Takacs [41, 42] dargestellt wurde, wird das Simile nach den Regeln der klassischen Homöopathie bestimmt, wobei aber ein Bezug des Simillimums zur jeweiligen Krebsart (gemäß richtungweisender Fachliteratur und eigener Erfahrung) oder zumindest zur Tumorbildung gefordert wird.

Wie schon oben erwähnt, wird in der Klinik Dr. Spinedis in Orselina/Schweiz gerne mit Q-Potenzen behandelt, seltener mit C-Potenzen nach klassischer Gabenwiederholung (also Wiederholung der Arznei nicht früher als vor Ablauf von vier Wochen). Dr. Spinedis Büchern [37, 38, 40] und den Ausführungen von Dr. Takacs [42] zufolge werden meist die großen Polychreste verordnet, weniger die kleinen Krebsmittel, und eigentlich nie die vielen neuen Mittel (z.B. die von Jan Scholten erforschten und empfohlenen Minerale und Lanthaniden).

Bis 2003 wurden Nosoden eher selten verwandt, und *Carcinosinum* noch seltener, wobei Dr. Spinedi bei *Carcinosinum*-Gaben Verschlimmerungen befürchtete. Vielleicht hat sich die Skepsis gegenüber *Carcinosinum*, die auch Pareek in seinem Buch über die Homöopathische Behandlung von Krebs teilte [26], nach den Veröffentlichungen von Ramakrishnan inzwischen etwas relativiert.

Das erst Ende 2006 erschienene Buch von Dr. Wurster [47] beschreibt in hervorragender Weise die Theorie dieser Vorgehensweise und anhand von Behandlungsfällen den tatsächlichen Verlauf von derart behandelten Krebsfällen [47].

1.1.2.2 DR. FRIEDRICH

Dr. Friedrich arbeitete viele Jahre homöopathisch in der Universitäts-Frauenklinik Heidelberg vor allem auch mit onkologischen Patientinnen und ist seit 2003 einer der beiden leitenden Ärzte in der homöopathischen Hahnemann-Klinik Bad Imnau. Seine hier berichteten Erfahrungen entnehme ich einem Vortrag Friedrichs über homöopathische Krebstherapie beim „International Koethen Experience 2003 – Homöopathie bei Krebs“ [11]. Er berichtete, anfangs mit Q-Potenzen nach den Anweisungen von Dr. Spinedi (siehe oben) behandelt zu haben, aber später, angeregt durch Ramakrishnans Arbeiten, mit der C-Potenz in der Plus-Methode größere Erfolge gehabt zu haben. Friedrich sucht ein tumorspezifisches Mittel (führend bei der Similewahl sind tumorspezifische Symptome) und oft noch zusätzlich ein chronisches Mittel anhand der Gesamtheit der auffallenden Symptome. Nach seiner Erfahrung ist eine häufig wiederholte Mittelgabe besser (wie bei Burnett, Clarke, Schlegel, Ramakrishnan). Bei der

Behandlung von Nebenwirkungen der Chemotherapie (z.B. Neuropathie nach Cisplatin, Paclitaxel), hatte er gute Erfolge mit der Gabe des entsprechenden Chemotherapeutikums in potenzierter Form (C30, C200). 2003 stellte er in Köthen ein von ihm erarbeitetes Therapieschema für unterschiedliche Krebsstadien zur möglichen Therapieplanung vor [11].

Therapie entsprechend der Krebsstadien nach Dr. Friedrich, 2003 [11]

Bei stabilen Patienten nach Operation und ohne Metastasen soll das chronische Konstitutionsmittel – jedoch immer mit Tumorbezug – und eine indizierte Nosode im Wechsel als Einzelgabe oder Split-Methode in C-Potenz alle zwei bis vier Wochen gegeben werden. Bei starker Malignität (gemäß der Tumor-Histologie) soll das chronische Konstitutionsmittel in Q-Potenz täglich und die Nosode in C-Potenz alle ein bis zwei Wochen gegeben werden. Parallel dazu läuft die Einnahme des chronischen Mittels in Q-Potenz.

Bei instabilen Patienten, bei denen der Primärtumor Metastasen gesetzt hat, oder bei denen steigende bzw. erhöhte Tumormarker nachweisbar sind, soll das chronische Mittel und/oder die indizierte Nosode im Wechsel alle ein bis zwei Wochen verabfolgt werden, ein tumorspezifisches Mittel als Zwischengabe (beim Simillimum auch das chronische Konstitutionsmittel als Tumormittel) täglich in der Plus-Methode, wie von Ramakrishnan empfohlen. Bei progredienter Erkrankung gebe man das tumorspezifische Mittel täglich in der Plus-Methode sowie die Nosode als Einzelgabe alle Woche.

Dr. Friedrich sah mit der Plus-Methode, angewandt über sieben Tage hinweg, teils gute Erfolge, aber auch Verschlimmerungen. In solchen Fällen gab er das Mittel in der Plus-Methode nur ein bis drei Tage lang. Die Mittelwahl nach Ramakrishnan (siehe die Ausführungen auch weiter unten) hat sich nicht immer bewährt – auch dann nicht, wenn etliche Leitsymptome für eines der von Ramakrishnan empfohlenen tumorspezifischen Mittel sprachen [11].

Wahl der Nosode

Die Nosode wählte Dr. Friedrich nach wahlanzeigenden Symptomen und/oder entsprechend der vorhandenen Pathologie (*Carcinosinum*, *Szirrhinum* entsprechend Ramakrishnan), und/oder gemäß der Familienanamnese (*Carcinosinum*, *Tuberculinum* u.s.w.) und/oder nach der biographischen Anamnese des Patienten (*Carcinosinum*, *Szirrhinum*, *Tuberculinum*, *Medorrhinum*, *Syphilinum*, *Thuja*) [11].

1.1.2.3 DR. M. MATEU RATERA

Dr. Mateu Ratera [22, 23] betreute in seiner homöopathischen Praxis in der Nähe von Barcelona in den letzten 10 Jahren 72 Patienten mit Krebs (u.a. 14 Patientinnen mit Mamma-Karzinom, acht Patienten mit Hirntumor, sieben an Kolonkarzinom Erkrankte, sechs Patienten mit Lungenkarzinom, fünf an Prostata-Ca Erkrankte, fünf Patienten mit Magenkarzinom). Teilweise arbeitet er eng mit einer onkologischen Klinikabteilung zusammen und betreut so die Mehrzahl der Patienten während und/oder nach Chemo- und Bestrahlungstherapie.

Bei einer Auswertung von 48 länger als mindestens sechs Monate behandelten Fällen erlebte er sehr gute Erfolge und hundertprozentige Überlebensraten bei Frühfällen ohne Fernmetastasen. In späten Stadien (mit Fernmetastasen) berichtet er schlechtere Ergebnisse mit 64-90 Prozent Letalität (die Prozent-Angaben sind wegen teils kurzer Nachbeobachtung und kleiner Fallzahl der einzelnen Tumorarten nur als ungefähre Orientierungshilfe gedacht).

Dr. Mateu Ratera sucht ein Simillimum mit Bezug zu dem spezifischen Tumor. Er zieht die von Ramakrishnan empfohlenen Arzneien in Erwägung, aber auch andere bekanntermaßen gegen Krebs oder den jeweiligen Tumor wirksamen Mittel, und er hat bei 18 Patienten die Kombination von Nosoden (*Carcinosinum* oder *Szirrhinum*) und Konstitutionsarzneien, die sich auch als Tumormittel bewährt haben, eingesetzt. Die Plus-Methode erwies sich bei zehn seiner Patienten der Gabe von Einzeldosen im Abstand von ein bis vier Wochen als überlegen – er erzielte auf diese Weise eine schnellere Wirkung sowie weniger Rückfälle.

Dr. Mateu Ratera gibt das indizierte Mittel, wenn es wirksam ist, nach der Plus-Methode täglich für zwei bis vier Wochen, teilweise mit Therapiepausen, die nach je zwei bis vier Wochen Arznei-Gabe eingelegt werden, wenn keine Nosode oder anderes Zwischenmittel indiziert erscheint. Eine Therapiepause dauert eine bis vier Wochen.

Bei 36 der 72 Patienten stieß er in der früheren Anamnese auf Anzeichen, die er als *Präkanzeröses Stadium* bezeichnet. Hier zeigt die Familienanamnese das Auftreten von Krebs, TBC, Diabetes oder Schlaganfall bzw. Herzinfarkt; aber auch charakteristische mentale Symptome.

Bei der Mittelbeurteilung fordert Dr. Mateu Ratera, dass sich bei richtiger krebsheilender Mittelwahl <u>alle</u> mentalen, allgemeinen und lokalen Symptome bessern müssen. Bessern sich die Symptome nur teilweise, fordert er eine skeptische Überprüfung der Mittelwahl. Tumormarker sind eine zusätzliche Hilfe, die Mittelwahl und die Arzneiwirkung zu überprüfen [22, 23].

Nach Dr. Mateu Rateras Erfahrung waren eine zu lang anhaltende Verschlimmerung *(falsches Mittel?)* und das Ausbleiben eines erneuten Auftretens lang zurückliegender Symptome oft ein Anzeichen für die Unheilbarkeit der Fälle – ebenso eine nur kurze Besserung, gefolgt von langer Verschlechterung. Die gleiche schlechte Prognose ergab sich auch aufgrund nur weniger wahlanzeigender Symptome. Wenn ein an Leukämie Erkrankter innerhalb von zwei bis drei Wochen auf die Arznei ansprach, lieferte dieser Umstand eine gute Prognose [23].

1.1.2.4 DRS. PAREEK (R.S. Pareek, Alok Pareek)

Dr. Alok Pareek leitet in der nordindischen Stadt Agra zusammen mit seinem Vater Dr. R.S. Pareek die homöopathische Abteilung eines chirurgisch-internistischen Privatkrankenhauses. Hier werden seit vielen Jahren auch schwere Krankheiten und viele Krebserkrankungen erfolgreich homöopathisch behandelt. Bei einem Seminar in München 2006 (ein Buch mit den Erfahrungen der Drs. Pareek bei der homöopathischen Behandlung von Krebs liegt inzwischen vor [26]) zeigte er überzeugende Videofälle von weit fortgeschrittenen Krebserkrankungen, die mit jahrelanger Nachkontrolle erfolgreich rein homöopathisch geheilt werden konnten.

Normalerweise wird ein noch operabler Tumor auf Pareeks Empfehlung operativ entfernt. Chemotherapie und Bestrahlung scheint in Indien keine so große Rolle zu spielen, wobei auch bei diesen teuren bis sehr teuren Methoden die Ergebnisse wohl nicht einfach mit den Ergebnissen in Deutschland verglichen werden können. Ich vermute, dass eine Bestrahlung in Indien wohl zur Zeit noch höhere Nebenwirkungen bei geringeren Erfolgsaussichten haben dürfte als eine Bestrahlung an einer gut ausgestatteten deutschen Universitäts-Spezialabteilung.

Allgemeine Vorgehensweise bei Krebspatienten

Dr. Pareek beginnt in den meisten Fälle streng nach Lokalsymptomen des Krebses. Es finden sehr spezifische KREBSMIT-

TEL in Potenzen im Bereich der tiefen D-Potenzen bis zur C30 Einsatz – siehe weiter unten im Abschnitt „Tumorspezifische homöopathische Arzneien".

Bei weit fortgeschrittenen Fällen verordnet er zu Anfang der Behandlung nur, oder aber zusätzlich zum Konstitutionsmittel, ORGANOPTROPE MITTEL (eine Zusammenstellung dieser Arzneien siehe unten) in Urtinktur oder tiefer Potenz (bei toxischen Arzneien D6 oder C6, zwei- bis dreimal täglich), um das Befinden und die Vitalität zu stärken. Er versucht meist erst im späteren Verlauf, das Simile oder ein momentan sich zeigendes Simillimum zu finden und zu verordnen.

Bei anfänglich starker seelischer Beeinträchtigung des Patienten infolge der Diagnose Krebs oder infolge der Operation gibt Dr. Pareek zuerst ein dieser Gemütslage spezifisch entsprechendes Mittel in der C200.

Hier stehen folgende Arzneien im Vordergrund: *Aconitum*, *Anacardium*, *Argentum nitricum*, *Arsenicum album*, *Aurum metallicum*, *Ignatia*, *Lycopodium*, *Natrium muriaticum*, *Nitricum acidum*, *Phosphoricum acidum*, *Phosphorus*, *Pulsatilla*, *Sepia*, *Staphisagria*, *Sulfur*. Dieses initial verordnete Mittel kann selbstverständlich schon dem Krebsmittel oder dem Krebs-Simillimum entsprechen, muss es aber nicht, sondern wirkt dann im Sinne eines „Fall-Eröffners".

Nach jeder Operation gibt Dr. Pareek inzwischen routinemäßig *Staphisagria* C200, weil er als Wirkung dieses Mittels immer wieder eine bessere Wundheilung und weniger postoperative Komplikationen erlebt. Zudem erhofft er sich weniger Metastasen. Bei interkurrierenden Problemen gibt Dr. Pareek indizierte Zwischenmittel in der C30, die seiner Erfahrung zufolge den Heilverlauf nicht stören, weder bei Krebsbehandlung, noch bei anderen chronisch-konstitutonellen Therapien [26].

Organspezifisch wirkende Mittel nach Dr. Pareek

Alfalfa (bei Kachexie), *Apocynum cannabinum* (bei Ödemen, Magenbeschwerden); *Carduus marianus* (bei Leberbeteiligung); *Calendula officinalis* (Krebs-Ulzera, Operationswunden); *Ceanothus americanus* (bei Beteiligung der Milz, Leukämien); *Crataegus oxyacantha* (bei geschwächtem Herz); *Echinacea* (bei Leukopenie); *Ficus religiosa* (bei venösen Blutungen bei Krebs); *Geranium maculatum* (bei ulzerierendem Magen-Karzinom); *Hydrastis canadensis* (als C6 oder C30 bei vielen Krebserkrankungen mit Anorexia, Abmagerung, Verstopfung und klebrigen Absonderung); *Ornithogalum umbellatum* (bei Magen- und Darm-Krebs); *Uva ursi* (bei Blasen-Karzinom mit Dysurie); zur Beruhigung *Passiflora* oder *Avena sativa* [21].

Es fällt auf, dass etliche der „Organmittel" Pareeks gut bekannte äußerst potente Krebsmittel sind (z.B. *Ceanothus*, *Hydrastis*, *Ornithogalum*), andere wiederum eher ohne Krebsbezug nur das Allgemeinbefinden bessern sollen (*Avena staiva*, *Crataegus*, *Passiflora*) und bei wieder anderen eine Einordnung in die Reihe der bekannteren Krebsmittel überlegenswert erscheint (*Apocynum*, das schon von Jones erwähnt wird; *Alfalfa*, *Echinacea*, *Geranium*, *Uva Ursi*). Sicher wären hier auch andere indizierte organotrope Arzneien aufzuführen, die Pareek nicht erwähnte, die aber außer organotropen Arzneien auch „Krebsmittel" sind – wie *Aloe* und *Podophyllum* (Diarrhoe bei Darmkrebs); *Chelidonium* und *Cholesterinum* (Leber, Gallenblase), *Galium apparine* (Zungenkrebs) u.s.w.

Nosoden: Dr. Pareek gibt Nosoden nur nach symptomindizierter Wahl. Er gibt auch *Carcinosinum*, aber nur, wenn es nach der Symptomlage des Patienten homöopathisch indiziert ist, und er gibt *Carcinosinum* nur als Einzeldosis, wiederholt diese Arznei zumeist nicht und gebraucht sie recht zurückhaltend [21].

Fallbeispiel: Es geht um einen Patienten mit Magen-Karzinom und schwerer Magenblutung. Bei der Operation erweist sich der

Krebs als inoperabel, der Patient wird vernäht ohne Krebsentfernung. Der Eingriff wird abgebrochen. *Staphisagria* C200 wird nach der Operation gegeben. Es besteht ein Völlegefühl im ganzen Abdomen, und der Patient ist infolge des Blutverlusts sehr schwach. Daher bekommt er *China* C30 (alle drei Stunden, später dreimal täglich für mehrere Tage). Der Patient erleidet schwarzes Bluterbrechen, klagt über Brennen, ist weiterhin sehr schwach.

Nun bekommt er als KREBSMITTEL *Cadmium sulfuricum* C30, zweimal täglich. Da er weiterhin sehr schwach ist, wird wieder *China* C30 eingesetzt. Wegen der Symptomatik des brennenden und blutenden Magenkarzinom-Ulkus erhält der Patient nun statt *Cadmium sulfuricum* ein pflanzliches Mittel mit analoger Symptomatik, nämlich als ORGANOTROPES MITTEL *Geranium maculatum* in der Urtinktur, fünf Tropf zweimal täglich. Darauf verschwinden das Brennen, das Erbrechen und die Schwäche. Die Tumorsituation erweist sich bei Kontrolle besser. Jetzt kommt konstitutionell eine einmalige Gabe *Phosphorus* C200 zum Einsatz (in drei Monaten nur eine einzige Dosis, als Zwischenmittel bei Schmerzen bekommt der Patient *Colocynthis* C30 sowie *Belladonna* C30). Nach vier Monaten berichtet der Patient über viel Angst vor einem möglichen Rückfall, daher wird *Phosphorus* C200 wiederholt. Dieser Fall wurde ohne operative Tumorentfernung geheilt, eine Nachbeobachtung erfolgte über einige Jahre [21].

Bemerkung: Meine eigenen Erfahrungen in Indien haben gezeigt, dass indische Homöopathen oft eine riesige und tiefe Kenntnis der Materia Medica, zusammen mit einem gewaltigen Leitsymptom-Wissen, besitzen, auf dem ihre Arbeit fußt, so dass schon fast intuitiv ein gutes Simile gewählt wird, was später in der Schilderung des Fallverlaufs als logische Behandlungsschritte nicht immer ohne weiteres nachzuvollziehen ist. Deshalb dürfte auch die oben gegebene Liste von organotropen Arzneien etliche Mittel mehr enthalten.

Auch bin ich überzeugt, dass so genannte organotrope Arzneien, zumindest wenn sie heilend wirken, mit unterbewusst vorhandener guter homöopathischer Indikation gewählt wurden – auf der Grundlage einer ebenso tiefen wie breiten Arzneimittelkenntnis, die bereits „in Fleisch und Blut" übergegangen ist. Ausschließlich entsprechend dem erkrankten Organ gewählte Mittel wirken überhaupt nicht, wie ich früher oft genug sehen konnte.

Des weiteren erscheint mir an dem anfangs doch ziemlich aussichtslos erscheinenden Fall des Magenkarzinoms in obigem Beispiel klar zu werden, wie häufiger Mittelwechsel, auch interkurrente Mittelgaben bei simultan wirkender Hochpotenz, einen Fall eben überhaupt nicht verderben, wenn zumindest einige entscheidende Similia gut gewählt sind. Nach meiner Erfahrung in Indien ist das homöopathische Vorgehen, auch wenn es als streng klassisch vorgestellt und empfunden wird, nie so rigide, wie man es gerade im deutschsprachigen Raum finden kann. Und ich denke, diese Beweglichkeit (Verordnung der Mittel in der ganzen Spannbreite von Urtinktur bis Hochpotenz, Mittelwechsel als Therapieversuch, Nosodengaben, organotrope Arzneien, Simillimumwahl) kann durchaus lebensrettend sein, wenn gerade bei schweren Krankheiten wie Krebs die Mittelwahl durch den zunächst nicht ermutigenden Verlauf nicht gleich überzeugt.

1.1.2.5 RAMAKRISHNAN

Über einzelne Besonderheiten der homöopathischen Krebstherapie nach Ramakrishnan wurde schon oben im Kapitel „Dosierungsmethoden" unter „Plus-Methode" gesprochen. Ramakrishnan kam aus Unzufriedenheit über zu viele Misserfolge bei der Krebstherapie von der klassischen Einzelmittelgabe der Hochpotenzen über die Split-Dosierung-Verordnung später zur Plus-Methode (siehe oben).

Seit der täglichen Arzneigabe einer Hochpotenz des gewünschten Krebsmittels in der Plus-Methode sah er viel bessere Heilerfolge und versucht, durch die Plus-Methode Erstverschlimmerungen bei täglicher Einnahme der Hochpotenz zu vermeiden. In seinem Buch [30] finden sich Angaben, wie deutlich die Heilungsraten sich bei den einzelnen Tumorarten seit Einführung der Plus-Methode verbesserten. Sein Buch liefert uns wertvolle Hinweise, selbst wenn die exakten Prozentzahlen der Heilerfolge bezweifelt werden dürfen.

Eine weitere Besonderheit ist, dass Ramakrishnan für die unterschiedlichen Krebsarten jeweils eine relativ kleine Auswahl von besonders indizierten Mitteln angibt, die sich bei der Behandlung von über 5000 Krebspatienten in über 20 Jahren [29] in seiner Praxis besonders bewährt haben sollen und die teilweise auf die Empfehlungen der klassischen homöopathischen Krebstherapeuten Burnett, Cooper, Grimmer und Eli G. Jones zurückgehen (genaue Angaben finden sich im Abschnitt über „Tumorspezifische homöopathische Arzneien“).

Als weitere Neuerung gibt er die von Burnett eingeführten Krebsnosoden *Carcinosinum* oder *Szirrhinum* nahezu jedem Krebspatienten, alternierend mit dem indizierten Krebs-Simile, und zwar für jeweils eine Woche täglich in der C200 bis C1000 unter Anwendung der Plus-Methode: eine Woche wird das Krebs-Simile täglich in der Plus-Methode gegeben, eine Woche lang die Krebsnosode täglich in der Plus-Methode.

Ramakrishnan sucht das spezifische Tumormittel nach Leitsymptomen, vor allem aus denjenigen Arzneien, die er für jede Tumorart besonders häufig indiziert fand. Er nimmt aber auch ein konstitutionelles Simillimum als Tumormittel, wenn dieses Bezüge zum jeweiligen Tumor besitzt. Sind vermutetes Konstitutionsmittel und Tumormittel identisch, ist das Vorgehen der Gabe von Krebsnosode und Tumormittel in wöchentlichem Wechsel gleich. Vermutet er ein sich vom Tumormittel unterscheidendes

Konstitutionsmittel, gibt er dieses alle sechs Monate in Hochpotenz als Split-Dosis.

Danach wird einen Monat lang mit der Einnahme des Tumormittels pausiert, wenn der Krankheitsverlauf dies erlaubt. Wenn der Tumor nicht zurückgeht oder sich die Beschwerden nicht weiter bessern, wird die Potenz von C200 hinauf zur C1000 erhöht, selten auch auf eine XM. Dabei findet weiter täglich die Plus-Methode im wöchentlichen Wechsel mit der Nosode Anwendung. Oder es wird ein besseres Tumormittel gesucht.

Bei Therapieerfolg bleibt obiges Therapieschema für Monate gleich. Bei Tumorremission wird später das wirksame Mittel als Split-Dosis alle ein bis zwei bis vier Wochen weiter alternierend mit der Krebs-Nosode gegeben. Ist der Tumor geheilt, wird ein konstitutionelles Simillimum für die Folgetherapie gesucht und gegeben [29, 30].

Schmerz-Therapie: bei Krebsschmerzen gibt Ramakrishnan das indizierte Schmerzmittel ebenfalls gerne in der Plus-Methode, aber auch Einzeldosen, nach Bedarf mehrfach am Tag [29].

Gewebemittel: bei spezieller Indikation gibt Ramakrishnan zusätzlich Schüßlersalze oder organotrope Arzneien zwischendurch (siehe oben: Organotrope Arzneien bei Pareek) in tiefer Potenz, ohne die Plus- oder eine Hochpotenz-Therapie zu unterbrechen [29].

1.1.2.6 ALTE MEISTER DER KREBSTHERAPIE

Im Folgenden soll kurz das Vorgehen alter Meister vorgestellt werden, in soweit diese Personen über Besonderheiten für die homöopathische Therapie von Krebspatienten berichten. Auf verwendete Mittel wird später in den Kapiteln „Tumorspezifische homöopathische Arzneien“ und „Homöopathische Leitsymptome zu Krebsarzneien“ näher eingegangen. Bei den Einzelfallkasuistiken aller alten Meister wird nur selten klar, welches die zur Verordnung führenden Schlüsselsymptome waren, und nahezu nie wird deutlich, welche Gründe zur gewählten Potenzhöhe oder zur gewählten Dosiswiederholung führten. Ich denke, dass bei den alten Meistern – wie ich dies oben auch für erfahrene indische Homöopathen vermute –, eine intuitiv richtige Arzneiwahl aufgrund tief verwurzelter Arzneimittelkenntnis eine große Rolle spielt, die dem jeweiligen Autor eine rationale Begründung der Arzneiwahl in der Publikation oft erschwert oder sogar unwichtig erscheinen lässt. Aus den Berichten gut ersichtlich ist die oft unorthodoxe („nicht klassische“), aber erfolgreiche Vorgehensweise derer, auf die wir uns in der Homöopathie berufen. Viele Wege führen nach Rom, aber man muss fortwährend prüfen, ob die Richtung noch stimmt, d.h. die Krebserkrankung darf sich unter der Therapie nicht verschlechtern.

1.1.2.7 BURNETT

1893 formulierte Burnett in seiner Abhandlung „Die Heilbarkeit von Tumoren durch Arzneimittel“ erstmals deutlich, dass seiner Erfahrung zufolge für die Therapie von Krebserkrankungen eine Verschreibung allein aufgrund der Totalität der Symptome nicht ausreicht und nicht immer zur Heilung führt. Das richtige Mittel muss auch der Natur der Krankheit entsprechen und bei Krebs fähig sein, Krebsgeschwulste zu heilen. Erstmals in der Homöopathie stellt er die Forderung auf, dass das gewählte Simile auch der Pathologie der zu behandelnden Krankheit gerecht werden müsse und hebt besonders hervor, dass „oft mehr als ein Mittel nötig“ ist, um Krebs zu heilen [3].

Diese Grundforderungen wurden von allen klassischen Autoren nach ihm und durch alle heutigen Therapeuten, die homöopathisch Krebs behandeln, anerkannt. Burnett verwandte Potenzen von der Urtinktur bis zur XM und wiederholte seine Krebsarzneien auch in Hochpotenzen (meist C30 oder C200) häufig (jede

Woche bis zu täglich mehrmals pro Tag, dabei in niederen Potenzen). [2, 3]

Als Zwischenmittel führte er die Krebsnosoden *Carcinosinum* und *Szirrhinum* ein. Clarke [6] nennt von Burnetts Nosoden zusätzlich *Durum* und *Karkinosin* (das sind *Carcinosinum*-Varianten eines harten szirrhösen Brustkrebses), *Masto-Haematin*, *Dextro-Mastohämatin* (wahrscheinlich von blutendem Brustkrebs), *Mamillinum* (wahrscheinlich Morbus Paget), *Sarcominum*, *Sarkothoracicum*, *Epitheliominum*, *Epitheliomin-Syphilitikum*. Leider liegen zu all diesen Nosoden keine spezifisch homöopathischen Indikationen (Arzneisymptome) aus der Zeit von Clarke und Burnett vor [6], und bis zur heutigen Zeit ist ein Arzneimittelbild nur zu *Carcinosinum* beschrieben.

Burnett verwandte als Zwischenmittel außer den Krebsnosoden sehr oft *Thuja* und *Tuberkulinum* oder *Bacillinum*, wobei zu bedenken ist, dass zu Burnetts Zeiten Tuberkulose eine sehr häufige Krankheit war und die Pockenimpfung (*Thuja*) damals bei ein und demselben Patienten oft im Leben wiederholt wurde und die Pockenimpfstoffe aggressiver wirkten als heute.

1.1.2.8 CLARKE

Clarke [6] behandelte ähnlich wie Burnett. Er verwendete alle Potenzen von der Urtinktur bis hoch zur CM. Er setzte vielfach Burnetts Krebsnosoden (siehe oben) in der 100 (D100?) oder 200 ein, oft alle zehn Tage, meist *Carcinosinum* oder *Szirrhinum*, selten die anderen Krebsnosoden. Er gab *Carcinosinum* bzw. *Szirrhinum* auch als erste Verordnung alle zehn Tage, bis Symptome hervorgebracht wurden, die ein Simile erkennbar machten und es verordnen ließen. Oder er gab *Carcinosinum* alle zehn Tage und zwischendurch täglich ein Krebsmittel in der D30. Diese Vorgehensweise ähnelt dem späteren Ansatz Ramakrishnans.

Clarke setzte, wie Burnett, auch oft *Thuja*, meist in der 30 (in einem Fall sogar alle vier Stunden) ein. Er gab *Thuja* aber auch in der XM bis CM mit Erfolg bei Mamma-Tumor, wenn die Anamnese eine wiederholte Pockenimpfung zutage förderte.
Als Tiefpotenzen verwendete er bei Magen-Karzinom *Ornithogalum* in der Urtinktur, *Cholesterinum* D5 oder *Ceanotus* D3, bei Mamma-Karzinom *Phytolacca* D3. In einem Fall mit Brusttumor verordnete er *Conium* 30, *Phytolacca* 30, *Lycopodium* 30, *Silicea* 30 – wobei jede dieser Arzneien für die Dauer einer Woche dreimal täglich in der angegebenen Reihenfolge einzunehmen war, und nach sechs Wochen lautete die Folgeverordnung *Conium* 30, *Silicea* 30, *Thuja* 30, *Phytolacca* 30, wobei wiederum jede Arznei für eine Woche dreimal täglich einzunehmen war. Der Tumor mit Befall der Achsellymphknoten war nach zwölf Wochen fast nicht mehr tastbar. Der Fall konnte nicht weiter verfolgt werden [6].

1.1.2.9 COOPER

Cooper [7] war ein Schüler von Burnett. Er entwickelte eine neue Richtung – die „Arbovital Medicine", bei der er aus frischen Pflanzen mit Alkohol selbst zubereitete Urtinkturen als Einzelgaben verwendete. Diese Einzelgaben der frisch zubereiteten Urtinktur ließ er (z.B. bei Patienten mit Mamma-Karzinom) ein bis zwei oder gar mehrere Wochen lang nachwirken.

Bei mineralischen Mitteln (*Carbo animalis*, Salze) verwendete er Potenzen der D2 bis D6 in Einzeldosierung oder auch als wiederholte Gabe. Er wählte, wie seinen Angaben zu entnehmen ist, individuell nach dem Similegesetz teils bekannte, teils ganz unbekannte Krebsarzneien, wobei die wahlanzeigenden Symptome aus seiner Publikation nicht oder nur sehr unklar hervorgehen. Er berichtet bei vielen Fällen von starken Ausscheidungsreaktionen (Abszedierung, Blutung, Erbrechen von Tumormasse) als Reaktion auf die Einzelgabe der Urtinktur, die der Heilung vorangehen [7]. Die starken Ausscheidungsreaktionen finden sich auch bei Eli Jones, der ähnlich stark wirksame und auch toxische Mittel in sehr tiefer Potenz bis hinab zur Urtinktur verwendet [13].

Cooper setzte folgende Arzneimittel als Tinktur aus frischen Pflanzen ein:

bei Abdominal-Tumoren oft *Ornithogalum umbellata*, *Crocus sativa*, *Iris versicolor*, *Lobelia inflata*, *Calendula*, *Actea racemosa*, *Spirea ulmaria* und *Carbo animalis* in D3.

bei Uterus-Karzinom *Caltha palustris*, *Helleborus viridis*, *Helleborus foetidus*, *Crocus sativa*, *Crocus vernalis*, *Laurocerasus*, *Ipecacuanha*

bei Mammatumoren *Conium*; sonst noch *Matthiola annua*; *Ranunculus bulbosus*, *Ruta graveolens*, *Colchicum autumnale*, *Laurocerasus* und als Zwischenmittel *Ferrum picrinicum* [7].

Bemerkung: Weder die Verwendung selbst frisch hergestellter Urtinktur noch der Einsatz der Urtinktur als Einzeldosis wird in der homöopathischen Krebsliteratur später wieder erwähnt. Die Anwendung der Urtinktur von stark bis tödlich giftiger Pflanzen (z.B. *Colchicum autumnalis*, *Conium maculatum*) ist in der heutigen Zeit nicht mehr vertretbar.

1.1.2.10 FORTIER-BERNOVILLE

Fortier-Bernoville schrieb die Abhandlung „Die homöopathische Behandlung von Krebs", wobei im Vorwort von Fortier-Bernoville betont wird, dass Heilungen von Krebs nach seiner Meinung mit Homöopathie, wie auch mit anderen Methoden der Medizin, nur vereinzelt sind, und man dürfe sich daher nicht auf die Heilwirkung der Homöopathie verlassen. Deshalb rät er auch zu einer zusätzlichen Lokaltherapie – also Operation oder eventuell Bestrahlung. Trotzdem hält er in jedem Fall die (zusätzliche) homöopathische Behandlung für ratsam, von der er zumindest eine Verlangsamung des Krebswachstums und eine Linderung der Schmerzen und anderer Krebssymptome erwartet [9].

In dieser Abhandlung wird unterschieden zwischen Konstitutionsmitteln, Krebs- und Drainage-Mitteln (übernommen von Nebel, der auf diese Weise „Krebs-Gifte ausleiten" möchte). Die gesondert besprochenen Konstitutionsmittel gehören alle zu den Polychresten, die auch schon andere Autoren als tumorheilend beschreiben (*Thuja*, *Sulfur*, *Lachesis*, *Jodum*, *Silicea*, *Lycopodium*, *Sepia*, *Petroleum*, *Calcarea fluorica*, die *Natrium*- und *Kalium*-Salze, *Carbo animalis*, *Carbo vegetabilis*, *Graphites*, *Causticum*, *Arsenicum album*, *Phosphorus*, *Mercurius*, *Nitricum acidum*).

Konstitutionsmittel und Nosoden werden von Fortier-Bernoville vorsichtig und als Einzeldosis verordnet (C200 alle 10 bis 20 Tage, C1000 alle 15 bis 40 Tage). In der Zwischenzeit wird ein homöopathisch ausgesuchtes Gewebemittel und/ oder ein so genanntes Drainagemittel in Tiefpotenz gegeben (beides ist sonst als Krebs-Mittel bezeichnet, siehe unten).

Wir finden bei Fortier-Bernoville auch die Empfehlung, Urtinkturen auf einer feuchten Kompresse, auf den Tumor aufgebracht, äußerlich anzuwenden. Dies führte offenbar dazu, dass der Tumor aufgeweicht wurde, oder er wurde auch geschwürig. Angewandt wurden äußerlich Urtinkturen von *Sedum repens*, *Phytolacca*, *Scrophularia nodosa* und *Hydrastis* bei allen Tumoren. *Conium* und *Bryonia* wurden bei Mamma-Tumoren eingesetzt, während *Condurango*, *Ornithogalum*, sowie *Conium* bei Magentumoren Anwendung fanden, *Calendula* vor allem bei ulzeriertem Karzinom [9].

Drainage- und Krebsmittel

Die in der Abhandlung von Fourtier-Bernoville aufgeführten eigentlichen Krebsarzneien und Mittel zur Drainage werden in Urtinktur oder niederer Potenz empfohlen und sind, unabhängig von der Bezeichnung als Drainage-Mittel oder Krebsarznei, meist bei anderen Autoren als Tumor-Spezifika bekannt. Hier sind folgende Arzneien aufgeführt: *Aurum*, *Aurum arsenicosum*, *Aurum muriaticum natronatum*, *Baryta carbonica*, *Bellis perennis*, *Calcarea fluorica*; *Carbo animalis*; *Chelidonium*; *China*; *Cholesterinum*, *Cinnabaris*; *Cinnamomum*; *Cistus canadensis*; *Crataegus*; *Condurango*, *Fuligo ligni*; *Galium aparine*; *Hydrastis*; *Jodum*; *Kalium arsenicosum*; *Kalium bichromicum*; *Kalium cyanatum*; *Kreosotum*, *Lycopodium*; *Ornithogalum*; *Petroleum*; *Phosphorus*; *Phytolacca*, *Plumbum jodatum*; *Radium bromatum*; *Ruta*; *Scrophularia nodosa*; *Sedum repens*; *Sempervivum tectorum*; *Sepia*; *Symphytum*; *Thuja* [9].

1.1.2.11 GRIMMER

Grimmer war Kentschüler und einer der großen homöopathischen Krebstherapeuten. Er starb erst 1950. In seiner Abhandlung „Einige Krebsarzneien und ihre Indikationen" berichtet er von etlichen Krebsheilungen, geht aber nicht näher auf seine Behandlungsweise ein. Er stellt in seinem Werk knapp gefasst viele Krebsmittel vor (siehe später „Homöopathische Krebs-Arznei-Leitsymptome") und betont, dass er bei fortgeschrittenen Fällen nur niedere Potenzen – D6, D12 und maximal D30 – einsetzt. Als beste Arzneien für die Verletzungen nach der Radium-Verbrennung empfiehlt Grimmer *Cadmium jodatum*, *Fluoricum acidum* und *Silicea* [10]. Heutzutage hält man *Radium bromatum*, oder nach Röntgenbestrahlung auch *X-Ray*, eher für indiziert.

1.1.2.12 ELI G. JONES

Nach 40 Jahren Erfahrung mit Krebstherapie publizierte Eli Jones 1910 sein Buch über Krebstherapie [13]. Er behandelte eklektisch, d.h. brachte verschiedene naturheilkundliche Methoden zum Einsatz. Er tat dies eher phytotherapeutisch, aber seine Arzneiwahl traf er aufgrund guter Kenntnis auch der homöopathischen Materia Medica. Viele später in der Homöopathie als Krebsmittel bekannt gewordene Arzneien gehen auf seine Publikation zurück (siehe später unter: *tumorspezifische homöopathische Arzneien)*.

Jones legte vor dem Einsatz arzneilicher Therapie großen Wert auf eine ausgeglichene Lebensführung seiner Patienten – d.h. auf Vermeidung von Genussgiften, Abbau von Stress und Beseitigung von Sorgen. Er strebt Harmonie in der Ernährung (nicht zu viel Fleisch, kein übertriebener Vegetarismus) und in der Lebensführung an, wie es in der chinesischen Medizin gelehrt wird, und er erwartet für eine Heilungsmöglichkeit, „dass zuerst ihre allgemeine Gesundheit besser werden muss, bevor der Krebs besser wird" [13, S. 32]. Für diese Vorbereitung der Heilung werden im vorliegenden Buch auch die in den folgenden Kapiteln besprochenen Methoden der orthomolekularen Medizin empfohlen.

Jones gibt an, innerhalb von 40 Jahren ca. 4000 Patienten mit Mamma-Karzinom behandelt zu haben (davon 100 männliche Patienten), ebenfalls 600 Patienten mit Magen-Tumoren, und er schreibt, dabei in 80% eine Heilung erreicht zu haben. Jones behandelte meist mit Tiefpotenzen in der D1 bis C6 in häufigen Gaben (im Abstand weniger Stunden), gab oft zwei bis drei Mittel gleichzeitig und zusätzlich phytotherapeutische Mischungen. Außerdem verwandte er phytotherapeutische und mineralische Zubereitungen zur äußerlichen Anwendung: als Salben, Puder oder Tinkturen [13].

Äußerliche Therapie

Wenn der Tumor zu tasten ist (Knoten) oder sichtbar wird (Haut), wendet Jones äußerlich über dem Tumor Pasten und Puder an, um den Tumor abzustoßen (eventuell verursachen seine Externa Gewebsreizung und Entzündung bis zur Eiterung und schließlich Abstoßung des Tumors). Für seine Applikationen nimmt er unter anderem Chrom-Chlorid und 10%ige Chromsäure-Lösung (Chrom-6-Salze sind hochtoxisch – auch extern angewandt!), Zink-Chlorid (gewebereizend), Sanguinaria-Extrakt und -Pulver (gewebereizend), Galangeal-Wurzel-Pulver, Red Saunders, Lobelia-Samen (evtl. auch extern toxisch). [13]

Phytotherapie

Phytotherapeutisch wendet Eli Jones sehr oft eine „Phytolacca Mixtur" an. Sie besteht aus Extr. Phytolacca (grüne Wurzel) 60g, Extr. Gentiana 30g, Extr. Taraxacum officinale 30g , Sirup ad 500,0. Bei fortgeschrittenen Fällen spricht er einem „Sirupus comp. Skrophularia" größere Heilkraft zu (Skrophularia-Blätter und -Wurzel 1000g; Phytolacca-Wurzel 250 g; Rumex crispus-Wurzel 250g; Celastrus scandens-Rinde und -Wurzel 125g; Coprydalis formosa-Wurzel 60g; Podophyllum-Wurzel 125; Wachholderbeeren 95g; Xanthoxylum americanum-Beeren 30g; Gujacum-Holz 60g – alles als besonders zubereitete äthanolische Tinktur). Von diesen Tinkturen gibt Jones meist dreimal täglich nach dem Essen eine Dosis. Bei Darmtumoren gibt er eine Zubereitung aus Phytolacca und der Pflanze Jatropha curcas (die Samen enthalten hochgiftige Toxalbumine wie die Rizinus-Bohne) [13]. Ein Therapieversuch mit Jones Phytotherapeutika verbietet sich heutzutage wegen der möglichen hohen Toxizität.

Zusatztherapie

Jones arbeitete hauptsächlich stationär (schon wegen der aufwendigen Applikationen). Er verordnete pro Woche zwei Vollbäder mit $MgSO_4$ (500g pro Bad) und spricht diesem Bad einen wesentlichen Einfluss auf die Heilung zu („neutralisiert die Toxine, beruhigt die erschöpften Nerven") [13, S.30]. Er empfiehlt eine Diät mit wenig Fett, reichlicher Zufuhr von Meeresfisch und rät ab von Tee und Kaffee [13].

Bemerkung: Von einigen der angewandten Phytopharmaka, wie z.B. vom sehr oft eingesetzten *Phytolacca*, könnte man sich eine immunstimulierende Wirkung vorstellen. Andere, wie die toxische *Podophyllum*-Wurzel, sind heute bekannt für ihre zytostatische Wirkung.

Viele der empfohlenen Substanzen sind in den beschriebenen niederen Verdünnungen giftig und/ oder stark schleimhautreizend (z.B. *Hydrastis*, *Phytolacca*, *Sanguinaria*) und dürften starke Reaktionen und Beschwerden bei der Einnahme hervorrufen.

Einige der Anwendungen können je nach Zubereitung hochgiftig sein (z.B. die das Ricinus-Toxin enthaltende *Jatropha curcas*, die neurotoxische *Podophyllum*-Wurzel, das Krampfgift *Strychninum sulpuricum*; *Kalium cyanatum* D3) und könnten bei Überdosierung auch tödlich wirken. Deshalb schließt sich eine Anwendung der Methode von Eli Jones heutzutage aus.

Aber gerade als homöopathische Arzneien haben Jones Ideen segensreichen Einzug in die Krebstherapie gefunden. In der Tiefpotenz ab D5 oder D6 (noch sicherer C6) können alle von Jones gemachten Vorschläge in sicher atoxischer Dosierung [15] eingesetzt werden.

1.1.2.13 SCHLEGEL

Schlegel behandelte im vorigen Jahrhundert sehr viele Krebsfälle in seiner Praxis in Tübingen. Er behandelte mit tumorspezifischen Mitteln, Konstitutionsmitteln, in Hoch- ebenso wie Tiefpotenzen. In seinem Buch „Die Krebskrankheit“ [32] beschreibt er mehr als 100 von ihm behandelte Fälle, und viele Arzneimittelbilder mit besonderem Bezug zur Krebserkrankung (siehe auch „Arznei-Leitsymptome für Krebsmittel”) werden hier dargestellt.

Schlegel berichtete über viele Mamma-Tumore (oft auch histologisch als Karzinom gesichert) und hatte bei deren Behandlung nach seinen Angaben auch viele Erfolge zu verzeichnen (allerdings meistens ohne wirklich lange Nachkontrollzeit). Jedoch berichtete er auch von vielen Misserfolgen. Er gab überwiegend etliche Mittel (vier bis über zehn) bei seinen Krebspatienten, wobei oft unklar bleibt, in welchem Zeitraum die Arzneien gegeben wurden, und welche von ihnen entscheidend für die Tumorheilung waren.

Bei unsicherer Similewahl gab er auch durchaus zwei Mittel alternierend oder verordnete sogar zwei Mittel gleichzeitig (siehe z.B. S 173 bei Mamma-Karzinom *Hydrastis* D3 + *China* D3 als Mischung, dreimal täglich, mit dem Erfolg einer guten Remission). Behandlungen mit sehr wenigen oder gar nur einem einzigen Mittel sind die Ausnahme. In der D3 bis D6 gibt er die organotrope Arznei einmal bis dreimal pro Tag, und später – oder auch gleichzeitig – ein Simile/ Simillimum in der D30, selten als D200. Die Häufigkeit der Wiederholung hat Schlegel nur selten angegeben. Er verordnete auch Nosoden (oft *Tuberculinum*) in der D200. Von den Tiefpotenzen wird z.B. bei Mammakarzinom – hier werden vorwiegend *Arsenicum jodatum* D6, *Calcarea phosphorica* 6, *Phytolacca* D6 verordnet – in etlichen Fällen eine Verkleinerung des Tumors nur unter dieser Therapie beschrieben [32].

In einem kurzen Absatz (S. 178 [32]) fasst Schlegel seine Therapieweise selbst zusammen: „Es ist klar, dass der homöopathische Arzt in die vielfachen Beziehungen eines Leidens erst nach und nach eindringen kann und demgemäß auch mehr und mehr Heilmittel in seinen Gesichtskreis bringen wird, doch soll womöglich schon die erste Verordnung recht genau passen."

1. Phase: „Die Mittel der ersten Kategorie, welche also der gegenwärtigen Lage entsprechen, können in häufigeren Gaben, etwa zweimal täglich in der 3., 6. oder 12., auch 30. Potenz eine Zeitlang verabreicht werden, etwa ein bis zwei bis drei Wochen –

je nach Wirkung und Befinden. Dann tritt möglichst eine Beobachtungszeit ohne Arznei ein." (S. 178 [32])

2. Phase: „Die Arzneien der zweiten Kategorie, welche auf ermittelte ältere Krankheitserscheinungen oder Anlagen zurückgehen, also mehr einem inneren und der sinnlichen Wahrnehmung verborgenen Zustand älterer Schädigungen entsprechen, werden in dreißigster oder höherer Potenz gegeben. Sie sollen stets etwa vier bis sieben Tage oder länger nachwirken können. Hierher gehören auch die isopathischen Mittel *Tuberculin* (*Bacillin*), *Medorrhin* und andere." (S. 178 [32])

Zwischenmittel: „Da Zwischenmitteln wie *Apis*, *Belladonna*, *Bryonia*, *Euphorbia*, *Nux vomica* mehr eine schmerzlindernde vorübergehende Wirkung zukommt, sind sie nötigenfalls zulässig nach Maßgabe ihrer therapeutischen Eigentümlichkeiten." (S. 178 [32])

Verlauf: Wenn das Krebs-Simillimum und das Konstitutions-Simillimum (deckt die Totalität der Symptome im biographischen Längsschnitt ab) identisch sind, sieht Schlegel dies als ein Zeichen für die beste Prognose. Diese Situation entspricht den kohärenten Fällen Candegabes und Carraras. Schlegel schreibt über seine Erfahrungen des Therapieverlaufes: „Wenn eine Besserung ersichtlich wird, so ist dies meist zuerst im Allgemeinbefinden sehr merklich. Man vermindere allmählich die Häufigkeit der Arzneigaben, lasse sich aber nicht leicht ganz von einem Mittel abbringen, welches sich einmal bewährte. Ein Stillstand des Tumors oder ein leichter Rückgang ist von praktisch höchstem Wert, zumal bei älteren Leuten." (S. 178 [32]

1.2 TUMORSPEZIFISCHE HOMÖOPATHISCHE ARZNEIEN

Jedes Simile oder Simillimum, das fähig ist, Tumore zu heilen, kann bei einem Krebspatienten indiziert sein. Hier wird die Ähnlichkeit zur Krebspathologie hergeleitet aus Toxikologie, Arzneimittelbild, geheilten Fällen oder aus dem Wirkverständnis. Auch bisher für die Krebstherapie unbekannte Mittel sind absolut indiziert, wenn man ihnen eine Tumorheilung nach obigen Kriterien zutrauen kann. Zu den bisher nicht bekannten „Krebsmitteln" werden wohl viele der Metall-Salze gehören, deren homöopathische Anwendung erst durch Scholtens Ideen [27, 34, 35] möglich wurden. Dazu zählen auch etliche neue Pflanzenmittel und vielleicht homöopathisch noch relativ unbekannte gewebsdestruktive Spinnen- und Schlangengifte (z.B. Loxoszeles, etliche Crotaliden und Viperidae, gewebetoxische Elapiden wie z.B. Naja nigricollis).

So ist also unabhängig von den unten aufgeführten Arzneien das INDIZIERTE SIMILE zu nehmen, wenn es nach seinem Arzneibild fähig erscheint, Krebs zu heilen.

Trotzdem wollte ich die Mittel aufführen, die nach den Berichten erfahrener Homöopathen Krebs erwiesenermaßen heilten, um eventuell bei mehreren möglichen Arzneien diejenigen Mittel bevorzugen zu können, die schon öfter nach der Literatur den jeweiligen Tumor geheilt haben sollen. Wenn in der Literatur das heilende Mittel nur oder vor allem in Tiefpotenz (also D12 und tiefer) verordnet wurde, habe ich mich bemüht, dies besonders herauszuheben.

Im nächsten Teil mit der Auflistung der einzelnen Mittel sind zudem die verwendeten Potenzen gemäß dem jeweiligen Autor genauer erwähnt. Eine (eventuell zusätzliche) Mittelgabe in tieferer Potenz liegt immer nahe, wenn man kein auf allen Ebenen passendes Simile findet und mehr „organotrop" oder „tumorspezifisch" behandeln will, oder wenn man dem zifisch" behandeln will, oder wenn man dem gefundenen Simile die Heilung des Tumors nicht (oder nicht alleine) zutraut und dann eine Hochpotenz mit der Gabe einer Tiefpotenz kombinieren will.

Die häufigsten Mittel bei Krebs – nach Spinedi und Ramakrishnan [29, 37]: *Arsenicum album*, *Conium*, *Thuja*, *Nitricum acidum*, *Hydrastis*, *Phytolacca*, *Silicea*, *Sulfur*, *Phosphorus*, *Sepia*, *Carbo animalis*, *Lachesis*, *Radium bromatum*

Die häufigste Krebsmittel im Repertorium – laut Spinedi [37]**:** *Thuja* (92 Symptome), *Silicea* (51 Symptome), *Sepia* (6 Symptome), *Calcarea carbonica*, *Phosphorus*, *Conium*, *Arsenicum album*, *Lycopodium*, *Carbo animalis*, *Nitricum acidum*, *Lachesis*, *Sulfur* [37]

Von Schlegel häufig in Tiefpotenz eingesetzte Tumorspezifika (meist zweimal bis dreimal pro Tag) [32]: *Aurum muriaticum natronatum* D3; *Argentum nitricum* D3 bis D6; *Arsenicum album* D3 *(besser ab D6 wegen Toxizität)*; *Arsenicum jodatum* D6, *Calcarea phosphorica* D6; *Carduus marianus* D2; *China* D3; *Formicium acidum* D12 (Injektion s.c. tumornah); *Hydrastis* D4; *Ipecacuanha* D3; *Kalium arsenicosum* D3; Mars-Mittel; *Phosphorus* D6; *Phytolacca* D6. Unter der Wirkung dieser Arzneien traten Schlegel zufolge oft Tumorremissionen, teilweise sogar Heilungen ein [32].

Von Schlegel häufig in D30 oder D200 verwandte Tumorspezifika [32]: *Alumina*, *Antimonium crudum*, *Argentum nitricum*, *Bellis perennis*, *Calcarea carbonica*, *Calcarea jodata*, *Calcarea phosphorica*, *Carbo animalis*, *Carbo vegetabilis*, *Causticum*, *Chelidonium*, *Clematis*, *Conium*, *Condurango*, *Crotalus horridus*, *Graphites*, *Hepar sulfuris*, *Hydrastis*, *Kalium arsenicosum*, *Kalium carbonicum*, *Kalium bichromicum*, *Kreosotum*, *Lachesis*, *Lycopodium*, *Mercurius*, *Murex*, *Naja*, *Natrium muriaticum*, *Nitricum acidum*, *Ornithogalum*, *Phosphorus*, *Sedum repens*, *Silicea*, *Staphisagria*, *Sulfur*, *Thuja*; in D200 *Tuberculinum* [32]

1.2.1 HÄUFIGE ARZNEIEN NACH TUMORDIAGNOSEN

Folgende Mittel werden von JONES, PAREEK, RAMAKRISHNAN, SCHLEGEL oder SPINEDI als besonders häufig für die jeweiligen Krebsart angegeben [13, 26, 30, 37, 39, 40]. Da aber gerade frühere Autoren wie Burnett [3], Clarke [6], Jones [13] und Schlegel [32] (auf die auch viele Empfehlungen von Spinedi, Ramakrishnan und Pareek zurückgehen) meist mehrere Mittel – eventuell sogar gleichzeitig – verordneten und bei diesen älteren Autoren nur selten klar wird, welchem Mittel nun die Besserung oder Heilung zu verdanken war, ist die folgende Liste nur als kleine Hilfe bei der Similesuche gedacht und darf keinesfalls andere beim speziellen Fall besser indizierte Mittel zurücksetzen.

ADHÄSIONEN

nach Operation: *Graphites* C200, *Staphisagria* (v.a. bei Urethra-Strikturen) [26, 29]

Vergleiche auch die Rubrik: HAUT, KELOID: *Alumen*, *Arsenicum album*, *Badiaga*, *Bellis perennis*, *Calcarea carbonica*, *Calcarea fluorica*, *Carbo vegetabilis*, CARCINOSINUM, *Causticum*, *Crotalus horridus*, *Fluoricum acidum*, GRAPHITES, *Hypericum*, *Jodum*, *Juncus*, *Kalium bichromicum*, *Lachesis*, *Mercurius*, *Nitricum acidum*, *Phosphorus*, *Phytolacca*, *Psorinum*, *Radium bromatum*, *Rhus toxicodendron*, *Sabina*, SILICEA, *Sulfuricum acidum*, *Sulfur*, *Tuberculinum*, *Vipera* und vor allem THIOSINAMINUM [36]; siehe auch NARBENKREBS

BLUTKREBS: siehe Leukämie

BLASEN-Karzinom

JONES empfiehlt *Thuja* [13]

PAREEK empfiehlt *Terebinthina* (mit Hämaturie), *Arsenicum album* (der Patient entspricht dem konstitutionellen Bild von *Arsenicum album*), *Conium*, *Cantharis* (bei sexueller Reizung), *Uva ursi* (in Urtinktur als organotropes Mittel bei Dysurie) [26]

RAMAKRISHNAN empfiehlt *Terebinthina*, *Thuja*, *Conium*; als Nosoden *Carcinosinum*, *Szirrhinum* [30]

BRIDEN nach Operation siehe Adhäsionen

GALLENGANGS-Karzinom

RAMAKRISHNAN empfiehlt *Chelidonium* [30]

SCHLEGEL empfiehlt *China*, *Chininum sulfuricum* [32]

CLARKE empfiehlt *Cholesterinum* [6, 26].

HAUTKREBS

Arsenicum album, *Cinnabaris*, *Conium*, *Condurango*, *Euphorbium*, *Kalium arsenicosum*, *Kalium sulfuricum*, *Lapis albus*, *Petroleum*, *Radium bromatum*, *Scrophularia nodosa*, *Silicea*, *Thuja*, *X-Ray* [9, 10, 13, 26]

RAMAKRISHNAN empfiehlt *Arsenicum album*, *Arsenicum bromatum* (Basalzell-Ca, Squamas-Zell-Ca, Melanom, Haut-Ca nach Bestrahlung), *Arsenicum jodatum* [infiziert, nekrotisch], *Sulfur*, *Euphorbium*; als Nosoden *Carcinosinum*, *Szirrhinum* [29, 30]; MELANOM siehe unten MELANOM

KELOID-Karzinom

Zusätzlich zum Typ-Mittel THIOSINAMINUM D6 zweimal täglich über Monate [29]; auch im Repertorium *Krebsleiden in alten Narben*: GRAPHITES; Silicea; Carbo animalis, Phytolacca (Synthesis, Repertorium Universale) [36] und ADHÄSIONEN

HIRNTUMORE

RAMAKRISHNAN *Plumbum jodatum* oder *Plumbum*, *Baryta carbonica*, *Baryta jodata*, *Zincum sulfuricum*, *Zincum*, *Silicea*, *Aethusa cynapium* (bei Krampfanfällen v.a. mit rollenden Augen); Nosode *Carcinosinum* [29, 30]

PAREEK hat zusätzlich gute Erfahrung mit *Conium* [26]

HODGKIN-LYMPHOM

RAMAKRISHNAN: *Aurum*, *Jodum*, *Spongia*, *Scrophularia nodosa*, *Thuja*; Nosode *Carcinosinum*, *Szirrhinum* [30]; *Lapis albus*, *Baryta jodata* [10, 13, 26]

KNOCHEN-Tumore

Aurum arsenicosum, *Aurum jodatum*, *Aurum muriaticum natronatum*, *Conium*, *Hekla lava*, *Ruta*, *Symphytum*, *Phosphorus*; palliativ bei Schmerzen *Asa foetida* [9, 10, 32, 46]

RAMAKRISHNAN *Hekla lava* (Sarkome, Metastasen), *Symphytum* (eher Metastasen bei Tumore der Knochenhaut), *Aurum*, *Calcarea carbonica*; Nosoden *Carcinosinum*, *Szirrhinum* [29, 30]

KOLON-Karzinom

SPINEDI empfiehlt *Aloe*, *Thuja*, *Arsenicum album*, *Lycopodium*, *Ornithogalum*; *Magnesium muriaticum* [37, 38, 39, 40]. JONES empfiehlt *Condurango*, *Carbo animalis*, *Sedum repens*, *Petroleum*, *Ruta*, *Scrophularia nodosa*, *Sempervivum tectorum* [13]

RAMAKRISHNAN empfiehlt *Aloe*, *Thuja*, *Arsenicum album*, *Lycopodium*; als Nosoden *Carcinosinum*, *Szirrhinum* [30]

LARYNX- und STIMMBAND-Krebs

Argentum metallicum, *Argentum nitricum*, *Arsenicum album*, *Nitricum acidum*, *Phosphorus*, *Sanguinaria*, *Thuja* [32, 37]

RAMAKRISHNAN empfiehlt *Thuja*, *Phosphorus*, *Argentum nitricum*, *Lachesis*, *Kalium bichromicum*; Nosoden *Carcinosinum*, das ihm zufolge noch besser ist als *Szirrhinum* [29, 30]

LEBER-Krebs

Cholesterinum; *Lecithin*, *Cholin*, *Phosphorus* [9, 10, 13, 26, 37]

RAMAKRISHNAN empfiehlt *Chelidonium*, *Hydrastis*, *Lycopodium*, *Natrium sulfuricum*, *Ceanothus*; *Chelidonium*-Urtinktur gegen Schmerz, neben anderen Mittel; Nosoden *Carcinosinum*, *Szirrhinum* [29, 30]; Leber-Metastasen behandelt Ramakrishnan wie primäres Leber-Karzinom, Spinedi mit für den Primär-Tumor indizierten Mitteln.

LEUKÄMIE

Der Fall eines Lymphoms wurde von Schlegel mit *Ammoniumchloratum* C3 behandelt [32]

RAMAKRISHNAN empfiehlt *Hekla Lava*, *Symphytum* (v.a. wenn der Patient über Gelenkschmerzen klagt), *Ceanothus americanus*,

Strontium, zusätzlich Konstitutionsmittel; Nosoden *Carcinosinum*, *Szirrhinum*; Erfolge 115 + 205 Patienten 10-25% (-54%) [30].

LIPPENKARZINOM

Schlegel gab häufig *Arsenicum album*, *Causticum*, *Chelidonium*, *Condurango*, *Hepar sulfuris*, *Nitricum acidum*, *Thuja* [32].

LUNGENKREBS

RAMAKRISHNAN empfiehlt *Lycopodium*, *Kalium bichromicum*, *Argentum nitricum*, *Lachesis*, *Hydrastis*; Nosoden *Carcinosinum*, *Szirrhinum* [29, 30]

MAGENKREBS

Arsenicum album, *Bismuthum metallicum*, *Bismuthum-o*, *Cadmium sulfuricum*, *Carbo animalis*, *Calcarea fluorica*, *Carduus marianus*, *Condurango* (Mundwinkelrhagaden, Kardia-Ulkusnarben), *Graphites*, *Hydrastis*, *Kreosotum*, *Ornithogalum* (v.a. bei Pylorus-Konstriktion) [13, 32, 37, 38, 40]

Außerdem empfiehlt JONES öfters *Aceticum acidum* D1, *Eucalyptus* [13]

COOPER gab in der Urtinktur *Crocus sativus*, *Crocus-ver*, *Iris versicolor* [7]

PAREEK und JONES empfehlen *Geranium maculatum* [13, 26].

RAMAKRISHNAN gibt *Hydrastis*, *Cadmium sulfuricum*, *Arsenicum album*, *Kalium bichromicum*; *Ornithogalum* in der Urtinktur verordnet er palliativ zur Schmerztherapie; als Nosoden *Carcinosinum*, das R. zufolge besser wirkt als *Szirrhinum*. [29, 30].

MAMMA-Karzinom

JONES empfiehlt *Asterias rubens* C3, *Calcarea jodata* D1, *Calcarea fluorica* in D6, *Chimaphila umbellata* in der Urtinktur, *Kalium muriaticum*; *Phytolacca* [13].

SCHLEGEL gab in Tiefpotenz *Arsenicum jodatum* D6, *Calcarea phosphorica* 6, *China* D3, *Ipecacuanha* D3, *Phytolacca* D6; sehr oft *Conium* D30; außerdem in der D30: *Antimonium crudum*, *Argentum nitricum*, *Bellis perennis* (nach Verletzung und Stoß, hier ist die DD zu *Conium* erforderlich), *Calcarea carbonica*, *Calcarea jodata*, *Carbo animalis*, *Causticum*, *Clematis* (v.a. Szirrhus), *Graphites*, *Hepar sulfuris*, *Hydrastis*, *Kalium carbonicum*, *Lycopodium*, *Murex*, *Natrium muriaticum*, *Nitricum acidum*, *Phosphorus*, *Sedum repens*, *Silicea*, *Staphisagria*, *Sulfur*, *Thuja*, *Tuberculinum* D200. Außerdem behandelte er mit einem Schilddrüsenextrakt von Kalb und Schaf. Einsatz fanden *Thyrochrom* und *Calendula* in der Urtinktur als Umschläge über dem tastbaren Tumor. Als schmerzstillende Zwischenmittel in D30 gab Schlegel öfters *Bryonia*, *Belladonna*, *Rhus toxicodendron*; *Bufo* als Palliativum [32].

PAREEK empfiehlt *Apis*; *Asterias rubens*, *Bellis perennis*, *Bufo rana* (in fortgeschrittenen Fällen, bei deutlich gesteigertem, vorwiegend auf sich selbst gerichtetem sexuellen Interesse), *Carbo animalis*, *Conium*, *Condurango*; *Calendula* (heilt Mamma-Ca-Ulzera, gegeben in C30 täglich, oder als Urtinktur in Form einer Kompresse); *Graphites* (bei Narben-Keloid-Ca), *Hydrastis*, *Phytolacca* (Vorgeschichte von Mammafibrose, die sich vor der Menses verschlimmert) [26].

RAMAKRISHNAN empfiehlt *Conium*, *Pulsatilla*, *Sepia*, *Phytolacca*, *Phosphorus*; *Sanguinaria* C30/200 (antiinflammatorisch, wenn Entzündungsprobleme bei Mamma-Ca bestehen); Nosoden *Carcinosinum*, *Szirrhinum* [29, 30]

MEDIASTINAL-Tumore

RAMAKRISHNAN empfiehlt *Thuja*, *Spongia*, *Scrophularia nodosa*, *Hydrastis*; Nosoden *Carcinosinum*, *Szirrhinum* [29, 30]

MELANOM

RAMAKRISHNAN empfiehlt *Arsenicum album*, *Arsenicum bromatum*, *Causticum*, *Calcarea arsenicosa*; Nosoden *Carcinosinum*, *Szirrhinum* [30]

MORBUS HODGKIN siehe HODGKIN-Lymphom

MUNDHÖHLE, Krebs in der

RAMAKRISHNAN empfiehlt *Aurum muriaticum*, *Hydrastis*; Nosoden *Carcinosinum*, *Szirrhinum* [30]

NARBEN-Krebs

Krebs, der sich in alter Operationsnarbe entwickelt (v.a. Mamma-Ca); die wichtigsten Mittel nach SPINEDI sind hier *Graphites*, *Carbo animalis*, *Phytolacca* [39]; überdies *Silicea*, *Thiosinaminum* [29]

ÖSOPHAGUS-Krebs

SPINEDI empfiehlt *Phosphorus* [40]

JONES empfiehlt *Condurango* [13]

RAMAKRISHNAN empfiehlt *Causticum*, *Thuja*, *Argentum nitricum*, *Silicea*, *Arsenicum album*, *Hydrastis*; als Nosoden *Carcinosinum*, *Szirrhinum* [29, 30]

OVARIAL-Krebs

SCHLEGEL machte gute Erfahrungen mit *Apis*, *Lachesis*, *Lapis albus*; als Nosode oft *Medorrhinum* [32]

RAMAKRISHNAN wählt unter *Aurum muriaticum natronatum*, *Viburnum prunifolium*, *Thuja*, *Sepia*, *Lilium tigrinum*, *Lachesis*; als Nosoden: *Carcinosinum*, *Szirrhinum* [29, 30]

PANKREAS-Krebs

RAMAKRISHNAN setzt ein *Hydrastis*; *Ceanothus*, *Arsenicum album*, *Cadmium sulfuricum*, *Baryta jodata*; die Nosoden *Carcinosinum*, *Szirrhinum* [29, 30]; zusätzlich empfiehlt SPINEDI *Carbo animalis*, *Phosphorus* [40]

PHARYNX-Krebs

SPINEDI verordnet *Apis*, *Arsenicum album*, *Aurum*, *Benzoicum acidum*, *Calcarea carbonica*, *Carbo animalis*, *Causticum*, *Conium*, *Crotalus horridus*, *Hydrastis*, *Kalium cyanatum*, *Kalium muriaticum*, *Lachesis*, *Muriaticum acidum*, *Nitricum acidum*, *Phosphorus*, *Phytolacca*, *Sepia*, *Sulfur*, *Thuja* [37]

PAREEK verordnet bei Tonsillen-Karzinom öfters *Baryta jodata* [26]

RAMAKRISHNAN wählt unter *Aurum muriaticum*, *Baryta jodata*, *Lachesis* (vor allem bei bei Tonsillen-Karzinom) [29].

PROSTATA-Krebs

RAMAKRISHNAN hat gute Erfahrung mit *Thuja*, *Conium*, *Sabal* (v.a. bei Krankheiten der Reproduktionsorgane), *Lycopodium*, seltener *Baryta muriatica*, *Baryta carbonica*, *Staphisagria*, *Pulsatilla*; als

Nosode setzt er eher *Szirrhinum* wegen der für dieses Mittel charakteristischen Härte ein, seltener *Carcinosinum* [30].

REKTUM-Krebs (Kolonkarzinom)

Die REPERTORIEN und SPINEDI empfehlen *Aloe*, *Alumina*, *Calcarea carbonica*, *Cadmium fluorata*, *Carbo animalis*, *Carbo vegetabilis*, *Carduus marianus*, *Causticum*, *Condurango*, *Graphites*, *Hydrastis*, *Jodum*, *Kalium carbonicum*, *Kalium cyanatum*, *Kalium jodatum*, *Laurocerasus*, *Lycopodium*, *Medorrhinum*, *Muriaticum acidum*, *Natrium sulfuricum*, *Nitricum acidum*, *Paeonia*, *Paronychea illecebrum*, *Phytolacca*, *Petroleum*, *Phosphorus*, *Podophyllum*, (*Pulsatilla*), *Ruta* (auch als tiefe Potenz D3), *Sabadilla*, *Sanguinaria*, *Sarsaparilla*, *Sepia*, *Spigelia*, *Sulfur*, *Syphilinum*, *Thuja*, *Tuberculinum* [36, 37].

JONES wählte unter *Jodoform*, *Kreosotum*, *Phytolacca*, *Podophyllum* [13].

PAREEKS wichtigste Mittel sind *Hydrastis*, *Nitricum acidum*, *Ruta* [26]

RAMAKRISHNAN empfiehlt *Nitricum acidum*, *Aloe*, *Thuja*, *Aurum muriaticum natronatum*, *Lachesis*, *Sulfur*; die Nosode *Szirrhinum* zieht er *Carcinosinum* vor. [29, 30]

SCHILDDRÜSEN-Krebs

RAMAKRISHNAN bevorzugt *Thuja*, *Spongia*, *Jodum*, *Lachesis*; als Nosoden *Carcinosinum*, *Szirrhinum* [30]

UTERUS-Krebs

COOPER setzte ein in Urtinktur: *Caltha palustris*, *Crocus sativus*, *Crocus vernalis*, *Helleborus viridis*, *Helleborus foetidus*, *Ipecacuanha* [7]

JONES empfahl *Kalium arsenicosum*, *Kreosotum*; *Lapis albus* in der D6 [13]; überdies *Aurum muriaticum natronatum*, *Cinnamonum*, *Sepia* [13]

SCHLEGEL verordnete gerne folgende Mittel in Tiefpotenz: *Aurum muriaticum natronatum* D3, *Argentum nitricum* D3; in der D30 vor allem *Arsenicum album*, *China*, *Carbo animalis*, aber auch andere Similia [32]

RAMAKRISHNAN gibt bei **ZERVIX-Ca** *Aurum muriaticum natronatum*, *Pulsatilla*, *Sepia*, *Lilium tigrinum*, *Lachesis*; bei **UTERUS-Ca** verordnet er vor allem *Aurum muriaticum natronatum*, *Thuja*, *Sepia*, *Viburnum prunifolia*, *Lachesis*, *Lilium tigrinum* und die Nosoden *Carcinosinum*, *Szirrhinum* [30]

ZERVIX-Karzinom: siehe UTERUS-CA

ZUNGENKREBS

JONES gab hier *Muriaticum acidum*, *Galium aparine*, *Kalium cyanatum*; *Sempervivum tectorum* (bei szirrhösem Zungenkrebs); *Sanguinaria n* [13]

PAREEK verordnet *Kalium cyanatum*, vor allem *Radium bromatum* [26]

SCHLEGEL hat gute Erfahrungen mit *Argentum nitricum*, *Kalium cyanatum* [32]

SPINEDI empfiehlt Mittel alter Meister: *Apis*, *Arsenicum album*, *Aurum*, *Benzoicum acidum*, *Calcarea carbonica*, *Carbo animalis*, *Causticum*, *Conium*, *Crotalus horridus*, *Hydrastis*, *Kalium cyanatum*, *Kalium muriaticum*, *Lachesis*, *Muriaticum acidum*, *Nitricum acidum*, *Phosphorus*, *Phytolacca*, *Sepia*, *Sulfur*, *Thuja* [37, 40]

RAMAKRISHNAN gibt hier gerne *Aurum muriaticum*, *Hydrastis*, *Baryta jodata*; als Nosoden *Carcinosinum*, *Szirrhinum* [29, 30]

1.2.2 LEITSYMPTOME VON „KREBSARZNEIEN“

Bei den einzelnen Mitteln wurde versucht, Leitsymptome zu finden, die wahlanzeigend bei Krebs- oder Tumorerkrankung sind. Es handelt sich also vor allem um organotrope oder krebsspezifische Leitsymptome. Diese Leitsymptome wurden hauptsächlich krebsspezifischer Literatur von Burnett, Clarke, Jones, Pareek, Ramakrishnan, Schlegel und Spinedi entnommen. Daher dienen die Mittelbeschreibungen bei bekannteren Arzneien nur einer Bestätigung tumornaher Symptome.

Nur bei den unbekannteren Mitteln – dies sind zumeist tumorspezifische „Organmittel“ von Jones und Schlegel – wurde auf eine möglichst vollständige Symptombeschreibung geachtet. Bei wenigen in der Homöopathie ganz ungebräuchlichen Mitteln – diese gehören überwiegend in das Repertoire von E. Jones – habe ich mich bemüht, auch Synonyme und botanische Zugehörigkeit anzugeben, um entsprechend der Essenz der Arznei-Familie die Thematik mit der des Patienten vergleichen zu können.

Insgesamt mag die Auswahl der Mittel willkürlich erscheinen – hauptsächlich sind es ja Arzneien oben genannter Autoren – und die Beschreibungen mag teils zu kurz, teils aber auch zu lang erscheinen. Bei den vielen möglichen Mitteln bleibt eine derartige Zusammenstellung aber zwangsläufig unvollständig, und vielleicht sollte man auf eine Aufstellung schon bekannter „Tumormittel“ verzichten und unvoreingenommen auf die Suche nach dem Simile bzw. Simillimum gehen.

Für diese Suche nach dem Simile und vor allem die nach dem Simillimum gilt selbstverständlich das Erfassen des gesamten Arzneimittelbildes mit allen seinen Gemüts-, Allgemein-, §153-Symptomen und Essenzen des Mittels oder der Mittelgruppe, soweit diese Informationen bekannt sind. Darauf konnte hier nur ausnahmsweise eingegangen werden, wenn es sich um Tumor-

Symptome handelt. Ein Beispiel hierfür wäre: *Apis* – stechende brennende Schmerzen im szirrhösen Mamma-Karzinom.

Je „kleiner" bzw. je unbekannter ein Arzneimittel ist, desto wichtiger könnten die hier behandelten Krebs-Leitsymptome sein, und je bekannter eine Arznei ist, desto mehr wird man sich neben den lokalen tumorspezifischen Symptomen auf die Arzneimittelkenntnis verlassen können. Auffällig ist in diesem Zusammenhang, dass Schlegel auch bestbekannte Mittel wie *Arsenicum album* erfolgreich in Tiefpotenz (D3 bis D6) einsetzte. Hierin folgte er seiner Theorie, wenn er das von ihm eruierte Mittel nicht als das Simillimum vermutete.

Bei allen Mineralien und Mitteln aus dem Periodensystem und insbesondere zur Differenzierung unter den in Frage kommenden Salzen ist die Einordnung im Periodensystem nach Jan Scholten [34, 35] eine große Hilfe und, wenn es um die Suche nach dem Simillimum geht, oft unerlässlich. Wie man nach dieser Methode auch bisher in der Homöopathie unbekannte Mittel (wie z.B. *Ferrum jodatum*) als tumorheilendes Simillimum finden kann, zeigt Dietmar Payrhuber in seinem neuen Buch über homöopathische Krebstherapie [27].

ACETIC ACIDUM

Bei **Magenkrebs**. Jones gab das Mittel in der C1 [13].

***Leitsymptome*:** Große **Schwäche**. **Anämie** mit **wächserner Blässe**. **Brennen** in der **Kehle**. Starker **Durst**. **Verhärtungen** von **Leber** und **Pylorus** [13, 32]

ACIDUM CARBOLICUM (Phenol) siehe Carbolicum acidum

ACIDUM MURIATICUM siehe Muriaticum acidum

ACIDUM NITRICUM siehe Nitricum Acidum

ALOE

Kolon-Ca, Rectum-Ca [29]

Leitsymptome: **Stuhlentleerung bei Blähungsabgang. Blut** im **Stuhl**. Stuhl **wie Gelee**; oder Stuhl **mit Schleim, blutig. Schneidende brennende** Schmerzen. **Druckgefühl** im Bauch und **Auftreibung** des Bauchs, infolge Blähungen. Verschlimmerung **früh morgens**. Verschlimmerung durch **Hitze**. Besser durch **kühle Luft** [29, 30]

ALUMEN

(Alumn; Alaun; Kalium-Aluminium-Sulfat)

Ein noch spezifischeres Mittel bei **verhärteten Schleimhäuten** als *Alumina* [32]

Leitsymptome: **Verhärtungsneigung** (v.a. um Entzündungen). **Brennschmerz**. Verschlimmerung **abends. Abmagerung. Lähmungen**. Große **Erkältlichkeit. Stuhlverstopfung** bei **Trockenheit** des Rektums, wie auch *Alumina*. **Brennende Mastdarmschmerzen** bei Tumor [32]

ALUMINA

(Tonerde; Aluminiumoxid)

Häufig von Grimmer bei Karzinom eingesetzt [10]

Leitsymptome: **Verhärtung** von **Haut** und **Schleimhaut. Indurierte Geschwüre. Abmagerung. Lähmungen**. Große **Erkältlichkeit. Anämie. Neuralgie**. Die für *Alumina* typische **trockene Verstopfung** [10, 32]

ANILINUM

Schlegel vermutete in dieser Substanz ein Krebsmittel, gibt allerdings keine genauere Indikation [32].

APIS

Ovarial-Karzinom und viele andere Tumorarten, vor allem **zystische kanzeröse** Geschwüre [2, 3].

Jones gibt das Mittel bei Mamma-Ca in der D3. **Polypen.**

Szirrhöses Mamma-Ca [13, 32]

Leitsymptome: **Stechende** Schmerzen. **Brennende** Schmerzen. Evtl. **Juckreiz**. **Dunkelviolette** Haut (z.B. über Mamma-Ca). **Ödeme**. Empfindlich gegen **Berührung**. **Durstlos**. Geschwüre mit **grauem Schorf**. Eiter ist **hellgelb**. **Erysipelartige** Umgebungsentzündung. Alte Narbe sieht **dunkel-purpur** aus. Schlechter **morgens**. Schlimmer durch **Wärme** [3, 13, 32]

APOCYNUM CANNABINUM

Als Einreibung (Urtinktur in Lanolin) auf die Brust zum **Erweichen adenoider Wucherungen** [13]

ARGENTUM METALLICUM

Betroffen sind besonders **Larynx**, **Uterus**. Geschwüre auf **Knorpel** [32]

Leitsymptome: Mager. Reizbar. Chronische Katarrhe, die den **Knorpel angreifen**. Neigung zu **Polypen** und **Warzen** [32]

ARGENTUM NITRICUM

Hautzysten, vor allem **hydrämische** [2]. **Uterus-**Ca. Karzinome an **Schleimhäuten**. **Mundkrebs**, **Larynxkrebs**, **Magenkrebs**, **Zervixkrebs**, **Uteruskrebs**. *Argentum nitricum*, als D3 bis D6 gegeben, führte zu etlichen Remissionen [32]

***Leitsymptome*:** Schleimhaut**ulzerationen**. **Granulationen**. **Pupurrote** Verfärbung. **Uterusblutungen**. **Blutende** Ulzera. **Larynxpolypen** [32]

ARSENICUM ALBUM

Ein sehr wichtiges und sehr wirkungsvolles Krebsmittel, vor allem für **epitheliale Tumore** (im Bereich von Haut, Schleimhaut, Magen, Darm.) Schlegel setzte *Arsenicum album* oft in Tiefpotenz als D6 organotrop ein und berichtet zahlreiche Tumorremissionen unter der Wirkung dieses Mittels. [32]

Leitsymptome: Heftige **brennende** Schmerzen im Tumor, die sich durch **Wärme bessern**.

Bei Tumorulzera kommt es zu **stinkender Absonderung** (hier ist die DD zu *Carbo animalis* notwendig.) [32]

Abmagerung. **Schwäche**. **Ängstliche Unruhe**. **Mangel** an **Lebenswärme**. Oft sind **warme Getränke das einzige**, was vertragen wird. **Terminalstadium** mit **Kachexie**.

Bei **Schmerzen im Terminalstadium** sollte man *Arsenicum album* und *Nux vomica* des öfteren im Wechsel geben, immer wenn Wirkung nachlässt [30].

ARSENICUM BROMATUM

Hautkrebs. **Squamöses** Karzinom oder **Basalzellen-**Karzinom. **Melanom**, nach **Bestrahlung**.

Arsenicum bromatum und *Arsenicum jodatum* besitzen eine große Wirkung auf die **Drüsen**. **Drüsenverhätung**. Morbus Hodgkin.

Arsenicum bromatum ist indiziert bei **Krebs zusammen mit Diabetes** [29, 30]

***Leitsymptome*:** Starke **Rötung** der Haut. **Brennschmerz**. **Ulzeration**, ohne Infektion (bei Infektion bevorzuge man *Arsenicum jodatum*) [29, 30]

ARSENICUM JODATUM

Brustkrebs und **Gebärmutterkrebs** [2, 3]. **Hautkrebs**, mit Infektion und Ulzeration

In niedriger Potenz (D3 bis D6) drei- bis viermal täglich als **homöopathisches Antibiotikum** [29]

Epitheliom der **Lippe**. Schmerzhafter **Szirrhus** der Brust mit **Exulzeration** [13]

***Leitsymptome*:** **harter** Tumor, sehr **druckschmerzhaft**. Dabei **Schwellung** der **Lymphknoten**. Absonderungen, die **braune Krusten** bilden. **Brennschmerz** in den **Lymphbahnen** [13, 32]. **Schlechter Geruch**.

Lungentuberkulose und **diabetische Gangrän** wurden allein mit *Arsenicum jodatum* in niedrigen Potenzen geheilt, oder *Arsenicum jodatum* wurde zusätzlich zu einem Konstitutionsmittel gegeben (hierbei war *Arsenicum jodatum* indiziert wegen der infektiösen Masse). [29]

ASTERIAS RUBENS

Brustkrebs, an dem fleischige Personen mit rotem Gesicht erkrankt sind. Jones gab D3, alle drei Stunden [13]. **Fortgeschrit-**

tenes Mamma-Ca mit **harten, fixierten Lymphknoten** in der **Axilla** [26]

Leitsymptome: **Eingezogene Brustwarze**. Starke akute, vor allem in der **Nacht** auftretende **lanzinierende** Schmerzen. Der Brustschmerz ist verbunden mit einer **Empfindung von „wie hineingezogen"**. Die Brüste sind stärker **vor der Menses geschwollen**. Brustschmerz <u>links</u>, Ovarschmerz <u>rechts</u>. **Rötung** bei Ulzeration des Karzinoms mit **üblem Geruch**. Die **Achsellymphknoten** sind **hart**, **knotig** und **verbacken**. Der **Arm** ist **schmerzhaft**, **gerötet** (v.a. nach Operation). [13, 26, 32]

AURUM METALLICUM

Krebs der **Nase**, der **Lippen**, der **Zunge**. Außerdem **Schwellung** der **Lymphknoten**, der **Hoden**, der **Parotis**. **Zystische** Mamma-Tumore. **Leberverhärtung**. **Aszites** [32]

Leitsymptome: Starke Schmerzen bei **verzweifelter Stimmung**, **Todessehnsucht**. Der Patient sieht alles schwarz. **Rheumatische** Gelenkbeschwerden. **Verdickung** des Periost. **Anschwellen** der Lymphknoten, **grünlicher und jauchiger Eiter** [32]. Man sollte die Einordnung nach J. Scholten bei der Similefindung beachten. [34]

AURUM MURIATICUM

Pharynx-Ca. Krebs der **Mundhöhle**. **Zungenkrebs** [30]

Leitsymptome: Ulzera mit **aufgeworfenen Rändern** und **indurierter Basis**. **Submandibuläre** zervikale **Lymphadenitis**. Starker **Speichelfluss**, fauliger **Mundgeruch**. Akute und chronische **Ulzera**, **induriert** im Bereich von **Wange**, **Zunge**, **Gaumen**. Rezidivierende **Stomatitis**, **Glossitis**, chronisch. **Leukoplakie**. **Lichen** in der Mundhöhle; mit erstaunlichen Erfolgen [29, 30].

Man sollte die Einordnung nach J. Scholten bei der Similefindung beachten. [34]

AURUM MURIATICUM NATRONATUM

Krebsarten der **Mundhöhle** [30]. **Uterus**-Ca, **Zervix**-Ca, **Ovar**-Ca. Für (fibrinoides) **induriertes Zervix**-Ca einer der besten Arzneien. Jones gab das Mittel in der D3, dreimal täglich. [2, 3, 13]

***Leitsymptome*:** **Fibroide Uterustumore**, (man achte auf **Verhärtung** des **Zervix**!), mit **gelber schleimiger** Absonderung. **Appetitverlust**. **Melancholie**. **Stechend brennende** Schmerzen im Abdomen [13]. Ulzerationen mit **Verhärtungen**, **Kalzifizierung**. Ulzera im Mund mit **aufgeworfenen Rändern** bei **verhärteter Basis**. **Prolaps uteri**, **Leukorrhoe**, **Blutungen** der Zervix [26, 30]

BARYTA CARBONICA

Hirntumor (Astrozytom, Gliom, Angiom). **Lymphknoten**-Krebs [30]. Man sollte die Einordnung nach J. Scholten bei der Similefindung beachten. [34]

BARYTA JODATA

Harte Tumore von **Lymphknoten** (Drüsen). **Tonsillen**-Ca, **Oropharynx**-Ca, **Speicheldrüsen**-Ca, Morbus **Hodkin** [26, 30]. **Brustkrebs** von langer Dauer. **Ovarial**-Tumor bei skrophulösen Patienten [2]

***Leitsymptome*:** Affektionen der Lymphknoten, primär und sekundär. **Harte** Geschwulste, **infiziertes** Stadium, vor allem im **Halsbereich**. <u>Gute</u> Lebenswärme, im Gegensatz zu *Baryta carbo-*

nica, das für Personen mit Mangel an Lebenswärme indiziert ist. Sehr **schwach**. **Anämie** [30]. Man sollte die Einordnung nach J. Scholten bei der Similefindung beachten. [34]

BELLADONNA

Dies ist kein ausgesprochenes Tumormittel und daher nicht fähig, Krebs zu heilen. Aber das Mittel ist ein großes **Palliativum** bei **heftigsten Krebsschmerzen**, bei **Entzündungen** in der Umgebung des Tumors [30, 32]. Ramakrishnan gibt *Belladonna* auch in der C200, in Form der Plus-Methode, oder die C200 mehrmals am Tag bei Bedarf. Manchmal gibt er im Terminalstadium *Belladonna* und *Bryonia* im Wechsel, indiziert gemäß der Symptomatik [29]. Als Zwischenmittel z.B. bei **Harnblasen-**Ca; in diesem Fall wird häufig ein *Calcarea*-Salz ausheilen. [10]

Leitsymptome**:** **plötzliche**, **heftige** Schmerzen. Der Patient schreit vor Schmerz, mit Verzweiflung. **Pulsieren** [39]

BELLIS PERENNIS

Mamma-Ca. Es ist gut, *Bellis perennis* **vor einer Mamma-Operation** zu geben (nach Operation gebe man *Arnica* oder *Staphisagria* bei Verletzung entsprechend der Körperempfindung). Das Mittel wirkt gut **vor und nach Probeexzision** [11]. Schlegel gab das Mittel äußerlich als Tinktur. [32]

Leitsymptome**:** Brustkrebs **nach Verletzung** oder **Stoß** (hier ist die DD zu *Conium* wichtig!) [13]. Die Haut über dem Tumor ist **entzündlich gerötet**. Nach **Verletzung von Drüsen** ist *Bellis perennis* dem *Arnica* überlegen. Karzinom nach **Quetschung** oder **Biss** [32]

BENZOICUM ACIDUM

Zungen-Karzinom [32]

Leitsymptome: **fungoide** oder **ulzerierende** Geschwüre der Zunge. Die Zunge sieht möglicherweise leicht **livide** aus, sie hat **tiefe Fissuren**. **Ulzerierte Kiefer-Lymphknoten** [32]

BISMUTHUM

Magenkrebs [13, 18]

Leitsymptome: **Erbrechen** großer Mengen Nahrung, die **Tage im Magen lag**. Der Patient **kann zwar essen**, aber **kein Wasser** tolerieren – Wassergenuss führt zu sofortigem Erbrechen. **Brennender** Schmerz im Magen [26]

BISMUTHUM OXIDATUM

Magenkrebs [13]

Leitsymptome: **Erbrechen** von Nahrung, die **viele Tage alt** ist. **Brennen** und Schmerzen im Magen. Potenzwahl ist D2, drei Tabletten alle zwei Stunden [13]

BOVISTA

Uterus-Ca, **Mamma-**Ca, **Ovarial-**Ca [32]

Leitsymptome: Scharfer und **wundmachender**, **dicker grünlicher** Ausfluss nach der Menses. Neigung zu **Hämorrhagien**. **Schwäche** und Müdigkeit. **Brennende** Schmerzen in Ovar oder Mamma. **Zystenbildung**. Überall **entzündliche Neigung mit Brennen**, eventuell **Lymphangitis** [32]

BROM

Wichtiges Tumormittel, idiziert bei **harten** Tumoren, speziell **verhärteten Lymphknoten.** Jones gab das Mittel in der D6 [13]. Vor allem bei der Suche nach dem Simillimum als Anion von Salzen sollte man wichtige Krebsmittel entsprechend der Einordnung nach J. Scholten beachten! [27, 34]

***Leitsymptome*:** verhärtete Lymphknoten im Bereich des **Unterkiefers** [13]

BUFO

Bufo rana entspricht *Bufo cinereus*, das von Schlegel als **Palliativum** bei **Uterus-**Ca eingesetzt wurde [32]

***Leitsymptome*: Zystenbildung. Brennende** Schmerzen. **Blutiger stinkender** Ausfluss. Neigung zu **Entzündungen** mit **Brennen. Lymphangitis. Krampfanfälle** [32]

BUFO SAHYTIENSIS

Palliativum bei **Uterus-**Ca und **Mamma-**Ca. Fortier und Grimmer sprechen von südamerikanischer Kröte (Bufo s.), sie meinen nicht das Mittel *Bufo rana* [9, 10].

BRYONIA

Wichtige Tumormedizin, wenn ein Zusammenhang mit **arthritischen Erkrankungen** besteht. **Peritonitis** um das Ovar. Mamma-Ca [2, 13]

***Leitsymptome*:** indiziert bei **Mamma-**Ca. Die Brust fühlt sich **schwer** an und ist **hart**. Sie **schmerzt bei jeder Bewegung**. Jones gibt *Bryonia* im Wechsel mit *Phytolacca*. [13]

DIE CADMIUM-SALZE

Sie sind vor allem indiziert bei **Magen-**Ca, eventuell **Darmkrebs**. Das Mittel ist sehr bewährt bei Krebs mit **Lymphknotenbeteiligung** [10].

CADMIUM ARSENICOSUM; CADMIUM BROMATUM; CADMIUM JODATUM; CADMIUM PHOSPHORICUM. Man sollte die Einordnung nach J. Scholten bei der Similefindung beachten. [34]

CADMIUM SULFURICUM

Generell ist dies ein sehr wichtiges Krebsmittel besonders bei **Magen-**Ca, **Pankreas-**Ca, **Leber-**Ca, **Darm-**Ca [26, 30].

Es ist ebenfalls angezeigt bei Folgen von **Radium- und Röntgenbestrahlung** (hier ist die DD zu *Radium bromatum* erforderlich).

***Leitsymptome*:** der Patient hat sehr **wenig Lebenswärme**, ist **kachektisch**. Schwäche und Erschöpfung (*Carbo vegetabilis* hat bei gleicher Symptomatik Lufthunger). Anhaltende **Übelkeit**, unstillbares **Erbrechen**, schon beim **Anblick von Essen** (*Arsenicum album*, *Colchicum*, *Sepia*). Bei dieser Symptomatik sollte man an das Mittel auch **nach Chemo- oder Strahlentherapie** denken. Charakteristisch ist **Magenbluten** mit Erbrechen von Substanz, die **wie Kaffeesatz** aussieht oder von **gelber Farbe** ist. **Schneidender** Schmerz. Schmerz **wie gequetscht**. **Brennender** Magenschmerz. Der Patient berichtet von starker **Kälteempfindlichkeit** bei großer **Schwäche**, mit **Ruhebedürfnis** (DD: *Arsenicum album* ist unruhig). **Übelkeit zwingt** den Patienten, der an Magen-Ca leidet, **still zu liegen**. Verlangen nach **kaltem Wasser** (DD zu *Phosphorus*). **Salzige** Geschmacksstörung. **Gestörter Schlaf**. Verschlimmerung **nach Schlaf** (DD zu den Schlangenmitteln!) [26, 30, 32, 47]. Das **pflanzliche Analogon** bei Magen-

Ca mit Brennen (eventuell Magenulkus) ist *Geranium maculatum*, vorzugsweise zu geben in der Urtinktur [26]. Man sollte die Einordnung nach J. Scholten bei der Similefindung beachten. [34]

CALCAREA CARBONICA

Das Mittel ist bei vielen Krebsarten, wenn es zudem konstitutionell indiziert ist, vor allem als konstitutionelle Zwischengabe zu verordnen. [32]

***Leitsymptome*:** Neigung zu **Furunkelbildung**. Fußschweiß, Kopfschweiß. Erkältungsneigung. Neigt zu kalten Füßen. Bei Absonderungen von **Eiter** ist dieser **reichlich**, sieht **milchigweiß** aus. Jones gab die D3, alle drei Stunden. [13]

CALCAREA FLUORICA

Noduläre harte Mamma-Tumore – Jones gibt hier die D6 alle drei Stunden. **Uterus-**Ca. **Harte Lymphknoten-Metastasen**. Morbus **Hodgkin**. Clarke heilte mit der D3 **Enchondrom** [6, 9, 13]

***Leitsymptome*:** **Verhärtung** und **Schwäche** des Bindegewebes. **Drohende Eiterung**. Induration **nach Entzündung**, **harte Schwellungen** der Lymphknoten, bevorzugt in der **Halsregion**. **Harte** Teile in der **Mamma**, wenn die Narbe oder die Wundumgebung **nach Operation** sehr hart sind. [32]

CALCAREA JODATA

Mamma-Ca. **Fibroide** Tumore des **Uterus**. **Schilddrüsenkrebs** [13, 26]

***Leitsymptome*:** gespannte Wucherung bei **weicher** Geschwulst. **Scharfe schießende** Schmerzen, schmerzhaft bei **Armbewe-**

gung der betroffenen Seite. Schmerzlose Geschwüre. Jones gab die D1 alle drei Stunden [9, 13]

CALCAREA SILICATA

Harte, vergrößerte Lymphknoten

Leitsymptome: großer **Mangel an Lebenswärme**; vor allem **kalte Feuchtigkeit** verschlimmert. Große **Schwäche**. **Schwitzt** leicht. Schweiß ist leicht **durch Kälte unterdrückbar**, was Beschwerden verursacht.

CARBO ANIMALIS

Ein großes Tumormittel für viele Krebsarten. Vor allem sind charakteristisch die **harten geschwollenen Drüsen** und Lymphknoten (hier ist die DD zu *Conium* erforderlich). [10, 26, 32]

Leitsymptome: **(stein-)harte**, **geschwollene** Drüsen. **Brennende** Schmerzen, die regional auftreten. Die Haut über dem Tumor ist **blau** bis **purpurn** verfärbt. **Blaue Venennetze**, **venöse Stauung** bis hin zur **Plethora**. **Kältegefühl** in einzelnen Körperteilen.

Ulzeration, **Gangrän**, **stinkende** Absonderungen. **Kachexie**, große Schwäche – Essen bessert nicht [13, 26, 32].

Erschöpft, mit **geistiger Stumpfheit**. **Traurigkeit**. Verlangen nach **Einsamkeit**, ist dabei **schweigsam**.

Bei Magen-Ca besteht Brennen (*Arsenicum album*), aber der **Brennschmerz bessert sich durch Essen**. Der **(Nach-) Geschmack** bestimmter Speisen hält noch tagelang an. **Virchhoff'sche Drüse** [38, 39]

CARBO VEGETABILIS

Eine Arznei für viele Karzinomarten. Bei **Magen-**Ca gab es Jones in der D3 [13]

***Leitsymptome*:** Magenkrebs, mit **exzessiver Flatulenz**. Eventuell schmerzhaft, der Schmerz bessert sich deutlich durch **Aufstoßen**, verschlimmert sich durch **Hinlegen** (v.a. bei Magen-Ca) [13]. **Harte Lymphknotenschwellung**. **Brennende** Schmerzen. **Kältegefühl**. Sehr große **Schwäche** (mehr als *Carbo animalis*). **Passive Blutungen** [32]

CARBO MINERALIS

Steinkohle. Dies ist wahrscheinlich ein wichtiges Krebsmittel. [32]

CARBOLICUM ACIDUM

Dies ist bekannt als PHENOL. **Zungenkrebs**, **Magenkrebs**, **Hautkrebs** [32]

***Leitsymptome*:** Magenkrebs, dabei **übler Mundgeschmack**, scharfer **wundmachender Speichel**, **Appetitverlust**, große **Übelkeit**, Erbrechen, **Aufstoßen**, **BRENNENDER** Schmerz bei einer Empfindung von **Schwere im Magen**, **Flatulenz**.

Bei **Zungenkrebs stinkende** Absonderung, **ulzerierende Plaques**, Verlangen nach **Schnaps**. **Nierenreizung**. Entzündungen zusammen mit **Ausschlägen** auf der Haut [32]

CARCINOSINUM

Bei Ramakrishnan liefen die Fälle besser, nachdem er *Carcinosinum* und *Szirrhinum* routinemäßig einsetzte [29, 30]. Pareek benutzt *Carcinosinum* nur als seltene Einzeldosis, wenn andere wichtige Symptome auf dieses Mittel hinweisen, und ebenso bei FAMILIÄRER KREBSBELASTUNG, nie jedoch für das akute Krebsgeschehen. [26]

Leitsymptome: **Blaue Skleren**. **Café-au-Lait**-Flecken. Pigmentierte **Nävi** und **Male** (das sind angeborene, erhabene, fleischige, pigmentierte Hautgebilde – englisch: skin moles). Alle möglichen **Tics**. Aus der Lebensgeschichte erhellt, dass die Eltern zu hohe Anforderung stellten bzw. stellen. Kinder, welche dieses Mittel benötigen, sind **sehr empfindlich**, schauen mehr auf die Bedürfnisse der anderen als auf die eigenen. **Angst, Fehler zu machen**. Hohes **Verantwortungsbewusstsein**. Kreativ, **künstlerisch**. Liebt es zu **reisen**. Vorliebe für **exotisches Essen**. Liebt es, zu **tanzen** und sich im **Rhythmus** auszudrücken. Große **Liebe für Tiere** und für die Natur des Planeten insgesamt (viele Symptome sind hier denen von *Tuberculinum* ähnlich). Psychisch trifft das Bild oft auf Krebspatienten zu, bei denen nach meiner Erfahrung *Carcinosinum* oder *Szirrhinum* dennoch leider nicht halfen (aber auch nie schadeten).

CARDUUS MARIANUS

Wirkt unterstützend bei Karzinomen des **Verdauungstraktes** mit **Leberproblemen**, vor allem bei Befall des **linken Leberlappens**. Es wird berichtet von Heilungen von **Tumoren im Epigastrium** durch *Carduus marianus*. Es ist auch ein Mittel für **Mamma**-Ca. Schlegel, ebenso wie Pareek, geben die Arznei auch in Urtinktur, dreimal täglich. [32]

Leitsymptome: **Schwellung** und Beschwerden der **Leber**, der **Milz**. **Weißlich belegte** Zunge. **Bitterer** Geschmack. **Leeres Aufstoßen** bei Appetitmangel. **Mattigkeit** und Abgeschlagenheit. **Abmagerung**. **Oberbauchschmerzen** (Magenschmerzen, Gallenkolik). **Völlegefühl**. Der Bauch ist **berührungsempfindlich**. [32]

CAUSTICUM

Magenkrebs mit Hartspann über der Region [13]

***Leitsymptome*:** Magenkrebs mit **gespanntem Abdomen. Berührung** und **eng anliegende Kleidung** über der Magenregion sind unerträglich. **Lanzinierende** Schmerzen, sie verschlimmern sich durch schon die **geringste Nahrungsaufnahme**, schlimmer auch durch den **geringsten Druck**. Jones gab die D2 alle zwei Stunden [13]. **Muskuläre Kontraktion** und **Warzen** nach **Bestrahlung** [47]

CEANOTHUS

Pankreas-Ca. **Leber-**Ca. **Milz-**Ca. Auch **Leukämie** – bei **Schwellung der Milz** [30]. Clarke gab das Mittel in D3. [6]

***Leitsymptome*: Vergrößerte Milz**. Der Schmerz wird schlimmer beim **Liegen auf der linken Seite**. Verschlimmerung durch **Bewegung**. Der Schmerz ist **besonders in der Milzgegend** spürbar. [6, 26]

CELASTRUS SCANDENS

American (climbing) Bittersweet (Unterklasse der Rosidae, Ordnung der Celastrales, Familie der Celastracelae)

Dieses Mittel wurde von Jones aus der Volksmedizin der amerikanischen Indianer eingeführt und wird als wichtigstes Mittel in seinem *Scrophulose-Sirup* betrachtet. Dieser ist auch **äußerlich anwendbar bei Mamma-Tumoren**. [13]

CERIUM

Schlegel berichtet über erfolgreiche krebstherapeutische Anwendung von CERIUMJODID durch den Toxikologen Lewin, ohne genauere Angaben zu machen. [32]

CHELIDONIUM

Gallenblasen-Ca, **Leber-**Ca (auch **Metastasen**), vor allem der **rechte** Leberlappen ist betroffen (Affizierung des <u>linken</u> Leberlappens indiziert *Carduus marianus*) [30, 32]. *Chelidonium* ist auch indiziert bei **Magen-**Ca, **Lippen-**Ca und anderen Krebsarten. [32]

***Leitsymptome*:** Der Schmerz verschlimmert sich beim **Liegen** auf der **rechten Seite**, durch **Bewegung**. **Übelkeit**, und alle Symptome bessern sich **beim oder nach dem Essen**; Besserung auch nach **warmem Getränk**; **Saures** tut ebenfalls gut. **Gallestau**, **dunkler Urin**. Mattigkeit und **Müdigkeit** [32]

CHIMAPHILA UMBELLATA

Mamma-Ca. Jones verordnete 10 Tropfen der Urtinktur, dreimal täglich [13]

***Leitsymptome*:** **große** oder **atrophierte** Brüste, Tumor im Drüsenkörper. Der Tumor breitet sich aus, mit **SCHARF-STECHENDEN** SCHMERZEN im Tumor. Die **Brustwarze** ist **eingezogen**. [13]

CHINA

Schlegel verwendete die D3 bei **Leberkrebs**, bei **Gallenblasenkrebs**, **leicht blutenden** Karzinomen. *Chininum sulfuricum* ist im Vergleich zu *China* ein noch besseres Krebsmittel. [32]

***Leitsymptome*:** **Ödeme nach Blutverlusten** (z.B. nach Operation). **Anämie** mit Schwäche, **bleiches gedunsenes** Aussehen. Verdauungsstörung mit **Gelbsucht**. **Blutet leicht**. **Nächtliche** Verschlimmerung. Nervös, **überempfindlich** gegen alle Eindrücke, leicht erregbar. [32]

CHININUM ARSENICOSUM

Diese Arznei ist eine bewährte Indikation von Dr. Kruse. *Chininum arsenicosum* in der C6, dreimal täglich bei **LEUKOPENIE** und **Schwäche** unter **Chemotherapie** (Das Mittel unterstützt **schnelleren Take nach Knochenmarkstransplantation** und macht **weniger Leukopenie bei Chemotherapie**.) [19]

CHOLESTERINUM

Primäres Leber-Ca, **Gallenblasen-**Ca, **Gallengangs-**Ca, Leber-**Metastasen** [9, 13, 26, 32]. Pareek gibt oft D3 oder D6, zwei- bis dreimal täglich. [26]

***Leitsymptome*:** Die Leber ist stark **vergrößert**. Totaler **Appetitverlust**. Schwerer (Verschluss-)**Ikterus**. Starke (**brennende**, **seitliche**) Schmerzen in der Leber (rechtes Hypochondrium), schlimmer beim **Gehen**, besser durch **Druck** der Hand auf die Leber. **Petechien** im Bereich des Abdomen (*Cholesterinum*, *Phosphorus*) [13, 26]

CINNAMONUM

Uterus-Ca mit Schmerz, **Blutung**, **üblem** Geruch [9]

CISTUS CANADENSIS

Krebs von **Pharynx**, **Tonsillen**, **Larynx**, **Mamma** – vor allem, wenn die **Lymphknoten im Nacken sekundär** betroffen sind (auch **ulzerierende Nackendrüsen** sind eine Indikation für *Cistus canadensis*) [9, 26]. Die empfohlene Potenz ist D1 bis D3 [9], die D6 oder C6 oder C30 [26]. Karzinome mit chronischen Geschwüren [32]

Leitsymptome: **tiefe unterminierende Geschwüre**. **Jauchig** stinkende, **klebrige** Absonderungen. **Verhärtung** und **Entzündung** der Mamma. **Schwellungen** der Lymphknoten [32]. Patienten mit einem großem **Mangel an Lebenswärme**. **Kältegefühl** in verschiedenen Körperteilen (Zunge, Atem, die Nase fühlen sich kalt an). Chronische **Halsentzündungen** [9, 26]

CLEMATIS

Szirrhöses Mamma-Ca [32]

Leitsymptome: **hartes szirrhöses** Mamm-Ca. Eventuell mit **Geschwürsbildung**. **Verhärtung** der Drüsen. **Juckender brennender Bläschenausschlag**, schlimmer **nachts** [32]

COLOCYNTHIS

Pyloruskrebs [7]. *Colocynthis* wird meist nur als Zwischenmittel empfohlen [26]

Leitsymptome: **lanzinierende**, **schießende**, **krampfende** Schmerzen; besser durch **Beugen des Oberkörpers nach vorne** [13]

CONDURANGO

Krebs **epithelialer** Strukuren (v.a. an den **Übergängen von Haut zu Schleimhaut**, also: **Augenlid**, **Mund**, **Gaumen**, **Ösophagus**, **Magen**, **Rektum**). Auch **Mamma-**Ca und **Melanom** [13, 26, 32]. Jones gab das Mittel in der Urtinktur [13]. Pareek gibt *Condurango* in D6 oder C6 oder C30 [26]. Spinedi setzt die Q-Potenz bei **Magenkrebs** ein. [39]

Leitsymptome: im Bereich von **Mundwinkel**, **Lippe** entstehen (schmerzhafte) **Risse**, **Fissuren**, **Ulzera** (hier ist die DD zu *Graphites*, *Hydrastis*, *Nitricum acidum* wichtig, denn sie haben mehr Bluten, während *Condurango* mehr zur Geschwürsbildung neigt) [26]. Der **Mageneingang** weist auch **Strikturen von früheren Ulzera** auf [30]. **Wunde Mundwinkel** zusammen mit **krampfartigen** Magenschmerzen. Neigung zu **Geschwüren** der Haut. **Mamma-Ca *mit* Mundwinkelrhagaden** [13, 32]

CONIUM MACULATUM

Eines der wichtigsten Krebsmittel v.a. bei Befall der **Drüsen**. Der Tumor bildet sich **nach Stoßverletzung**. **Harte Tumore**; **Lymphknoten-**Ca, **Mamma-**Ca, **Ösophagus-**Ca, **Magen-**Ca, **Leber-**Ca, **Prostata-**Ca, **Hoden-**Ca, **Uterus-**Ca, **Zervix-**Ca, **Ovarial-**Ca [29, 37, 39]; **Knochenkrebs** [32] und auch **Hirntumore** [26]

Leitsymptome: Krebs entsteht **nach Druck**, **Prellung** oder **Verletzung** (*Bellis perennis*). **STEINHARTE** Drüsen, oft **unverschieblich**, **verwachsen**. Die Drüsen (oder die darüberliegende Haut) sind **bläulich**, **schmerzhaft auf Druck**. **Schwindel** beim Drehen des Kopfes (*Thuja*). Mamma-Ca mit **verhärteten Achseldrüsen**; Schmerz und Schwellung verschlimmern sich **vor der Menses**. Die Schmerzen sind **brennend** und **stechend** (*Apis*). Der Patient ist **müde**, **benommen**. **Pelzige** Empfindung. **Läh-**

mungen (aufsteigend). Großer **Mangel an Lebenswärme** [13, 32, 38]

CORYDALIS FORMOSA

(Turkey Corn oder Turkey Pea, schöner Lerchensporn; unsichere Identifikation, da im Boericke mit *Dicentra canadensis* gleichgesetzt)

Fortgeschrittener Krebs. Von Jones wurde diese Arznei in Urtinktur eingesetzt. [13]

Leitsymptome: fortgeschrittener Krebs, mit **geschwollenen Lymphknoten** und **trockenem, schuppigem Gesichtsausschlag** [1, 13]

CROTALUS HORRIDUS

Zungenkrebs [32]

Leitsymptome: **Entzündung** mit starker **Schwellung** der **Zunge**. Starke **Blutungsneigung**. Die Zunge ist **rot** oder **gelb** und **steif** [32]

ECHINACEA ANGUSTIFOLIA

Von Jones wurde diese Arznei bei **Krebsschmerzen im letzten Stadium** des Krebs als Urtinktur eingesetzt [13]. Wird von Pareek bei **Leukopenie** empfohlen. [13]

EUPHORBIUM OFFICINARUM

Als **Palliativum** bei **brennenden** Schmerzen aufgrund von (**Knochen)-Metastasen** [29, 26]. Bei Schmerzen wird wiederholt die C30 gegeben [26]. Bis hoch zur XM, alle zehn Minuten zehnmal [29]

Leitsymptome: **Brennen** überall, **Kälte bessert** bemerkenswert. So **starke Knochenschmerzen**, so dass die Patienten weinen. Besserung der Schmerzen durch **Bewegung** – wie *Rhus toxicodendron*, aber im Gegensatz zu *Rhus toxicodendron* **bessern kalte Umschläge**. Affinität zu **Haut** und **Knochen**. **Ulzera**. **Gangrän**. **Erysipel**. Äußerlich und innerlich besteht eine Empfindung, **als ob ein Leberlappen oder ein Lungenlappen mit dem umliegenden Gewebe verklebt sei**. **Sarkom**. **Gangrän** [30]

EUCALYPTUS GLOBULUS

Wurde von Jones bei **Magen-**Ca eingesetzt. **Erbrechen** von **Blut** und **saurer** Flüssigkeit [13]

Botanik: Myrtaceae

FERRUM PICRINICUM

Wurde von Cooper in der D3 als Zwischenmittel bei **alten Krebsfällen** empfohlen. Spezifisch ist diese Arznei angezeigt bei **Warzen** der **Finger** [7]. Jones gab diese Arznei in der D3 dreimal täglich bei **Karzinomen *und* Eisenmangel**. [13]

Leitsymptome: wiederkehrende **Ikterus-**Attacken mit **Angstträumen**. **Belegte Zunge**. **Vergrößerte Prostata**. **Retrovertierter Uterus** mit Blutstau im kleinen Becken [7]

FLUORICUM ACIDUM

Besonders bei **Rezidiv nach Karzinomoperation** (**Mamma-**Ca) empfiehlt Nebel dieses Mittel [32]. Als Simillimum und als Salze-Anion sollte man den Vergleich mit der Einordnung nach J. Scholten vornehmen. [34]

Leitsymptome: **Rötung** und **Jucken keloidartiger Operationsnarben**. Schmerzhaft auf **Druck**, gemäß Nebel [32]. Zur Simillimum-Diagnose sollte man den Vergleich mit der Einordnung nach J. Scholten beachten. [34]

FORMICIUM ACIDUM

Schlegel verwendete diese Arznei selten in der D12 als s.c.-Injektion tumornah, wenn der Tumor auf bisherige Behandlung nicht angesprochen hatte, und er berichtete über einzelne Reaktionen mit Entzündung, sogar Eiterung des Tumors und nachfolgender Remission.

Leitsymptom: sehr **empfindlich gegen Kälte** [32]

FULIGO LIGNI

Ulzerierendes Karzinom des **Skrotum**. **Hautkrebs**. Von Pareek eingesetzt in der D6 oder C6 [26]. Chronische **Mundschleimhautentzündung** [1, 26]

GALIUM APARINE

Zungenkrebs. Jones gab das Mittel in der Urtinktur alle drei Stunden. [13]

Leitsymptome: Zungenkrebs mit **knotiger Härte**. **Berührungsempfindlich**. **Nächtliche** Schmerzen [13]. **Knoten mit Venen im Tumor** [2]

Botanik: Kletten-Labkraut; Familie Rubiaceae

GAULTHERIA HISPIDULA

Kanzeröse Kachexie bei **szirrhösen** Tumoren. Dies ist eine Arznei der eklektischen Schule, Empfehlung in Urtinktur, viermal täglich einen Teelöffel [13]

Botanik: Familie Ericaceae, amerikan. Name creeping snowberry

GERANIUM MACULATUM

Magen-Ca [13, 26]

***Leitsymptome*:** **brennender** Magenschmerz. **Bluterbrechen**. Als **pflanzliches Analogon** zu *Cadmium sulfuricum*, bessert das Erbrechen [1, 26]

Botanik: aus den USA – Wild Geranium, Spotted Geranium; Familie der Storchenschnabelgewächse, Geraniaceae

GRAPHITES

Karzinome bilden sich **an oder auf NARBEN**. **Mamma-**Ca, **Uterus-**Ca, **Leber-**Ca, **Parotis-**Ca, **Magen-**Ca (v.a. **PYLORUS-**Ca) [6, 32]. **Mamma-**Tumoren **herpetischer Genese**. **Narben-**Ca nach Mamma-Op [2, 10, 32]

***Leitsymptome*:** **FISSUREN** der Haut und Schleimhäute. **Hautausschläge**, **Bläschen**, **Krusten**. **Zähe** bis **krustige** Absonderungen (*Hydrastis*). **Verhärtete Narben**. **Brennschmerz** in Narben und Lymphknoten. **Alte Narben brechen auf**. **Induration** und **Knoten** der Mamma, vor allem **nach alten Abszessen**. **Blumenkohlartige** Tumoren des Uterus. Schmerzen infolge **Magen-**Ca, gebessert durch **Essen**, besser durch den Genuss **warmer Milch**, besser durch **Niederlegen**. **Stuhlverstopfung**, die Stühle sind hart, knotig schleimbedeckt. [32, 39]

HEKLA LAVA

(enthält Silizium, Aluminium, Kalzium, Magnesium, Eisenoxid, evtl. Fluoride)

Knochen-Krebs (v.a. Krebs der **Kieferknochen**). **Osteosarkom**. **Myelom**. **Ewing-Sarkom**. Chronische und akute **Leukämie** [29, 30, 32]. Jones gab die D6 dreimal täglich [13]. Clarke heilte **Exostose** mit der C2. [6]

Leitsymptome: **Schwellungen** (Knochen, Lymphknoten, Abszesse). Diese Schwellungen sind **schmerzhaft**, **berührungsempfindlich**. Verschlimmerung der Beschwerden durch **Druck**. Die **Lymphknoten** sind ebenso stark betroffen wie die Knochen, besonders im **Halsbereich**. Neigung zu chronisch tiefsitzenden **Eiterungen** und **Fisteln**. Chronische **Gingivitis**, **Ostitis**. Die Arznei eignet sich für **Exostosen** jeder Körperregion, besonders aber, wenn sie im **Unterkieferknochen** (Epulis) und im **Gesicht** auftreten. [24, 32]

HEPAR SULFURIS

Schlegel benutzte *Hepar sulfuris* häufig auch in der D3 zur „Reinigung", nach *Mercurius*, als Zwischenmittel bei ähnlicher Symptomatik wie *Sulfur* (jedoch ist der *Hepar sulfuris*-Patient fröstlig, im Gegensatz zum *Sulfur*-Patienten). Schlegel heilte damit mehrere **Hautkrebse im Gesicht**, einmal einen **Kehlkopfkrebs**. [32]

Leitsymptome: **leicht entzündliche Haut** (**Furunkel**). Der Patient ist sehr **empfindlich gegen Kälte und Zugluft**. Der Schmerz ist **unerträglich schlimm**, verursacht **rasende Wut**. **Empfindung wie von Splittern** (*Nitricum acidum, Argentum nitricum*). **Drohende Eiterung** (Eiterdurchbruch bringt die Heilung!) [32]

HIPPOZAENIUM

(Mallein, Glanderin, Farcin; Nosode der Rotzkrankheit des Bakteriums Burkholderia bzw. Pseudomonas mallei)

Schwindsucht, **Abmagerung**, **Erschöpfung** bei Krebs und Skrofulose [1]. Ein Fall von einem ulzerierten, nicht heilen wollendem **Mamma-**Ca [44]

Leitsymptome: **Abszesse** und **Karbunkel** mit **geschwollenen entzündeten Lymphknoten**. **Bösartige, schlecht heilende Geschwüre**, mit **verhärteten Rändern**, **stinkenden** Absonderungen. **Elephantiasis**. Vor allem die **Luftwege** – Nase bis hinab zur Lunge – sind betroffen. **Chronischer Schnupfen**. Mukosa, Lymphknoten, Knochen und Gelenke sind in Mitleidenschaft gezogen [1, 29, 44, 45]. Wir sehen eine **Kombination** von **Erschöpfung, Fieber, Pharyngitis und Lymphadenopathie** (hier ist nach DD unter der *Epstein-Barr*-Nososde, *Baptisia*, *Ailanthus* zu wählen.) [44]

HISPIDULA GAULTHERIA

siehe GAULTHERIA HISPIDULA

HOANG NAN

Bevorzugt gibt man die Urtinktur. **Drüsenkrebs**. Bei **Fötor ex ore** mit **blutenden Ulzera**. **Lepra** [1, 26]

Botanik: Strychnos gaulteriana oder malaccensis, Familie der Loganiaceæ; enthält Stychnin und Brucin.

HYDRASTIS CANADENSIS

Krebs von **Magen**, **Pankreas**, **Ösophagus**, **Mamma**, **mesenterialen Lymphknoten** [30]. Spinedi zufolge ist *Hydrastis* **für alle**

Krebsarten angezeigt (auch bei **Leber-Metastasen**), wenn die Symptome passen [6, 39]. Jones gab die C3 [13]. Krebs im Bereich von **Gesicht** und **Nase** [32]

Leitsymptome: **Abmagerung**, **erdig-gelblicher** Teint. Betroffen sind **vor allem die Schleimhäute**: es kommt zu **Katarrhen** mit **dicken gelben, zähen bis krustig werdenden Absonderungen** von Schleim oder Eiter. **FISSUREN** und **BRENNENDE** Schmerzen, **rissige Zungenränder** und **rissige Schleimhäute** (*Condurango*, *Graphites*), **verbreiterte schlaffe** Zunge mit **Zahneindrücken**. Sich in die Tiefe fressende **brennende Ulzera**. **Leeres Aufstoßen**, **aufgetriebener Bauch**. **Atonische Dyspepsie** mit **Verstopfung**. **Flatulenz** und **Unwohlsein** in den Gedärmen und **sinkendem Schwächegefühl**, schlimmer infolge **Essen**; dabei **Müdigkeit**. **Lanzinierende** große Schmerzen im Tumor. Oft besteht eine **Lymphknotenbeteiligung** [13, 30, 32, 39].

HYDROCOTYLE ASIATICA

Hautkrebs und **tuberkulöser Haut-Lupus** <u>ohne</u> Ulzeration. Schlegel und Jones gaben das Mittel in der D1 [13, 32]. Krebs des **Zervix uteri <u>mit</u> Ulzeration** [1]

Leitsymptome: **braune** Verfärbung der Haut. **Schwäche** und **Abmagerung**. **Drüsenschwellungen** [32]. **Interstitielle Entzündung**. **Bindegewebsinduration**. Reichliches **Schwitzen** [1]. Die Hauptwirkung der Arznei ist im Bereich der Haut (**Lupus**, **Lepra**, **Tinea**, **Schuppen**, **Erythem**, **Papeln**, **Bläschen**, **Ulzera**, **Gangrän** bis **Sklerodermie**, **Ichtyosis**) und der **weiblichen** Geschlechtsorgane [45]. Der Patient fühlt sich **alleingelassen**, außenstehend. Er **wünscht sich Gesellschaft**, Unterhaltung. Die Stimmung reicht von fröhlich bis gleichgültig und sogar menschenfeindlich [33, 45].

Botanik: Familie der Apiaceae oder Umbelliferae

JODUM

Pankreas-Ca, **Drüsen**-Karzinome, **Magen**-Ca. Jones gab die D6 alle zwei Stunden [13].

***Leitsymptome*:** schnelle **Gewichtsabnahme** trotz guten Appetits; Hungergefühl bessert sich **<u>nicht</u>** durch Essen. **Harte Drüsenschwellungen** bei **Mamma-**Ca, **Uterus-**Ca, **Schilddrüsen-**Ca, **Lymphknoten-**Ca (*Jodum* muss sich durch DD v.a. gegenüber *Bromium* und *Conium* bestätigen lassen). Schlimmer in einem **warmen Raum** [9, 13]. Zur Diagnose des Simillimums sollte man die Einordnung nach J. Scholten beachten [34].

KALIUM-SALZE

Diese sind wichtige Krebsmittel [9]. Zur Diagnose des Simillimums und zur Differenzierung der Salze sollte man die Einordnung nach J. Scholten beachten [34].

Leitsymptome: alle Patienten, die Kaliumverbindungen benötigen, haben einen **Mangel an Lebenswärme** – außer *Kalium jodatum* und *Kalium sulfuricum*; *Kalium arsenicosum* ist unter den Kalium-Salzen am frostigsten, dann folgt *Kalium carbonicum.* Es besteht eine Affinität zum **Nervensystem**. Die Patienten sind sehr **reizbar**, vor allem *Kalium carbonicum* und *Kalium phosphoricum* oder *Kalium jodatum.* Deutliche Verschlimmerung **morgens** zwischen **2.00h und 5.00h**. Zur Diagnose des Simillimums und zur Differenzierung aller Kalium-Salze sollte man die Einordnung nach J. Scholten beachten [34]

KALIUM ARSENICOSUM

Hautkrebs [26]. **Blumenkohlartiges Zervix-**Ca [13]

Leitsymptome: noch größerer **Mangel an Lebenswärme** als *Arsenicum album.* **Sehr erschöpft** [4, 18]. **Zervix-**Ca ist begleitet von **faulig riechender Leukorrhoe. Druckempfindung** unterhalb des Schambeins [13]. Schlimmer **nachts**, vor allem zwischen **1.00 und 3.00 Uhr. Brennende, stechende, ziehende** Schmerzen. **Angst** und Furcht, Gedanken **an den Tod** und **Selbstmordgedanken** [13, 26, 30]

KALIUM BICHROMICUM

Ulzerierende Karzinome im Bereich von **Tonsillen, Gaumen, Rachen, Magen** [32]. Bei Magenbeschwerden handelt es sich Grimmer zufolge eher um gutartige Ulzera [10]. Jones gab die D3 dreimal täglich [13].

Leitsymptome: Die **Schleimhaut** ist **katharrhalisch entzündet**, mit **dicker gelber** Absonderung. Diese ist **fadenziehend. Tiefe Geschwüre** mit **harten Rändern**, schmerzhaft bei **Berührung**. Verschlimmerung durch **kaltes Wetter. Magenschmerz, Übelkeit** beim **Umhergehen. Brennen**, heftige **wandernde** Schmerzen an **kleinen umschriebenen Stellen** [13, 32]

KALIUM CARBONICUM

Fibro-Myome [32]

Leitsymptome: **wandernde, stechende** Schmerzen. Verschlimmerung **zwischen 2.00 und 3.00 Uhr, bis 5.00 Uhr. Ödeme** können am ganzen Körper auftreten. **Harte Drüsen. Kälteempfindlichkeit**. Das Bild des Kranken sollte dem typischen Arzneimittelbild entsprechen [32].

KALIUM CYANATUM

Zungen-Ca, hier gebe man die C30 [26]; Jones gab das Mittel in der D3 [13], doch diese tiefe Potenz ist noch zu toxisch. **Kolon-**Ca [32]

***Leitsymptome*:** Das Karzinom ist **sehr schmerzhaft** und **blutet** [26]. Heftige **neuralgische** Schmerzen [13, 32]

KALIUM JODATUM

Tumore von **Mamma**, **Uterus**, **Zunge**, **Lymphknoten**. Zu Schlegels Zeiten fand das Mittel Anwendung v.a. bei **Karzinombildung nach Lues** [32].

***Leitsymptome*:** wegen der Jod-Komponente bestehen **Ruhelosigkeit**, **Hitze**, **Verlangen** nach **frischer Luft**. Verschlimmerung **nachts**, Verschlimmerung durch **Ruhe**. Verschlimmerung durch **Hitze**. Deutlich schlimmer infolge **Wetterwechsel**. **Tiefe Ulzera im Hals** (Lues!) [32]

KALIUM MURIATICUM

Mamma-Ca; hier gab Jones die D3 [13]. **Epitheliome** im Bereich von **Mund** und **Zunge** [32]

***Leitsymptome*:** **Landkartenzunge** (*Hydrastis*) [9]. **Weißer** Belag im Bereich der **Zungenwurzel**. **Brustschmerz vor Menses**. Der Brusttumor ist **berührungsempfindlich**. Die Knoten sind sehr **weich** und gespannt [13].

KALIUM PHOSPHORICUM

Pareek gibt die D4 bis D6, auch die C30 bis hoch zur C200. Indikationen sind: **Schwäche der Nerven**; zur Beruhigung, für besseren Schlaf und neue Zuversicht bei fortgeschrittenen Krebspatienten [26]

Leitsymptome: **nervös, deprimiert, besorgt, Todesangst**. Außerdem kommt es zu **faulig riechenden Absonderungen** (*Carbo animalis*, *Kreosotum*) [26].

KALIUM SULFURICUM

Hautkrebs. Epitheliome im Bereich von **Gesicht** und besonders der **Lippen**. Jones gab die D3 alle drei Stunden [13, 32].

Leitsymptome: **Hautkrebs** im **Gesicht**, mit **dünner, wässriger, gelblich seröser** Sekretion [13]. **Schwellung** der **submandibulären Lymphknoten**. Die Schmerzen (Geschwürsschmerzen) sind **wandernd, brennend, stechend**. Die Beschwerden werden **schlimmer in Ruhe**, sie **bessern** sich durch **Bewegung** [32].

KREOSOTUM

Krebs von **Uterus, Zervix, Vagina, Leber** und **Magen** (mit **Ulzerationen** und **Blutung**) [26]; Krebs der **Lippen**, der **Zunge**, des **Larynx**, der **Hoden** (bei Krebserkrankung der Kaminkehrer denke man an den Zusammenhang mit Ruß-Kontamination!) [32]. Jones gab die D6 [13].

Leitsymptome: starkes **BRENNEN** des betroffenen Bereichs. Möglicherweise **Exkoriation** mit **stinkenden** Absonderungen, welche das umliegende Gewebe stark reizen. **Jucken** und **Brennen** mit **Schwellung der Vulva** bei Unterleibs-Ca. **Blutung beim Berühren des Ulkus. Entzündung, Ulzera** mit **Krusten** an den **Geschwürsrändern**, die **nach Ablösung bluten. Pulsierende** Missempfindungen. Empfindlich gegen den **Druck zu enger Kleidung** [32]. Bei **Magen**-Ca besteht ein **brennender Magenschmerz nach Essen**, gebessert durch **warmes Essen**. **Völlegefühl** mit **Übelkeit** bis hin zum Erbrechen von **saurer**

dunkler Flüssigkeit. **Mamma**-Ca mit **rotblauer Mammaverfärbung** und **Brennschmerz** [13]

LAC CANINUM

Mamma-Ca [10]

Leitsymptome: ein **Mamma**-Ca-**Rezidiv** tritt bald auf der **anderen Seite** auf (DD zu *Lachesis*, wo das Rezidiv von links nach rechts geht) [10]

LACHESIS

Krebs des **Uterus**, des **Zervix**, der **Ovarien**, des **Pharynx**, der **Mammae** [30]; **Ovarial**-Ca [13]

Leitsymptome: Neigung zu **Gangrän**. **Blauverfärbung** über dem Tumor oder **Entzündung**. **Blutung** aus dem Tumor (auch jede andere Ausscheidung) **erleichtert**. **Blaurote**, **blutende** Geschwüre **verschlimmern** sich durch **Berührung**. **Verschlimmerung morgens nach dem Schlaf**. Schlimmer durch **Wärme**. Schlechter durch **Einengung** [32]. Bei **Ovarial**-Ca geht der **Schmerz vom linken Ovar hin zum rechten**. Der Schmerz nimmt zu, bis eine **einsetzende Blutung Erleichterung** bringt [13]. Es bestehen vielleicht weitere typische *Lachesis*-Symptome, die aber oft allgemein auf Schlangenmittel hinweisen, so dass auch andere Schlangen (besonders Crotalidae, Viperidae) in Frage kommen.

LAPIS ALBUS

(weißer Gneis, aus Kalzium-Fluoro-Silikat).

Drüsen-Tumore, besonders der **Halsdrüsen**. **Morbus Hodgkin**. Außerdem Krebs der **weiblichen Genitalien** (Ovarien, Uterus), der **Mammae**, der **Schilddrüse**. Wenn die Lymphknoten hart sind, denken wir v.a. an *Spongia* und *Calcarea fluorica*; *Lapis albus* ist eher indiziert, wenn die **Lymphknoten elastisch weich** sind. *Lapis albus* enthält Kalzium-Silizium-Fluorid, was einen **Einfluss auf Narbengewebe** hat [3, 6, 24, 26]. Jones gab die D6, dreimal täglich [13].

***Leitsymptome*:** Die Tumore sind von **weicher, elastischer** Konsistenz – **wie Gummi**. Die Lymphdrüsen sind **teigig weich** und **beweglich**, oder sie sind **derb wie Szirrhus**. **Uterus-**Ca mit **schwarzem übelriechendem Ausfluss**. **Brennende**, **schießende**, **stechende** Schmerzen erkrankter Teile [6, 7, 13, 26]. Bei harten Drüsen erwäge man eher *Calcarea fluorica*, *Cistus canadensis*, *Carbo animalis* oder *Spongia.*

LILIUM TIGRINUM

Krebs von **Uterus**, **Zervix**, **Ovar** [30]

***Leitsymptome*:** Empfindung von **Herabdrängen der Unterleibsorgane** wie bei *Sepia*, aber sexuell aktiver, mit religiös geprägten **Schuldgefühlen** [30]

LYCOPODIUM

Lycopodium ist angezeigt bei Tumoren des **Magen-Darm-Trakts**. Spinedi sah es nie bei Mamma-Ca [40]. Fortiere behauptet, es heile keinen manifesten Krebs [9]. Ramakrishnan verordnete *Lycopodium* bei Krebs der **Lungen**, der **Leber**, des **Kolon**, der **Prostata** [30].

***Leitsymptome*:** typische *Lycopodium*-Symptome, entsprechend Leitsymptomen und Essenz zu verordnen. Die Wahl des Mittels sollte man eher kritisch hinterfragen, da *Lycopodium* zu häufig bei normaler Repertorisation erscheint – dies ist ja typisch für die Polychreste wie *Sepia*, *Silicea*, *Sulfur* usw. Deshalb ist eine besonders strenge Kontrolle des Tumors hinsichtlich der Wirksamkeit des Mittels erforderlich.

MAGNESIUM PHOSPHORICUM

Koliken. **Neuralgien**. **Knochenschmerzen**. Besserung bei **Hitze**. Zur Simillimum-Diagnose und Differenzierung gegenüber anderen Magnesium-Salzen sollte man die Einordnung nach J. Scholten berücksichtigen [34].

MATTHIOLA ANNUA

Diese Arznei wird nur von Cooper beschrieben, er gab es in Urtinktur einer Patientin mit **Magenkrebs** und **eitriger Sinusitis**. Indikation: **Eindickung** und **Verhärtung** der **Körpersäfte** (z.B. **Gallensteine**). **Übelriechende** Absonderungen (Diarrhoe, Abszesse) [7]

Botanik: Mathiola incana annua, Levkoje; Familie der Brassicaceae

DIE MERCURIUS-GRUPPE

Krebs von **Zunge**, **Magen**, **Ovarien** [32]. Die *Mercurius*-Verbindungen werden leicht übersehen bei Krebs des **Magen-Darm-Trakts** [10]. Als Simillimum und zur Differenzierung der Salze sollte man den Vergleich mit Hilfe der Einordnung nach J. Scholten vornehmen [34].

***Leitsymptome*: entzündete geschwollene Drüsen**. Geschwüre mit **Stechen** und **Brennen**. Die Geschwüre besitzen eine **speckige Basis**, ein **graues Aussehen**, **ohne Granulationstendenz**. **Belegte geschwollene Zunge** mit **Zahneindrücken** (DD zu *Hydrastis*!). **Zahneiterungen**. **Blutige schleimige Di-**

arrhoe. Der Patient zeigt das typische *Mercurius*-Arzneimittelbild mit **übelriechendem Schweiß**, **Mundgeruch**, der **nächtlichen Verschlimmerung** [32].

MERCURIUS JODATUS

Krebsbefall der **Lymphknoten**, der **Tonsillen**, der **Lymphknoten im Nacken** [26]

MEZEREUM

Magen-Ca [32]

Leitsymptome: Magen-Ca mit **brennenden ätzenden** Schmerzen. Sie steigen auf bis **hoch in die Kehle**. Tödliche **Übelkeit** mit Würgen, **Erbrechen blutiger** Massen. Empfindung wie von einem **Knoten im Epigastrium**. Starke **Abmagerung** [32]

MILLEFOLIUM

Hellrotes Bluten bei Karzinomen [26]

MUREX PURPUREA

Uterus-Ca. Jones gibt die D6 [13, 32]

Leitsymptome: Uterus-Ca mit **starker Depression** und Schmerz im Uterus **wie verwundet** (auch **schneidend**, **lanzinierend**, **klopfend**) [13]. Scharfe **wundmachende** Absonderung. **Schwellung der Schamteile** (*Kreosotum*). **Ovarialprobleme bei Mamma-Ca** [13, 32]. (DD zu *Sepia* – wegen der großen Ähnlichkeiten der **Empfindung im Uterus, als dränge er abwärts und wolle herausfallen**. Auch wegen der gemeinsamen

Symptomatik von schweren Depressionen bei Uteruskrebs und im Klimakterium [39].

MURIATICUM ACIDUM

Zungenkrebs. Jones gab die D3 in Wasser, alle zwei Stunden [13].

Leitsymptome: **Zungenkrebs** mit **tiefen Ulzera**, **dunklem Zungengrund** und **fauligem** Atem [13]

NITRIC ACIDUM

Krebs v.a. an **epithelialen Übergängen von Haut zu Schleimhaut** (**Lippe**, **Larynx**, **Zunge**, **Uterus**, **Rektum**) [32, 39]. Jones gab die D3 in Wasser [13].

Leitsymptome: **SPLITTERSCHMERZ** (*Argentum nitricum*) **zusammen mit FISSUREN oder Ulzera** (**Mundwinkel**, **Augenwinkel**, **Zunge**, **Rektum**). **Schmerzhafte Geschwüre**. **Stinkende scharfe wundmachende** Sekrete. **Fisteln**. **Schwellung** der **Lymphknoten**. **Kachexie**. **Kälteempfindlich**. **Verschlimmerung** durch **Kälte** ***ebenso*** wie **Verschlimmerung** durch **Wärme** (im Gegensatz dazu hat *Arsenicum album* eine Verschlimmerung durch Kälte, jedoch eine Besserung durch Wärme). Vorliebe für **fette und salzige Speisen**. Große **Reizbarkeit** (Fluchen). Bei **Uterus**-Ca bestehen heftige **krampfartige** Schmerzen [32]. **Schmerzen**, **Schwellung** und **szirrhöse Verhärtung** der **Submaxillardrüsen** [13]

NYMPHAEA ODORATA

Jones berichtet die Heilung weniger Fälle von **Uterus**-Ca. Er gab das Mittel in Mischung mit *Phytolacca* und *Helonias*, beide in Urtinktur [13].

Botanik: Familie der Seerosengewächse, Nympheaceae

OKOUBAKA

Die Arznei ist gastrointestinal wirksam gegen Vergiftungen. Deshalb sollte man *Okoubaka* erwägen z.B. bei Chemotherapie, in der D3 oder der D6 [17, 47].

OPIUM

Schmerzarznei für **palliative** Fälle [26]

Leitsymptome: **Resignation**, **Angst**. Neigt zu **Stupor**, **Schläfrigkeit**, **geistiger Abwesenheit** [1, 26].

ORNITHOGALUM UMBELLATUM

Krebs von **Magen**, **Kolon**. Insbesondere ist es angezeigt bei **Pylorus-**Ca mit **Pylorus-Konstriktion** [7, 29, 32]. Bei Magen-Ca zur **palliativen Schmerzstillung**. Man gibt die Urtinktur, sechs Tropfen in Wasser, viermal täglich nach dem Essen [26].

Leitsymptome: dauernder **Magenschmerz**, verschlechtert sich **nach dem Essen**, v.a. wenn die **Nahrung den Pylorus passiert**. Spastische **Kontraktion des Pylorus**, das Duodenum ist durch Blähungen aufgetrieben. **Auftreibung von Magen und Bauch**, der Patient muss die zu enge Kleidung lockern (*Lycopodium*). Der Schmerz ist **nachts schlimmer**, und er **strahlt zu Herz und Schulter aus. Erbrechen** von **kaffeesatzartiger Substanz** (*Cadmium sulfuricum*). Schweres **saures Erbrechen** (*Arsenicum album*, *Phosphorus*, *Bismuthum*). **Übelriechendes Aufstoßen**. Die Zunge ist **belegt**. **Erschöpfung** mit schweren **Depressionen** [7, 32]

PHOSPHORUS

Dies ist ein sehr wichtiges Tumormittel, indiziert bei vielen Tumoren (in der Klinik von Dr. Spinedi ist *Phosphorus* sehr häufig indiziert. Es ist nur die Frage, wie oft *Phosphorus* tatsächlich heilend wirkte). Zusätzlich ist *Phosphorus* ein **Antidot gegen die Schäden infolge Bestrahlung** [37, 38, 39]. Bei Ramakrishnan ist es das Hauptmittel, um **Blutungen bei Krebs** zum Stillstand zu bringen (DD *Sanguinaria*) [30]. *Phosphorus* kann aber bei falscher Indikation ein paar Symptome bessern und vielleicht sogar das Tumorwachstum beschleunigen. Deshalb sollte man besonders beim Einsatz von *Phosphorus* engmaschig die Tumorparameter kontrollieren!

***Leitsymptome*:** Das typische konstitutionelle *Phosphorus*-Arzneibild herrscht vor. **Wunden bluten leicht**. **Geschwüre**, die **leicht BLUTEN** (**hellrotes** Blut) [30]. Große **Schwäche** mit **zitternden** Gliedern. Jeder sinnliche Eindruck verursacht körperliche Beschwerden (schlimmer durch **Gerüche**, schlimmer durch **Geräusche**). **Hypochondrische Ängste** (z.B. vor einem späteren Wiederauftreten des Krebs). Verschlimmerung **vor Mitternacht** [32]. Auf der Suche nach dem Simillimum sollte man auch zum Vergleich die Einordnung nach J. Scholten heranziehen [34].

PHYTOLACCA

Große Affinität zu **Krebs der Drüsen**, der **Speicheldrüse**, der **Tonsillen**, der **Mammae**. Auch Krebs von **Lippen**, **Gesicht**, **Pharynx**, **Rektum** [30, 32] **Fibroide Uterustumore** – hier ist *Phytolacca* eines der Haupt-Krebsmittel von Jones, der es in der Urtinktur (bis zu fünf Tropfen alle drei Stunden) [13] einsetzte. Clarke verwendete *Phytolacca* bei **multiplen Mamma-Knoten** in der D3 und zusätzlich *Szirrhinum* 200 oder *Carcinosin* 200 [6].

Leitsymptome: **harte, auf Druck schmerzhafte Schwellungen** der **Drüsen** (Mamma), im späten Stadium **livide Hautverfärbung** über dem Tumor. **Geschwollene Axillardrüsen. Risse** und **Geschwüre um die Brustwarze. Brennende** Schmerzen **kommen und gehen plötzlich**, als gingen sie **von einem bestimmten Punkt aus** [30, 32].

PLATINA

Mamma-Ca [2]. Auf der Suche nach dem Simillimum sollte man auch zum Vergleich die Einordnung nach J. Scholten heranziehen [34]

PLUMBUM und seine Salze

Das Mittel ist gut für **Krebserkrankungen des Nervensystems**, vor allem von **Hirntumoren** (Astrocytom, Gliome). Auf der Suche nach dem Simillimum und zur Differenzierung der Salze sollte man zum Vergleich die Einordnung nach J. Scholten betrachten [27, 34].

Leitsymptome: **Koliken**. **Stuhlverstopfung**. **Schwäche** und **Abmagerung** [10]. **Muskelparesen** v.a. der Extensoren (**Fallhand, Spitzfuß**) [1]

PLUMBUM JODATUM

Hirntumore [30]. Auch indiziert bei **Mamma**-Ca (mit **Stuhlverstopfung**, großer **Lebenswärme, Abmagerung**) [26]

PULSATILLA

Ramakrishnan empfiehlt *Pulsatilla* bei Krebs der **Mammae**, des **Uterus**, des **Zervix**, der **Ovarien** [30]. Es gibt einzelne Berichte von Heilung bei **Hoden-**Karzinom. Im allgemeinen wird *Pulsatil-*

la bei Krebserkrankungen als Zwischenmittel eingesetzt, nicht als Krebs heilendes Mittel [32].

PSORINUM

Rasch wachsendes Mamma-Ca bei jungen Mädchen [32]

Leitsymptome: fungoide Ulzerationen mit **stinkendem** Sekret [32]

RADIUM

Meist bekannt und eingesetzt als RADIUM BROMATUM. **Nicht heilen wollende Karzinom-Ulzera. Hautkrebs** [26]. **Nach Verbrennungen durch Bestrahlung**. Bei Krebserkrankung ist *Radium bromatum* ähnlich wichtig wie *Hydrastis*, *Conium*, *Condurango* [32]. Ist indiziert bei **blutenden** Tumoren. **Strahlenbedingter Diabetes mellitus** [4]

Leitsymptome: **Nach Bestrahlung** entstehen **Dermatitiden**, **trockene Haut**, **Nekrosen** oder **Schorfe** – mit **Brennen** und **Juckreiz**. Heftiger Juckreiz (mit Ekzem oder auch ohne Ekzem), der sich **nachts in der Bettwärme verschlimmert**. Das Mittel macht viele **Augensymptome** mit **iritischer Reizung** [32, 47]. Auf der Suche nach dem Simillimum und zur Differenzierung der Salze sollte man zum Vergleich die Einordnung nach J. Scholten betrachten [34].

Geistessymptome: **Ruhelosigkeit** mit **Besserung durch Bewegung**. Eventuell begegnen wir im Patienten **Arbeitssucht**, er ist unruhig und getrieben, die vorgenommene Arbeit erfolgreich zu Ende zu bringen (vgl. die Symptome gegen Ende von Madame Curies Leben) [47].

RUTA

Krebs des **Rektums**, möglicherweise auch Krebs der **Mammae**, der **Vagina** [32]. Tumore und Karzinom von **Knochen** und **Periost** (v.a. **nach Unfall** und **nach Entzündung des Periosts**) [29]

Leitsymptome: **Schmerz in Knochen und Periost**. **Wundheitsgefühl** und die Empfindung **wie zerschlagen**, wie nach **Überanstrengung**. Schlimmer durch **Anstrengung**, schlimmer durch **Ruhe**, schlimmer durch **Kälte**; besser durch **Reiben** [32]

SABAL SERRULATA

Ein **Prostata**-Mittel. Wird eingesetzt sowohl in der Urtinktur (palliativ, organotrop zusätzlich zu tiefer wirkenden Arzneien), wie auch in der C200 und in noch höherer Potenz [2]

Leitsymptome: **Prostatavergößerung**. **Nachlassende Libido**. In der Vorgeschichte **Störungen im Sexualbereich** (auch **venerische** Erkrankungen). Kann **nur im Stehen urinieren** [29, 30].

SANGUINARIA CANADENSIS

Ähnlich wie *Phosphorus* ist diese Arznei wirksam bei **Blutungen karzinomatöser Gewebe**. Das Blut ist **hellrot**. Findet öfters bei **Krebs der Brust** und bei **Lungenkrebs** Anwendung [29, 30]. **Rektum-Ca** [13]

Leitsymptome: **Hitzewallungen**. **Brennende** Schmerzen. Das Mittel ist erforderlich bei **Mamma-Ca** mit Entzündungsproblemen, bei **Zellulitis**, verbunden mit starken Schmerzen, ebenso bei **schweren Bronchitiden** [29, 30].

SANGUINARINUM NITRICUM

Jones gab diese Arznei in Urtinktur bei **Zungenkrebs** [13].

SARSAPARILLA

Clarke zufolge wirkt *Sarsaparilla* antikarzinogen und antisyphilitisch; bei **Mamma-**Ca mit **eingezogener Brustwarze** [6]

SZIRRHINUM

Das Mittel wird **aus Leberkrebs hergestellt**. Besonders indiziert bei Krebs von **Brust**, **Lungen**, **Leber**, **Rektum**, **Prostata** und bei **Leber-Metastasen**. Man sollte an *Szirrhinum* denken, wenn *Carcinosinum* nicht wirkt. Manchmal ist es angezeigt bei **Uteruskrebs**, selten bei **Leukämie** [29].

Leitsymptome: Clarke berichtet den Einsatz von *Szirrhinum* bei **harter infiltrierter Mamma** [6]. Knoten oder Tumoren sind **hart**. Die Patienten ähneln denen, die *Phosphorus* benötigen könnten: sie sind **dünn**, haben ein **Verlangen nach kalten Getränken**, haben einen **Mangel an Lebenswärme**, sind **ängstlich**, die **Lymphknoten** sind betroffen; **Hämorrhoiden**. Indiziert bei **Drüsen, Knoten, die steinhart sind** [30]

SCROPHULARIA NODOSA

Mamma-Ca mit **Knoten** (die Knoten von *Lapis albus* sind weicher; *Phytolacca* und *Lac caninum* haben Verschlimmerung durch Menses, alternierend; *Conium* hat verhärtete Knoten). **Morbus Hodgkin**. **Leukämie** mit **geschwollenen Lymphknoten**. Macht die **Lymphknoten weicher**, **löst Fibroadenome der Mamma** [26]. Krebs der **Haut**, des **Uterus**, des **Rektums**. Aus Indien wird die Heilung **tuberkulöser Drüsen** berichtet. **Epi-**

theliome. **Basalzell**-Ca. **Pruritus vulvae**. **Hodgkin**, **Non-Hodgkin** [26, 29]. Pareek gibt die Urtinktur, die D6 und die C6 mehrfach täglich [26]. Urtinktur bis D4 [9]

Leitsymptome: Krebs mit **Drüsenbeteiligung** [9]. Die Lymphknoten fühlen sich an **wie ein Radiergummi**. **Schwindel** (fühlt sich **immer schläfrig**, hier DD zu *Nux moschata*). Schlimmer durch **Liegen auf der rechten** Seite. **Warmes Zimmer** bessert. [1]

SCROPHULARIA MARYLANDICA

Jones setzte diese Arznei bei **fortgeschrittenem Krebs** ein, und zwar in Mischung mit u.a. *Phytolacca* bei **Tumoren in Hals und Axilla**, in der Urtinktur [13].

SEDUM ACRE

Wird von Stäger für Krebstherapie empfohlen, klare Indikationen fehlen noch [9, 13, 32]. Allgemeines **Roborans** bei Krebs. Wird in der Urtinktur bis zur D3 eingesetzt. Neigung zu **Hautfissuren** und **Schleimhautfissuren** [9]

Botanik: scharfer Mauerpfeffer, Familie der Dickblattgewächse oder Crassulaceae

SEDUM REPENS

Besonders für die **Bauchorgane** angezeigt [9]. Spinedi zufolge wurde *Sedum repens* 1907 von Stäger häufig erfolgreich in der C30 bei Tumoren mit **Lebermetastasen** oder abdomineller Symptomatik angewandt [3].

***Leitsymptome*:** Schlegel empfiehlt diese Arznei bei Karzinomen, wenn der Patient **appetitlos** und **schwach** ist, ohne genauere Differenzierung [32].

Botanik: Sedum alpestre; Familie der Dickblattgewächse oder Crassulaceae

SEMPERVIVUM TECTORUM

Bei szirrhösem **Zungenkrebs**. Jones gab die D2 alle fünf Stunden. Wenn das Mittel gut indiziert ist, sollte eine Besserung schon nach wenigen Tagen eintreten [13].

***Leitsymptome*:** **szirrhöser Zungenkrebs** mit (tiefer) **seitlicher Ulkusbildung**, sehr **wund** und **schmerzhaft**. Zungengeschwüre **bluten leicht**, besonders **nachts**. **Aphtenneigung** [9, 13]

Botanik: Hauswurz; Familie der Crassulaceae

SEPIA

Krebs der **Mammae**, des **Uterus**, des **Zervix**, der **Ovarien**, der **Lippen** [13, 37, 39, 40]

***Leitsymptome*:** typisches *Sepia*-Arzneibild. Es ist – wie *Lycopodium*, *Phosphorus*, *Silicea*, *Sulfur* und andere Polychreste – durch Repertorisation eines der am häufigsten diagnostizierten Mittel (v.a. bei Frauen). Daher ist eine besonders strenge Kontrolle der Wirksamkeit der Arznei auf den Tumor nötig, damit man keine Zeit verliert, sollte das Mittel denn fälschlicherweise verordnet worden sein. Jones fand bei **epithelialem Lippenkrebs** häufige **Blutung**, **brennende stechende** Schmerzen [13].

SILICEA

Mamma-Ca, **Sarkome** [13]. **Verhärtete** Tumore, Krebs der **Drüsen**, des **Bindegewebes**, der **Knochen** [32]. Bei **Osteoporose, Eiterungen** und **Fisteln nach Bestrahlung** [47]

Leitsymptome: **harte Lymphknoten**, besonders im **Nacken. Verhärtete Narben.**

Alte Geschwüre. Fisteln. Chronische **Eiterungen** (der Eiter ist **dick, gelb**, eventuell **übelriechend**). **Fissuren** der Haut und in den **Mundwinkeln** (*Condurango, Hydrastis, Graphites*).

Bei **Uterus-**Ca kommt es zu **Zwischenblutungen. Eitrige jauchige Leukorrhoe.** Karzinome (v.a. Mamma) mit **eiternder Fistelbildung.** Die Patienten sind sehr **empfindlich gegen Kälte.** Verschlimmerung durch **Druck.** Verschlimmerung durch **Anstrengung** [10, 13, 32]. Wegen der großen Indikationsbreite als Polychrest ist eine strenge Kontrolle der Wirksamkeit der Arznei auf den Tumor nötig, damit das Mittel nicht irrtümlich verordnet wurde. Eventuell hilft die Überprüfung der Essenz nach Scholten [34].

SPONGIA

Krebs der **Lungen**, des **Mediastinums**, der **Schilddrüse**

Leitsymptome: **Trockener Husten.** Er **verschlimmert** sich beim **Hinlegen.** Diese Leitsymptomatik erfordert oft *Spongia.* Die C30 als ein Palliativum für Husten hat exzellenten Erfolg. Bei **reaktiver Perikarditis** mit **Schmerzen beim Husten.** *Spongia* ist auch ein großes **Herzmittel** [29].

STANNUM

Krebs besonders im **Abdomen** [32]

***Leitsymptome*: abgemagert. Bleiches, fahles, erdiges** Aussehen, mit Augenringen [32]. Zur Simillimum-Findung und zur Differenzierung gegenüber anderen Arzneien empfiehlt sich der Vergleich mit Hilfe der Einordnung nach J. Scholten [34].

STAPHISAGRIA

Eine wichtige Arznei bei vielen Tumoren. Pareek gibt sie **nach jeder Operation** zur Heilung (der körperlichen und seelischen Verletzung) und zur Metastasierungs-Prophylaxe [26].

Leitsymptome: entsprechend dem Arzneimittelbild

STILLINGIA SYLVATICA

Das Mittel wurde von Jones aus Eklektiker-Schulen übernommen und ohne genaue Indikation bei („syphilitischem") Krebs empfohlen [13].

Botanik: Familie der Euphorbiaceae

STRONTIUM CARBONICUM

Osteosarkom. Osteomyelitis. Osteomalazie. Speziell die **langen Knochen** wie Femur oder Tibia sind betroffen [29]. Als Simillimum und zur Differenzierung gegenüber anderen Arzneien empfiehlt sich der Vergleich mit Hilfe der Einordnung nach J. Scholten [34].

SULFUR

Ein wichtiges Tumormittel, möglich für jede Art von Krebs, vor allem als Zwischenmittel

Leitsymptome: Typische *Sulfur*-Indikationen als („antipsorisches") Zwischenmittel sind: Stillstand der bisher wirksamen Therapie („Reaktionsträgheit bei längeren Krankheiten" [32]) (Empfohlene Potenzen sind C30, C200, maximal C1000). Als Konstitutions-Simillimum ist es entsprechend der Symptomen-Gesamtheit und Essenz (siehe auch Scholten [34]) und Candegabes Regeln für Kohärenz [4]) zu wählen. Man sollte seine Wahl sehr kritisch überprüfen, da *Sulfur* bei der Repertorisation aufgrund seiner Symptomfülle im Repertorium ohnehin meistens zu den in vorderster Linie stehenden Mitteln gehört.

SULFURICUM ACIDUM

Im Verhältnis zum Krankheitsbild zu große Schwäche. Die Schmerzen **nehmen langsam zu und langsam wieder ab**. **Flächige Hautblutungen**. Arzneimittelbild und Essenz ähneln *Sulfur* [32].

SYMPHYTUM

Knochen-Sarkome (das Mittel wirkt vor allem aufs **Periost**). Ramakrishnan zufolge eignet sich *Symphytum* auch für die Behandlung des **erkrankten Knochenmarks** (hier ist die DD zu *Hekla lava* nötig) bei **Leukämie** (wenn die Vorgeschichte Hinweise auf **Gelenkschmerzen** und **Gelenksentzündung**, **schlecht heilende Frakturen** oder **Osteoporose** liefert). *Symphytum* eignet sich mehr für **Knochen-Metastasen** als für primäre Knochen-Ca gemäß [29, 30].

TARANTULA CUBENSIS

Schlegel zufolge für Krebspatienten geeignet, bei denen **Entzündung und Schmerzen** im Vordergrund stehen [32].

TEREBINTHINA

Blasenkrebs [26, 30]

***Leitsymptome*:** **Strangurie**. **Makro-HÄMATURIE** (mit **sexueller Reizung** – hier ist die DD zu *Cantharis* erforderlich). **Brennender** Schmerz mit **wenig Urin** [26, 30]. **Unfreiwilliger Harnabgang** bei **chronischer Zystitis**. **Blumenkohlartige Kondylome** (bei einem Patienten, der zunächst mit *Terebinthina*, dann mit *Cantharis*, dann mit *Conium* behandelt wurde, verschwand ein tennisballgroßes Harnblasen-Ca [26]).

THIOSINAMINUM

Narben-Ca-Rezidive [26, 29]; Pareek benutzt die D6, zweimal täglich über zwei bis sechs Monate [26].

***Indikationen*:** **erweicht Gewebe**, **Fibrosen**, **Narben**. Hilft beim **Auflösen von Keloiden** (*Fluoricum acidum*, *Silicea*, *Graphites*, *Thuja*, *CARCINOSINUM* C200 als interkurrente Einzeldosis). **Adhäsionen** nach **Operation**. **Pylorusstenose**. Wenn nach einer Ohr-Operation **Trommelfellverdickung** bleibt. **Katarakt**. **Sklerodermie** [26]. Wenn man *Thiosiaminum* als Simillimum in Erwägung zieht, könnte man die Essenz der Brassicaceae oder Cruziferae in Betracht ziehen: das Gefühl, *nach einem schweren arbeitsamen Leben nun erschöpft zu sein und ein zu schweres Schicksal (Kreuz) ertragen zu müssen* [33].

THUJA

Thuja ist bei **vielen Krebsarten** indiziert – vor allem, wenn zu häufige oder **schlecht vertragene Impfungen** (gegen Pocken) oder **Entfernung von Warzen** (Unterdrückung) in der Krankengeschicht vorliegen [3, 6, 13, 32]. Karzinome von **Hals**, **Larynx**, **Stimmbändern**, **Magen**, **Kolon**, **Rektum**, **Blase**, **Ovar**, **Prostata**, **Pankreas**, **Melanom** [30, 32]. Wirkt Spinedi zufolge **reaktivierend** auf das Immunsystem [39]. Jones gab die D30, drei Globuli täglich [13].

***Leitsymptome*:** **blumenkohlartige** Krebswucherungen. **Herpes-**Erkrankungen. (filiforme, gestielte) **Warzen**, **Kondylome**, **Polypen** etc. **Fieberschübe**, die mit häufigen **Antibiotikakuren** behandelt wurden. **Chronisches Asthma** mit langer **Kortisontherapie**. **Stimmbandknötchen** – besonders wenn der **Auswurf grünlich** ist. (*Argentum nitricum* bei Sängern, die vor Auftritten unter Lampenfieber leiden). Die **Nägel** sind **dick, hart, gerillt** [39].

THYREOIDINUM

Schlegel verwendete ursprünglich einen Schilddrüsenextrakt (THYROCHROM von Kalb und Schaf, unverdünnt) bei **Magen-Ca** in drei Fällen erfolgreich [32, S. 65].

TUBERKULINUM

Ähnlich ist ***BACILLINUM***. *Tuberculinum* ist häufig bei allen nur denkbaren Tumorarten angezeigt – zumindest als Zwischenmittel, wenn andere gut indizierte Tumor-Mittel nicht oder nicht mehr wirken (DD zu *Sulfur*, *Thuja*, *Carcinosinum*, *Medorrhinum*). Bei Hinweisen auf *Tuberculinum* sollte man es auch mit ***BACILLI-***

NUM versuchen, das im Repertorium stark unterrepräsentiert ist.

***Leitsymptome*:** Diese sind eher unspezifisch, und die Indikation wird sich häufig aus der empfundenen „Tuberkulinum-Essenz", aus der (Familien)-Anamnese oder aufgrund „miasmatischer" Überlegungen, zusammen mit einzelnen Leitsymptomen, ergeben. Verschiedenste **Allergien**. **Entzündungen**. **Erkältungsneigung**. **Intermittierende Fieber**. **Abmagerung**. **Unruhe**. Eventuell mit **Schwäche**. **Reise-, Abenteuer-, Erlebnis-Lust** (bis Sucht), Verlangen nach **Veränderung** (Suche nach dem Paradies).

UVA URSI

Pareek setzt das Mittel bei **Harnblasenkrebs** in der Urtinktur als Organmittel bei Dysurie ein [26].
Botanik: Bärentraube; botanisch Arctostaphylos uva-ursi; Familie der Ericaceae

X-RAY

An diese Arznei denken wir **nach Bestrahlung** (DD zu R*adium bromatum*). **Anämie nach Bestrahlung**. **Erhöhte Leukozyten**. **Leukämie**. **Aplastische Anämie**. **Thalassaemie**. **Hyperkeratose**. **Radiodermatitis nach Bestrahlung** (Hautrisse). **Verschlimmerung** durch **Kälte**. **Besser** durch **Wärme** [26, 47].

***Leitsymptome*:** [47] zufolge sind Patienten, die X-Ray brauchen, im Gegensatz zu R*adium bromatum* **gerne alleine** und haben eine **Verschlimmerung durch Bewegung** (R*adium bromatum* besser durch Bewegung). **Suizidale** Symptome. **Missempfindungen** wie **unter Strom**. **Rissige Hautauschläge** (Risse in den Fingerspitzen) [47].

1.3.2 HOMÖOPATHISCHE SCHMERZMITTEL BEI KREBS

Pareeks [26] und Ramakrishnans [30] klinischer Erfahrungen zufolge sind bei Patienten mit **fortgeschrittenem Krebs** folgende homöopathische Mittel häufig zur **Schmerzbekämpfung** oder allgemein zur **Palliation** indiziert:

Arsenicum album

Unruhe mit dem dauernden Bedürfnis, die Lage zu verändern – ohne Erleichterung, bei gleichzeitig großer Schwäche.

Große Ängstlichkeit und Unruhe des Gemüts bei allen Beschwerden.

Trotz Schwäche und Angst (vor allem, wenn er alleine ist), fordert der Patient nachdrücklich von seiner Umgebung, dass alles genau nach seinem Willen geschieht.

(Brennende) Schmerzen, gebessert durch Wärme; schlimmer nachts (vor allem zwischen 1.00 Uhr und 4.00 Uhr) [30].

Ständiger Durst bei trockenem Mund, aber nur auf jeweils kleine Mengen Wassers (das oft nicht vertragen wird) [30].

Aurum metallicum

Angezeigt vor allem bei unerträglichen Knochenschmerzen (Metastasen, Knochenkrebs. Osteomyelitis)

Verschlimmerung durch Kälte, besser durch Wärme

Besser an der frischen Luft

Schwer depressiv [30]

Belladonna

Vorzugsweise in der C30

Schmerz durch Entzündung; Verschlimmerung durch Erschütterung, Verschlimmerung durch Gehen [26]

Cadmium sulfuricum

Vor allem Magenbeschwerden mit starker **Übelkeit** und **anhaltendem Erbrechen** (oft **blutig**, **schwarz**).

Ramakrishnan zufolge ist das Mittel geeignet zur Linderung von **Übelkeit infolge Chemotherapie** [30]. (Hier ist die DD erforderlich zu *Nux vomica*, *Ipecacuanha*, *Tabacum.*)

Colocynthis

Potenzwahl C30

Besserung bei **Druck**. Besserung durch **Beugen nach vorn**. Besser durch **Wärme**. Der Patient ist **voll Ärger** und sehr **reizbar**.

Die Arznei ist nicht richtig gewählt, falls der Schmerz nicht sehr bald nach Mittelgabe verschwindet [26].

Euphorbium officinarum

Wirkt **palliativ** bei so stark **brennenden** Schmerzen, die von (**Knochen**)-**Metastasen** herrühren, dass die Patienten weinen.

Besserung durch **Bewegung** – wie *Rhus toxicodendron* –, aber **kalte Umschläge bessern** (der Patient mag jedoch keine kalte Luft).

Es ähnelt *Arsenicum album* hinsichtlich der **Unruhe**, aber erfährt – im Gegensatz zu *Arsenicum album* – eine Besserung durch kalte Applikationen [30].

Das Mittel besitzt eine **Affinität zur Haut und zu den Knochen**. **Brennende** Schmerzen in **Ulzera**, in **Gangrän**, im **Erysipel** [26].

Hydrastis canadensis

Der Patient, der dieses Mittel benötigt, ist im **Terminalstadium** charakterisiert durch **Entkräftung**, **starke Schmerzen** und manchmal **hartnäckige Verstopfung** [30].

Magnesium phosphoricum

Die Potenzwahl ist C30. **Ausstrahlende, krampfartige** Schmerzen (oft durch **Muskelspasmen**).

Deutliche **Besserung** durch **Wärme**. **Besserung** durch **Druck**. Der Patient ist allerdings nicht so gereizt wie der *Colocynthis*-Patient [26, 30].

Nux vomica

Starke Schmerzen, große **Schmerzempfindlichkeit**. Der Patient ist **ungeduldig**, auch während er Schmerzen hat. **Reizbarkeit**, **überempfindlich** gegenüber dem Schmerz, gegen Geräusche, bei Erschütterung, gegen alle Sinneseindrücke.

Es besteht auch starke **Übelkeit** mit dem Gefühl, sich **erbrechen zu wollen, es aber nicht zu können** (evtl. dauerndes Würgen). Oft ist *Nux vomica* indiziert, wenn *Arsenicum album* nicht mehr hilft [30].

LITERATUR zur HOMÖOPATHIE

1. Boericke: *Materia Medica with Repertory*. 1927; Jain Publishers. Indian reprint 1989
2. Burnett J.C.: *Tumoren der Brust*. London 1888; deutsche Übersetzung von Pscheidl H; Schriftenreihe der Clemens von Bönninghausen-Akademie, Band 2; Müller & Steinicke, München, 2. Auflage 1997
3. Burnett J.C.: *Die Heilbarkeit von Tumoren durch Arzneimittel*. London 1893; deutsche Übersetzung von Risch G; Schriftenreihe der Clemens von Bönninghausen-Akademie Band 8; Müller & Steinicke, München, 3. Auflage 2001
4. Candegabe M., Carara H.: *Praxis der reinen Homöopathie. Klinische Fälle*. Kai Kröger Verlag, Groß Wittensee
5. Choudhuri N.M.: *Study on Materia Medica*. 1920; Jain Publishers Reprint
6. Clarke J.H.: *Die Heilung von Tumoren durch Arzneimittel*. London 1908; Deutsche Übersetzung: Risch G; Schriftenreihe der Clemens von Bönninghausen-Akademie, Band 1; Müller & Steinicke, München, 2. Auflage 1997
7. Cooper R.T.: *Krebs und Krebssymptome. Papers on Arborvital Medicine*, 1898; Deutsche Übersetzung: Reinke K-H; Schriftenreihe der Clemens von Bönninghausen-Akademie, Band 17; Müller & Steinicke, München 1996
8. Dewey W.A.: *Practical Homeopathic Therapeutics*, 1934; Jain Publishers Nachdruck, 1985
9. Fortier-Bernoville: *Die homöopathische Behandlung von Krebs*. Deutsche Übersetzung: Tippett A; Schriftenreihe der Clemens von Bönninghausen-Akademie, Band 17; Müller & Steinicke München 1996
10. Grimmer A.H.: *Einige Krebsarzneien und ihre Indikation*. Deutsche Übersetzung: Tippett A; Schriftenreihe der Clemens von

Bönninghausen-Akademie, Band 17; Müller & Steinicke, München 1996

11. Friedrich U.: *Homöopathische Behandlung von Patientinnen mit Mamma-Ca in der Universitäts-Frauenklinik Heidelberg.* Vortrag International Koethen Experience: Homöopathie bei Krebs; 3. Kongress 2003
12. Hering C.: *Guiding Symptoms of our Materia Medica* Vol 1-10. Indian Reprint by Jain Publishers, 1984
13. Jones E.G.: *Krebs – seine Ursachen, Symptome und Behandlung.* New Jersey, 1910; Deutsche Übersetzung: Gärtner A; Ärztliches Zentrum für klassische Homöopathie. Stuttgart 1997
14. Kent J.T.: *Lectures on Homeopathic Materia Medica*; Chicago 1911; Indian Reprint 1975
15. Kleber J.J., Ganzert M: *Toxinfo GIZ.* München Edition 2005|
16. Klein L.: *Ein neuer Leitfaden für homöopathische Mittel.* Narayana Verlag, 2005
17. Kruse S. ea.: Vortrag über *Homöopathie bei krebskranken Kindern.* Jahrestagung DZVhÄ in Köthen 2004
18. Kruse ea.: *Zehn Jahre Homöopathie am Dr. von Haunerschen Kinderspital.* AHZ, 2006; 251: 21-26
19. Kruse S.: *Homöopathische Begleitung krebskranken Kinder* (v. Haunersche Universitäts-Kinderklinik München). Vortrag während der Münchner Hömöopathie-Tage über Krebs. März 2006
20. Kulmann-Custois F.: *Erstverschlimmerung in der homöopathischen Krebsbehandlung.* Vortrag International Koethen Experience: Homöopathie bei Krebs. 3. Kongress 2003
21. Kulmann-Custois F.: *Homöopathische Behandlung von Krebserkrankungen durch den Allgemeinarzt.* AHZ 2004, 249: 240-244

22. Mateu Ratera M.: *Homöopathische Krebsbehandlung in der Allgemeinpraxis*. Barzelona, Spanien. Vortrag International Koethen Experience: Homöopathie bei Krebs; 3. Kongress 2003
23. Mateu Ratera M.: *Homöopathische Behandlung von Krebserkrankungen durch den Allgemeinarzt*. AHZ 2004, 249: 217-231
24. Mezger J.: *Gesichtete homöopathische Arzneimittellehre*. 5. Auflage, Haug-Verlag, Heidelberg 1981
25. Morrison R.: *Handbuch der homöopathischen Leitsymptome und Bestätigungssymptome*. 2. Auflage 1997. Kai Kröger Verlag, Groß Wittensee
26. Pareek A. u. R.S: *Krebs – heilbar durch Homöopathie*. Kai Kröger Verlag, Groß Wittensee, März 2007
27. Payrhuber D.: *Homöopathie und Krebs*. Eigenverlag
    www.payrhuber.at 2006
    und: Payrhuber D.: *Krebs und Homöopathie*. AHZ 2006; 251: 27-34
28. Pichler E.: *Homöopathische Behandlung an der Kinderonkologie im LKH Klagenfurt*. AHZ 2004; 249: 62-70
29. Ramakrishnan A.U.: *Vortrag über homöopathische Krebstherapie*. International Koethen Experience : Homöopathie bei Krebs
30. Ramakrishnan A.U., Coulter C.: *A Homeopathic Approach to Cancer*. Quality Medical Publishing 2001
31. Retzek H.: *Homöopathische Onkologie in der Allgemeinpraxis*. Vortrag Münchner Hömöopathie-Tage-Krebs, März 2006
32. Schlegel E.: *Die Krebskrankheit*. Neue Fassung, 1927; Nachdruck Ärztliches Zentrum für klassische Homöopathie, Stuttgart 1997
33. Scholten J.: *Seminar Plants 1-7 Eurosids. Pflanzenfamilien*. Utrecht 2001-2006
34. Scholten J.: *Homöopathie und die Elemente*. Stichting Alonnissos, Utrecht 1994

35. Scholten J.: *Secret Lanthanides.* Stichting Alonnissos, Utrecht 2005

36. Schroyens F.; Zandvoort R.: *Synthesis 9,1* und *Complete Repertory*; in Radar 9.2

37. Spinedi D.: *Die Krebsbehandlung in der Homöopathie.* Seminarmitschriften, Band 1. Bad Immnau 1997. 2. Auflage; Cheiron 1999

38. Spinedi D.: *Die Krebsbehandlung in der Homöopathie II.* Seminarmitschriften Band 2. Locarno 1997. Cheiron 2000

39. Spinedi D.: *Die Krebsbehandlung in der Homöopathie III.* Seminarmitschriften Band 3. Baden 1998; Cheiron 2003

40. Spinedi D.: Seminarmitschriften: Wien 2000, Bad Immnau 2000 + 2002, Zürich 2001 + 2002, Locarno 2002, Salzburg 2003; vom Internet www.homeopathy.at 2003-2005 Seminar-Mitschriften von Retzek H, Tjado

41. Takacs M.: *Erfahrungen bei der Krebsbehandlung in der Clinica St. Croce von Dr. Spinedi.* Vortrag International Koethen Experience: Homöopathie bei Krebs. 3. Kongress 2003

42. Takacs M.: *Erfahrungen bei der Krebsbehandlung in der Clinica Santa Croce (Orselina Schweiz).* AHZ 2004, 249: 232-239

43. Tyler M.L.: *Pointers to Common Remedies.* Jain Publishers, Reprint 1985

44. Vermeulen F.: *Synoptische Material Medica 2.* Merlijn Publishers 1998

45. Vint P.; Grudzinski Th.: *Der Neue Clarke.* Dr. Grohmann Gmbh; Band 1-10; Verlag für homöopathische Literatur 1994

46. Wölfel A.: *Komplementäre Krebstherapie im Krankenhaus für Naturheilweisen München.* Vortrag Münchner Homöopathietage über Krebs, März 2006

47. Wurster J.: *Die homöopathische Behandlung und Heilung von Krebs und metastasierenden Tumoren.* 1. Auflage. Verlag Peter Irl, Buchendorf 2006

2. ORTHOMOLEKULARE MEDIZIN IN DER KREBSTHERAPIE

2.1 EINLEITUNG ZUR ORTHOMOLEKULAREN KREBSTHERAPIE

Die Verordnung von Nahrungsergänzungsmitteln (orthomolekulare Medizin) ist bei jeder Behandlung und in besonderem Maße bei der homöopathischen Behandlung von Krebspatienten eine wichtige und einfach zu erlernende zusätzliche Hilfe, um den Körper in eine kräftigere Reaktionslage zu bringen. Wer sich tiefer mit dieser Methode beschäftigen will, dem seien ausführlichere Lehrbücher empfohlen, wie z.B. das *Vitamin-Lexikon* von Bässler ea. [4] oder *Orthomolekulare Medizin* von Gröber [18] oder der *Leitfaden Mikronährstoffe* von Schmidt [46]. Hier soll nur in Kürze das Wichtigste zusammengefasst werden mit besonderer Berücksichtigung der Bedeutung der Mikronährtsoffe für die Krebstherapie.

Die Meinung einiger klassisch arbeitenden Homöopathen, dass es außer dem richtigen Mittel und allenfalls noch einer gesunden Lebensführung (inklusive natürlicher Ernährung) keiner weiteren Therapie bedarf, kann hier nicht unterstützt werden, und vor allem nicht bei der Therapie von Krebspatienten. Gerade bei Krebs sollte man jede zusätzliche Therapiemöglichkeit nutzen, zumal wenn diese keine schädlichen Auswirkungen hat und keine Beeinflussung der homöopathischen Reaktion zu befürchten ist. Die täglichen finanziellen Ausgaben selbst für Mikronährstofftherapien mit mehreren Präparaten übersteigen nicht die Kosten eines mittleren Nikotinabusus.

Eine Substitution mit Vitaminen, Mineralien und zusätzlich Aminosäuren in Belastungssituationen und bei geschwächten Patienten bessert unspezifisch das Allgemeinbefinden, stärkt die Kraft und die körpereigene Abwehr, und das noch vor jeder Gabe eines homöopathischen Mittels. Retzek [44] betonte in einem Vortrag zur Krebstherapie mit Homöopathie, dass er unter orthomolekularer Substitutionstherapie eine bessere Wirkung der homöopathischen Mittel sieht, weniger starke Erstverschlimmerungen auftreten, und sich vielleicht sogar klarere Symptombilder zeigen.

Er brachte die für Homöopathen passende Erklärung, dass die orthomolekulare Therapie die „Lebenskraft" stärke. Diese Ansicht geht konform mit den Vorstellungen der Chinesischen Medizin, der zufolge die Lebenskraft (Grundenergien Qi, Hsue und Jing) aus Ernährung, Lebensführung und Konstitution entsteht. Somit ist die orthomolekulare Therapie als Ernährung mit ausreichenden Mikronährstoffen eine wesentliche Stütze der „Lebenskraft".

Die Notwendigkeit einer ergänzenden Zufuhr von Mikronährstoffen geht von der Annahme aus, dass auch gesunde ausgewogene Ernährung, zumindest zeitweise und ortsabhängig, dennoch mit einem Mangel an einzelnen Mikronährstoffen einhergeht. Noch einleuchtender werden die Empfehlungen für Nahrungsergänzungsmittel durch die neueren genetischen Erkenntnisse, dass kleine DNS-Veränderungen die so genannten „SNIPs" (single-nucleotid-polymorphism) geringfügig veränderte Enzyme en tstehen lassen, die teilweise erst mit höheren Vitamin- oder Mineralkonzentrationen wieder ausreichend gut funktionieren [23].

Ein weiteres wichtiges Argument vor allem für zusätzliche Mineralgaben ergibt sich für unseren Lebensraum dadurch, dass unsere Böden durch die eiszeitliche Auswaschung an wasserlöslichen

Salzen wie z.B. Jodid, Fluorid und Selen an Spurenelementen verarmt sind. Neben der schulmedizinisch üblichen Substitution mit Jodid und teils Fluorid ist aber speziell für den Krebspatienten Selen unverzichtbar wichtig (für das Immunsystem und das antioxidative System). Über viele seltene Mineralien, an denen wahrscheinlich ebenfalls in diesen Gegenden ein Mangel herrscht, ist medizinisch bislang noch wenig bis nichts bekannt (weder deren normale Serum-Konzentrationen noch deren mögliche Mangelsymptome). Daher liegt es nahe, zusätzlich einen Spuren-Mineralien-Komplex in geringer Dosis einzunehmen, welcher der Mineralzusammensetzung unseres entwicklungsgeschichtlich ersten Lebensraumes – des urzeitlichen Meerwassers – entspricht.

Etliche Vitamine werden von vielen Menschen nicht in ausreichender Menge aufgenommen, besonders Vitamine, die durch Kochen leicht zerstört werden – hier seien besonders *Folsäure* und *Vitamin C* erwähnt. Der Mangel an Vitaminen mit kurzer Serum-Halbwertzeit kann schneller zu zumindest zeitweiligen Mangelzuständen führen. Bei einzelnen Vitaminen zeigt sich ein Mangel in der Ernährung nicht so häufig.

Wegen ihrer absoluten Ungefährlichkeit selbst bei starker Überdosierung liegt in ihrer Substitution aber absolut kein Risiko. In den folgenden Empfehlungen wird besonders darauf geachtet, welche Vitamine gemäß neuer toxikologischer Literatur völlig ungiftig sind, auch wenn sie in hohen Dosierungen über lange Zeit (Monate bis Jahre) gegeben werden. Ebenfalls wurde darauf geachtet, bei welchen Vitaminen ab welcher Überdosis Beschwerden bekannt wurden. Auf dieser Grundlage soll sich der Leser selbst ein Bild machen können, inwieweit er den Empfehlungen der Vitamindosierungen folgen will.

In der Schulmedizin werden immer wieder einzelne Studien angeführt, die gegen eine Vitaminsubstitution sprechen. Bekannt geworden sind vor allem wenige Studien, die bei Rauchern bei

Substitution mit *β-Karotin* ein höheres Risiko, an Lungenkarzinom zu erkranken, ergaben als bei der nicht behandelten Kontrollgruppe (siehe Kapitel zu *β-Karotin*). In all diesen und ähnlichen kontrollierten Studien wurden jedoch immer nur einzelne Vitamine substituiert, wie es in der orthomolekularen Therapie nie empfohlen wird. Denn Vitamine müssen sich zur Entfaltung ihrer Wirkung gegenseitig ergänzen. Ein Vitamin kann also seine Aufgaben nur optimal erfüllen, wenn alle anderen Vitamine und Spurenelemente, die zum entsprechenden Wirkbereich gehören, auch in ausreichender Konzentration vorhanden sind.

So ist z.B. die Wirkung von *Vitamin E* davon abhängig, dass nach Radikalreaktion oxidiertes *Vitamin E* durch ausreichend vorhandenes *Vitamin C*, *Glutathion* (hier sind *Selen*-Gaben nötig) und eventuell *Ubichinon* sofort wieder reduziert wird, um nicht selbst in seiner oxidierten Form membran- und erbgutschädigend zu wirken. So benötigt der Körper für einen guten antioxidativen Schutz neben *Vitamin A* und *β-Karotin* gleichzeitig *Selen*, *Riboflavin*, *Vitamin C*, *Vitamin E* und etliche Aminosäuren in ausreichender Konzentration.

Die Messung von Vitaminen und Mineralien ist nur teilweise möglich, teilweise wegen aufwendiger Abnahmemethoden schwierig, immer kostspielig und bis auf wenige Ausnahmen für eine sinnvolle Therapie meist nicht nötig. Wenn außerdem der individuelle Vitaminbedarf den neuen Gen-Theorien zufolge bei den einzelnen Patienten unterschiedlich ist, müsste zur Vitaminbestimmung zusätzlich noch die Bestimmung der in diesem Buch später kurz besprochenen „SNIPs" erfolgen.

Obwohl die Normalwerte der einzelnen Vitamine und Mineralien – nach ausführlichem Vergleich in der Literatur – hier angegeben werden, habe ich mich bemüht, für die meisten Vitamine und Mineralien Dosisempfehlungen zu geben, die ohne Blut-, Serum- oder Urinkontrollen eine sichere (also untoxische) und trotzdem genügend hoch dosierte Therapie erlauben.

Ausgenommen sind hierbei *Selen* und mit Einschränkung *Kalzium*, *Magnesium*, *Eisen*, *Zink* und *Kupfer*, bei denen Blutuntersuchungen nötig werden können (im jeweiligen Kapitel jeweils extra angegeben).

Trotz oder gerade bei Vitaminsubstitution ist gesunde Ernährung extrem wichtig, da natürliche Vitamine aus der Nahrung in Verbindung mit sekundären Pflanzenstoffen (Isoflavone, Polyphenole, Senföle u.a.) die Wirkung der substituierten Mikronährstoffe potenzieren.

2.1.1 DOSIERUNG VON VITAMINEN UND MINERALIEN

2.1.1.1 VITAMINE – KURZFASSUNG

Dies ist eine Zusammenstellung der therapeutischen und toxischen Dosierungen aller Vitamine. Angegeben werden die empfohlenen täglichen Mindestdosisbereiche nach den offiziellen Empfehlungen der DGE (Deutsche Gesellschaft für Ernährung, neuerdings Dach-Werte genannt) [10] und von der FNIC USA (Food and Nutrition Information Center) [13]. Die genauen Werte, aufgegliedert nach DACH-Werten [10] und nach RDA-Referenzwerten (recommended dietary allowances) oder DRI-Werten (dietary reference intakes) [13] finden sich im nächsten Kapitel in den Einzelbeschreibungen des jeweiligen Vitamins oder Minerals.

Die optimale Substitutionsdosis wurde gewählt durch den Abgleich mehrerer anerkannter Bücher über orthomolekulare Medizin [4, 18, 39, 46], unter Berücksichtigung der toxikologischen Literatur [26, 27, 28] für alle bekannt gewordenen Nebenwirkungen und Überdosierungen. Erklärungen zur Toxikologie, Dosierung, Indikation und Wirkung der Vitamine mit den entsprechenden Literaturangaben finden sich wiederum in den Einzelkapiteln zum jeweiligen Vitamin oder Mineral.

β-KAROTIN

Ungiftiges Pro-Vitamin A des in höheren Dosen toxischen Retinol (= Vitamin A). Aus diesem Grund ist in vielen Vitamin-Präparaten nur *β-Karotin* enthalten.

DOSIERUNG: Die empfohlene tägliche Mindestaufnahme (Dach-Referenzwerte) ab dem 10. Lebensjahr beträgt 0,9-1,1 mg Retinoläquivalent täglich = ca. 12 mg Provitamin A-Karotinoide. In der Schwangerschaft 0,77 mg täglich als *retinol-activity-equivalent* [10, 13].

OPTIMALE SUBSTITUTIONSDOSIS: bei Rauchern bis 10 mg täglich; bei Nichtrauchern 15-30 mg täglich an Gesamtkarotinoiden. Während eines Chemo- und Strahlen-Therapiezyklus sollten es 20-60 mg täglich an Gesamtkarotinoiden sein.

TOXISCHE DOSIS: Auch bei hohen Dosen von Karotinoiden ist keine toxische Wirkung bekannt, ab 25 mg täglich ist eine Gelbfärbung der Haut möglich.

BIOTIN

Empfohlene tägliche Mindestaufnahme bei Erwachsenen und Schwangeren 30-60 μg täglich; Kinder im Alter von 7-10 Jahren sollten 15-20 μg täglich einnehmen. Kinder im Alter von 10-15 Jahren wird eine tägliche Dosis von 20-30 μg empfohlen [10, 13].

OPTIMALE SUBSTITUTIONSDOSIS: 100-500 μg täglich

TOXISCHE DOSIS: keine bekannt; bis 40 mg täglicher Einnahme bleiben ohne Nebenwirkungen.

FOLSÄURE

Empfohlene tägliche Mindestaufnahme bei Erwachsenen und Kindern ab dem 10. Lebensjahr: 400 µg. In der Schwangerschaft 600 µg täglich [10, 13]

OPTIMALE SUBSTITUTIONSDOSIS: 0,4-0,8 mg täglich (immer zusätzlich Vitamin B12 einnehmen!). In den USA beträgt die maximale tägliche Dosis ohne Nebenwirkungen: 1000 µg [13]

TOXISCHE DOSIS: Bei Einnahme von 15 mg, täglich über einen Monat hinweg eingenommen, traten gastrointestinale Nebenwirkungen und Reizbarkeit auf.

NICOTINAMID (Vitamin B3)

Empfohlene tägliche Mindestaufnahme für Erwachsene und ältere Kinder ab dem 10. Lebensjahr (männliche Personen): 15-18 mg, weibliche Personen: 13-15 mg [10, 13]

OPTIMALE SUBSTITUTIONSDOSIS: Erwachsene 15-20 mg täglich [11]. In den USA beträgt die maximale tägliche Dosis ohne Nebenwirkungen 30-35 mg täglich [13]. Bei Pellagra (bewiesener *Vitamin B3*-Mangel) 200-300 mg täglich

TOXIZITÄT: akut toxisch bei Dosen ab 1g pro Tag mit Rötung und Hitzewallung und gastrointestinalen Nebenwirkungen; bei chronischer Einnahme ab (35-)100 mg bis 1g täglich kommt es zu Nebenwirkungen.

PANTOTHENSÄURE

Empfohlene tägliche Mindestaufnahme bei Erwachsenen ab dem 14. Lebensjahr sind 5-6 mg pro Tag, für stillende Mütter 7 mg pro Tag [10, 13] empfohlen.

OPTIMALE SUBSTITUTIONSDOSIS: 10 (-30) mg täglich

TOXIZITÄT: keine toxische Dosis bekannt; bei 10g täglich kommt es zu leichten gastrointestinalen Nebenwirkungen.

PYRIDOXIN (Vitamin B6)

Empfohlene tägliche Mindestaufnahme für Erwachsene ab dem 13. Lebensjahr sind 1,2-1,7 mg. In der Schwangerschaft 1,9 mg pro Tag [10, 13]

OPTIMALE SUBSTITUTIONSDOSIS: 5-15 mg täglich. Bei Vitamin B6-Mangel und antidotierenden Arzneien 5-25 mg pro Tag. Die tägliche Dosis ohne Nebenwirkungen ab dem 10. Lebensjahr beträgt 60 mg, ab dem 19 Lebensjahr sind es 100 mg; in der Schwangerschaft werden 80-100 mg täglich benötigt [13].

TOXISCHE DOSIS: die chronische Einnahme ab (70)-100 mg pro Tag wirkt neurotoxisch; ab 25 mg täglich ist es Arzneiantagonist zu L-Dopa, Phenytoin, Barbiturat.

RIBOFLAVIN (Vitamin B2)

Empfohlene tägliche Mindestaufnahme bei Erwachsenen ab dem 10. Lebensjahr sind 1,1-1,6 mg; in der Schwangerschaft und in der Stillzeit beträgt die empfohlene tägliche Mindestaufnahme 1,4-1,6 mg täglich [10, 13].

OPTIMALE SUBSTITUTIONSDOSIS: 2-5 mg am Tag; empfohlene Dosierungen von 5-40 mg bei nachgewiesenem Mangel

TOXISCHE DOSIS: keine bekannt, bis 400 mg täglich keine toxische Wirkung

THIAMIN (Vitamin B1, Aneurin)

Empfohlene tägliche Mindestaufnahme bei Erwachsenen und Kindern ab dem 7. Lebensjahr 1,0-1,4 mg täglich [10, 13]

OPTIMALE SUBSTITUTIONSDOSIS: 2-5-(40) mg täglich; bei Beri-Beri und Wernicke/Korsakoff 50-100 i.m. für 2-3 Tage

TOXISCHE DOSIS: Es ist keine akute orale Vergiftung bekannt; bei chronischer Einnahme von 10g täglich über zwei Wochen kommt es zu ZNS-Nebenwirkungen.

VITAMIN A (Retinol)

Biologisch aktives *Vitamin A*; *β-Karotin* ist das ungiftige Pro-Vitamin A und ist in vielen Vitamin-Präparaten statt *Retinol* enthalten.

EMPFOHLENE TÄGLICHE MINDESTAUFNAHME: ab dem 10. Lebensjahr 0,9-1,1 mg Retinoläquivalent pro Tag = ca. 12 mg Provitamin A-Karotinoide [10, 13]

OPTIMALE SUBSTITUTIONSDOSIS: wegen der möglichen Toxizität des Retinol A wird meist nur *β-Karotin*, 10-30 mg täglich, gegeben (als Provitamin), eventuell noch eine kleine Menge *Retinol* von 0,5-0,7 mg = ca. 1500-2000 IE *Vitamin A*.

TOXIZITÄT: wirkt bei chronischer Einnahme toxisch ab 30.000 IE pro Tag, in der Schwangerschaft ab 25.000 IE pro Tag; akut toxisch ab (1)-4 Mio. IE Einzeldosis

Vitamin B1 siehe Thiamin

Vitamin B2 siehe Riboflavin

Vitamin B3 siehe Nicotinamid

Vitamin B5 siehe Pantothensäure

Vitamin B6 siehe Pyridoxin

Vitamin B7 siehe Biotin

Vitamin B8 siehe Folsäure

VITAMIN B12 (Cyanocobalamin)

Die empfohlene tägliche Mindestaufnahme für Erwachsene ab dem 13. Lebensjahr beträgt 3µg pro Tag, in der Stillzeit 4 µg pro Tag [10, 13].

OPTIMALE SUBSTITUTIONSDOSIS: 5-15-100 µg pro Tag

TOXISCHE DOSIS: keine toxischen Wirkung bekannt; eine Allergie ist bei i.v.-Gabe möglich.

VITAMIN C (Ascorbinsäure)

Die empfohlene tägliche Mindestaufnahme ab dem 4. Lebensjahr beträgt 70 mg täglich; Erwachsene ab dem 13. Lebensjahr sollten 100 mg täglich einnehmen; in der Stillzeit und bei Rauchern 150 mg täglich [10, 13].

OPTIMALE SUBSTITUTIONSDOSIS: 200-500 mg täglich; während Chemotherapie 1-2g pro Tag; die tägliche Dosis ohne toxische Nebenwirkungen ab 10. Lebensjahr beträgt 1,2g pro Tag, ab dem 18. Lebensjahr 2g pro Tag [13].

TOXISCHE DOSIS: bei über (1-)3-4g, oral eingenommen, kommt es zu vermehrter Harnsäureausscheidung. In Einzelfällen wird bei Einnahme von über 10g pro Tag über tubulo-interstitielle Nephropathie berichtet.

VITAMIN D (Cholecalciferol)

Die empfohlene tägliche Mindestaufnahme vom 2.-65. Lebensjahr beträgt 5 µg pro Tag; jenseits des 50.-65 Lebensjahrs 10-15 µg pro Tag [10, 13].

OPTIMALE SUBSTITUTIONSDOSIS: 10-20 µg pro Tag = 400-800 IE pro Tag; die maximale Substitutionsdosis ohne Nebenwirkungen ist ab dem 1. Lebensjahr 50 µg pro Tag = 2000 IE pro Tag [13]

TOXISCHE DOSIS: eine akut toxische Dosis ist nicht bekannt. Einzeldosen von 200.000-600.000 IE werden von Kindern als „Stoßprophylaxe“ gut vertragen. Bei chronischer Einnahme ist man bis 100 µg pro Tag auf der sicheren Seite.

VITAMIN E (alpa-Tocopherol)

Die empfohlene tägliche Mindestaufnahme für Erwachsene und für Kinder ab dem 10. Lebensjahr beträgt 13-15 mg täglich; in der Stillzeit sind es 17-19 mg täglich [10, 13].

OPTIMALE SUBSTITUTIONSDOSIS: Für Erwachsene und Jugendliche 50-100 (-200) mg täglich; während eines Chemo- und Strahlentherapie-Zyklus 200 mg täglich; die maximale tägliche Dosis ohne toxische Nebenwirkungen ab dem 9. Lebensjahr beträgt 0,8g pro Tag, ab dem 18. Lebensjahr 1g pro Tag; in der Stillzeit 1g pro Tag [13].

TOXISCHE DOSIS: Bei chronischer Einnahme ab 400 mg täglich sind selten leichte Nebenwirkungen möglich; über eine akut toxische Dosis ist nichts bekannt.

VITAMIN K

Empfohlene tägliche Mindestaufnahme für Erwachsene ab dem 14. Lebensjahr 60-90 µg pro Tag [10, 13]

OPTIMALE SUBSTITUTIONSDOSIS: Keine Substitution bei Antikoagulation! Beim Erwachsenen scheinen Dosen von 80-120 µg pro Tag sinnvoll. Bei Blutgerinnungsstörung durch *Vitamin-K*-Mangel oder Coumarin-Überdosierung 10-25 mg täglich, bis sich die Gerinnung normalisiert.

TOXISCHE DOSIS: bisher sind keine Überdosierungssymptome bekannt.

2.1.1.2 VITAMIN-ÄHNLCHE SUBSTANZEN KURZFASSUNG

Hier sind die Nahrungsergänzungen aufgeführt, die teils vom Körper selbst synthetisiert werden können, teils aus der Nahrung zugeführt werden, und im schulmedizinischen Gebrauch nicht als Vitamine (d.h. zum essentiellen Leben benötigte, minimal dosierte Nahrungssubstanzen) verstanden werden. Diese Nahrungsergänzungen werden aber häufig in der orthomolekularen Medizin empfohlen, da von ihnen oft zu niedrige Mengen synthetisiert oder in der normalen Nahrung zugeführt werden. Genauere Kurzbeschreibungen mit Indikation und Wirkung und die Literaturangaben finden sich später in kurzgefassten Einzelkapiteln.

L-CARNITIN

Der von der orthomolekularen Medizin geschätzte Bedarf beträgt 100-300 mg täglich; bei Chemotherapie wirkt L-Carnitin teilweise kardioprotektiv.

α-LIPONSÄURE (Thioctsäure)

THERAPEUTISCHE DOSIS: oral (200)-600 mg täglich
TOXIZITÄT: bei 20g und 36g besteht die Gefahr einer lebensbedrohlichen Laktazidose.

OMEGA-3-FETTSÄUREN

OPTIMALE SUBSTITUTIONSDOSIS: 1-4g pro Tag oder mindestens 2-3 Meeresfisch-Mahlzeiten pro Woche (vorzugsweise Fische der kalten Nordmeere)

TAURIN

In der orthomolekularen Medizin: bei Indikation 0,5-2g pro Tag

COENZYM Q10 (Ubichinon)

SUBSTITUTIONSDOSIS: 30-50 mg täglich im Alter, bei Kardiomyopathie, bei Chemotherapie mit Anthracyclinen oral 50-150 (-300) mg täglich in 2-3 Einzeldosen

TOXIZITÄT: keine toxische Dosis bekannt; es werden bis 45-60 mg/kg pro Tag ohne Toxizität vertragen.

2.1.1.3 MINERALIEN KURZFASSUNG

Dies ist eine Zusammenstellung der wichtigsten Mineralien. Soweit bekannt hinsichtlich toxischen Dosen, werden die empfohlenen täglichen Mindestdosen nach Empfehlungen der DGE (Deutsche Gesellschaft für Ernährung, neuerdings Dach-Werte) [10] und der FNIC USA (the Food and Nutrition Information

Center) als DRI-Referenzwerte (dietaray reference intakes) [13] gegeben.

Genauere Angaben (mit Einzelbeschreibung im nachfolgenden Kapitel) gibt es nur zu *Selen* und *Zink*, die für die Prävention und Therapie bei Krebs von besonderer Wichtigkeit sind.

In der Medizin gut bekannte Mineralien wie Kalzium, Magnesium, Eisen werden hier auch nicht im einzelnen beschrieben, wie dies auch auf etliche Spurenelemente zutrifft, die zur Zeit eher in der orthomolekularen Medizin angewandt werden als in der Schulmedizin. Denn ein tieferes Eingehen darauf würde den Rahmen dieses Buches sprengen.

Trotzdem ist wahrscheinlich, dass auch viele dieser eher in der orthomolekularen Medizin empfohlenen Mineralien (Bor, Cobalt, Molybdän, Mangan) sowie auch heute noch medizinisch wenig oder gar nicht erforschte Spurenelemente eine wichtige Funktion im Immunsystem und der Krebsabwehr haben.

BOR

Es gibt keine Empfehlungen für die tägliche Mindestaufnahme von DGE und USA FNIC. Die maximal tägliche Dosis ohne toxische Nebenwirkungen ab dem 18. Lebensjahr beträgt bis 20 mg täglich (FNIC USA [13]).

OPTIMALE SUBSTITUTIONSDOSIS: 6-9 mg täglich eventuell bei Osteoporose [18]

CHROM

Empfohlene tägliche Mindestaufnahme bei Erwachsenen ab dem 15. Lebensjahr sind 30-100 µg pro Tag; ab dem 4. Lebensjahr 20-80 µg pro Tag (Dach-Referenzwerte) [10].

In den USA ist die Empfehlung für Erwachsene und für Kinder ab dem 9. Lebensjahr 20-35 µg pro Tag. In der Stillzeit sind es 45 µg pro Tag (FNIC) [13].

OPTIMALE SUBSTITUTIONSDOSIS: für Erwachsene und Jugendliche 30-100(-200) µg pro Tag [46]

EISEN

Empfohlene tägliche Mindestaufnahme für Erwachsene und für Kinder ab dem 10. Lebensjahr sind 10-15 mg täglich. In der Schwangerschaft und in der Stillzeit sind es 20-30 mg täglich (Dach-Referenzwerte) [10]. In den USA für männliche Personen ab 1. Lebensjahr 7-8(-10) mg täglich; für weibliche Personen ab dem 14. Lebensjahr 18 mg täglich (dietary reference intakes, Institute of Medicine) [13]

OPTIMALE SUBSTITUTIONSDOSIS: siehe oben; in den USA gilt als maximale tägliche Dosis ohne toxische Nebenwirkungen ab dem 10. Lebensjahr 40-45 mg täglich [13]. Bei Eisenmangel richtet sich die Dosierung nach Serum-Ferritin und -Eisenkonzentration.

FLUORID

Empfohlene tägliche Mindestaufnahme für Erwachsene ab dem 13. Lebensjahr sind 3-3,8 mg täglich (Dach-Referenzwerte) [10]. In den USA ist die Empfehlung für Erwachsene ab dem 14. Lebensjahr 3-4 mg täglich. Die maximale tägliche Dosis ohne toxische Nebenwirkungen ab dem 9. Lebensjahr beträgt 10 mg täglich (USA FNIC) [13].

JODID

Empfohlene tägliche Mindestaufnahme bei Erwachsenen (und Kindern ab dem 7. Lebensjahr) sind 120-150 µg pro Tag; in der Schwangerschaft und der Stillzeit 200 µg pro Tag (Dach-Referenzwerte) [10].

In den USA ist die Empfehlung für Erwachsene ab dem 14. Lebensjahr 150 µg pro Tag; in der Stillzeit sind es 290 µg pro Tag. Die maximale tägliche Dosis ohne toxische Nebenwirkungen ab dem 14. Lebensjahr sind 900 µg pro Tag (USA FNIC) [13].

KALZIUM

Empfohlene tägliche Mindestaufnahme für Erwachsene (und Kinder ab dem 10. Lebensjahr) ist 1-1,2 g pro Tag (Dach-Referenzwerte) [10].

In den USA ist die Empfehlung für Erwachsene (und Kinder ab dem 9. Lebensjahr) 1-1,3 g pro Tag (USA FNIC) [13].

KUPFER

Die empfohlene tägliche Mindestaufnahme für Jugendliche und Erwachsene (sowie für Kinder ab dem 7. Lebensjahr) beträgt 1-1,5 mg täglich (Dach-Referenzwerte) [10].

In den USA ist die Empfehlung für Erwachsene ab dem 14. Lebensjahr 0,9 mg täglich; in der Stillzeit 1,3 mg täglich (USA FNIC) [13].

OPTIMALE SUBSTITUTIONSDOSIS: siehe oben; in den USA beträgt die maximale tägliche Dosis ohne toxische Nebenwirkungen bei Kindern vom 4.-8. Lebensjahr 3 mg täglich; vom 9.-13. Lebensjahr sind es 5 mg täglich; für Erwachsene ab dem 18. Lebensjahr 10 mg täglich (USA FNIC) [13].

MAGNESIUM

Empfohlene tägliche Mindestaufnahme für Erwachsene ab dem 13. Lebensjahr sind 300-400 mg täglich (Dach-Referenzwerte) [10].

In den USA wird Erwachsenen ab dem 14. Lebensjahr 300-400 mg täglich empfohlen (USA FNIC) [13].

MANGAN

Empfohlene tägliche Mindestaufnahme für Erwachsene ab dem 10. Lebensjahr sind 2-5 mg täglich (Dach-Referenzwerte) [10].

In den USA sind es ab dem 9. Lebensjahr 1,9-2,3 mg täglich; in der Stillzeit 2,6 mg täglich. Die maximale tägliche Dosis ohne toxische Nebenwirkungen ab dem 9. Lebensjahr beträgt 6 mg täglich, ab dem 18. Lebensjahr 11 mg täglich (USA FNIC) [13].

MOLYBDÄN

Die empfohlene tägliche Mindestaufnahme für Erwachsene (und Kinder ab dem 10. Lebensjahr) beträgt 50-100 μg pro Tag (Dach-Referenzwerte) [10].

In den USA sollten Erwachsene ab dem 18. Lebensjahr 45 μg pro Tag einnehmen; in der Stillzeit 50 μg pro Tag. Die maximale tägliche Dosis ohne toxische Nebenwirkungen ab dem 9. Lebensjahr sind 1000 μg pro Tag, ab dem 14. Lebensjahr sind es 1700 μg pro Tag (USA FNIC) [13].

NICKEL

Hier gibt es keine Dach-Referenzwerte [10]. In den USA wird vom 4.-8. Lebensjahr als maximale tägliche Dosis ohne toxische

Nebenwirkungen 0,3 mg täglich empfohlen; ab dem 14. Lebensjahr kann 1 mg täglich als maximale tägliche Dosis ohne toxische Nebenwirkungen (USA FNIC) [13] eingenommen werden.

SELEN

Die empfohlene tägliche Mindestaufnahme für Erwachsene ab dem 14. Lebensjahr beträgt 30-70 µg pro Tag (Dach-Referenzwerte) [10].

In den USA wird empfohlen, ab dem 10. Lebensjahr 40-60 µg pro Tag einzunehmen (USA FNIC) [13].

OPTIMALE SUBSTITUTIONSDOSIS: 50-100(-200) µg pro Tag – Ziel ist eine Serum-Selen-Konzentration von 100-150 µg/l.

TOXISCHE DOSIS: als Selenit chronisch ab (400-)750 µg pro Tag; akut toxisch ab ca. 1-5 mg/kg

SILIZIUM

Es existieren keine Empfehlungen für die tägliche Mindestaufnahme entsprechend DGE und USA FNIC.

TOXIZITÄT: als SiO2 (Silikat) atoxisch

VANADIUM

Es existieren keine Dach-Referenzwerte [10].

In den USA ist als maximale tägliche Dosis ohne toxische Nebenwirkungen für Menschen ab dem 19. Lebensjahr 1,8mg angegeben (USA FNIC) [13]. *Diese Dosis wird nicht empfohlen, wird als sicher angegeben*

ZINK

Die empfohlene tägliche Mindestaufnahme für Erwachsene (und für Kinder ab dem 10. Lebensjahr) beträgt 7-10 mg täglich (Dach-Referenzwerte) [10].

In den USA ist die Empfehlung für Erwachsene ab dem 14. Lebensjahr 8-11 mg täglich; in der Stillzeit 12-13 mg täglich (USA FNIC) [13].

OPTIMALE SUBSTITUTIONSDOSIS: 10-15 mg täglich. Ab 25-50 mg täglich kann es möglicherweise zu einer Behinderung der Kupfer-Resorption kommen.

In den USA beträgt die maximale tägliche Dosis ohne toxische Nebenwirkungen vom 14.-18. Lebensjahr bis 34 mg täglich; ab dem 18. Lebensjahr sind es 40 mg täglich (USA FNIC) [13].

TOXISCHE DOSIS: bei chronisch eingenommenen Dosen ab (25)-50 mg täglich kann es zu Anämie wegen Kupfermangel kommen.

WEITERE MINERALIEN

Über die meisten der anderen Spurenelemente ist nur wenig Sicheres oder nichts hinsichtlich Toxizität, benötigter Zufuhr und medizinaler Wirkung bekannt (z.B. Beryllium, Cäsium, Germanium, Platin, Cerium, Dysprosium, Indium, Niobium, Osmium, u.s.w.). Um möglichen bisher noch nicht bekannten Mangelzuständen vorzubeugen, kann man Mineralpräparate entsprechend der Zusammensetzung unseres ersten Lebensraumes (also Meereswasser oder urzeitliche Meeresablagerungen) einnehmen.

2.1.2 NAHRUNGSMITTELERGÄNZUNGEN EINZELBESCHREIBUNGEN

2.1.2.1 ARGININ

DOSIERUNG: Die normale Dosierung in der orthomolekularen Medizin beträgt 2(-5)g pro Tag, immer zusammen mit *Lysin* im Verhältnis von 2 Teilen *Arginin* zu 1 Teil *Lysin* [18].

Schulmedizinisch wurde *Arginin* zu 30g in 10%iger Lösung als Stimulationstest für die Wachstumshormonsekretion verwendet [26].

NEBENWIRKUNGEN: Bei hohen Dosierungen kommt es zu Übelkeit, Durchfall, Magenreizung, selten Blutdruckabfall und Flush durch Vasodilatation [18, 26].

Verschlechterung einer Herpesinfektion (deshalb sollte immer zusätzlich eine Gabe des viralen Gegenspielers *Lysin* erfolgen).

Eine Minderung aller Nebenwirkungen ist möglich durch Substitution von *L-Lysin.* [18].

INDIKATIONEN: Bei **KREBS** soll *Arginin* das Tumorwachstum verzögern. Bei **Brustkrebs** fand man nach Gaben von 30g *L-Arginin* pro Tag ab drei Tagen vor der Chemotherapie einen besseren Therapieerfolg, wenn die Tumore kleiner als 6 cm im Durchmesser waren [26].

In der orthomolekularen Medizin wird *Arginin* empfohlen bei **Infektionen**, **Leistungssport**, **männlicher Infertilität** (die Substanz ist wichtig bei der Spermidin-Synthese).

Außerdem kommt es zur **Durchblutungsverbesserung** auch der **Koronarien** (gefäßerweiternd über NO-Abspaltung), **Hemmung** der **Thrombozytenaggregation**.

Arginin soll die **Immunabwehr stimulieren** (eingesetzt wurden bis zu 15-30g pro Tag) – vor allem in Kombination mit *Glutamin*, *Lysin* und *Omega-3-Fettsäuren* [18].

Endokrinologisch findet man eine **Steigerung der Sekretion** von **Insulin**, **Glukagon** und **Wachstumshormon** [18, 26].

WIRKUNG: *Arginin* ist eine semi-essentielle Aminosäure, d.h. in Belastungsphasen (wie **schwerer Infektion**, **Rekonvaleszenz**, **Wundheilung**) ist ein Nahrungszusatz **heilungsfördernd**.

Arginin ist eine Vorstufe des Neurotransmitters Stickoxid (in Endothelzellen spaltet sich *Arginin* in Citrullin und Stickoxid auf), dadurch wirkt es **vasodilatatorisch** und **durchblutungsfördernd**.

In Makrophagen und Granulozyten wirkt Stickoxid immunaktivierend (Steigerung der Lymphozytenproliferation, der Zytotoxizität der NK-Zellen).

Es **steigert** in pharmkologischen Dosen die **HGH-Ausschüttung** und **stimuliert IGF** (insulin-like-growth-factor).

Es ist zusammen mit *Glycin* und *Methionin* an der Kreatin-Synthese beteiligt und ist nach Umwandlung in Ornithin eine Vorstufe von Spermin und Spermidin (wichtig bei der **Zellteilung** und der **DNA-Stabilisierung**).

Bei **Osteoporose** ist *Arginin* wichtig wegen der **Erhöhung** der **Knochendurchblutung** (Stickoxid) und **Hemmung** der **Osteoklasten** (über Stickoxid). Außerdem kommt es durch HGH-Stimulierung und die Produktion von IGF-1 zu einer **vermehrten Osteoblastenneubildung** und **Steigerung der Kollagen-Synthese**. [18]

NACHWEIS: *Arginin*-Serum-Konzentration 15-128 µmol/l [47]

2.1.2.2 β-KAROTIN

β-Karotin ist die ungiftige Vorstufe zu *Vitamin A* (Retinol), deshalb ist in vielen Vitamin-Präparaten nur *β-Karotin* als Pro-Vitamin A enthalten. Die enthaltene Menge *β-Karotin* wird oft angegeben in *Retinol*-Äquivalent (engl. retinol activity equivalent), die es erlaubt, aus der angegebenen Dosis *β-Karotin* direkt die daraus entstehende *Retinol*-Menge zu erkennen (1 mg *Retinol*-Äquivalent = 6 mg all-trans-*β-Carotin* = 12 mg anderer Provitamin A-Karotinoide – ist die Vorstufe für 1 mg *Retinol* = 3330 IE *Vitamin A* [10]).

DOSIERUNG: Die empfohlene tägliche Mindestaufnahme (Dach-Referenzwerte) ab dem 10. Lebensjahr ist täglich 0,9-1,1 mg *Retinol*-Äquivalent = ca. 12 mg Provitamin A-Karotinoide [10].

In den USA beträgt der RDA/DRI-Wert ab dem 14. Lebensjahr für Männer 0,9 mg pro Tag retinol-activity-equivalent, für Frauen 0,7 mg pro Tag retinol-activity-equivalent, in der Schwangerschaft 0,77 mg pro Tag retinol-activity-equivalent [13]

OPTIMALE SUBSTITUTIONSDOSIS: 15-30 mg täglich an Gesamtkarotinoiden [47], in den USA gilt als maximale tägliche Dosis ohne Nebenwirkungen 3 mg Retinoläquivalent (ca. 36 mg Provitamin A-Karotinoide) [13]. Wegen der fraglichen Erhöhung des **Karzinomrisikos bei starken Rauchern** wird als tägliche Dosis bei Rauchern maximal bis 10 mg empfohlen [4].

Bei **Chemo-und Strahlentherapie**: während des Zyklus gelten 20-60 mg täglich an Gesamtkarotinoiden.

Bei **Protoporphyrie**: Erwachsene sollten 60-180-360 mg täglich, Kinder unter 14 Jahren 30-150 mg täglich einnehmen [26].

TOXIZITÄT: Auch bei hohen Dosen von Karotinoiden (im Gegensatz zu *Vitamin A = Retinol*) ist keine toxische Wirkung bekannt, ab 25 mg täglich kann es zu einer Gelbfärbung der Haut ohne weitere toxische Wirkung kommen. Eine A-Hypervitaminose durch hohe Dosen Karotinoide ist nicht möglich [26]. Auch bei einer Menge von 200 mg täglich sind keine Schädigungen bekannt geworden [11]. In der Schwangerschaft sind keine Missbildungen durch Karotinoide bekannt geworden [50].

INDIKATIONEN: bei **Krebs** als Antoxidans, besonders wichtig während **Chemo- und Strahlentherapie**.

Experimentelle Arbeiten an Zellen und epidemiologische Arbeiten geben gute Hinweise auf **karzinoprotektive Eigenschaften** von Karotinoiden [4].

Studien ergaben widersprüchliche Ergebnisse. Einerseits zeigte sich bei den meisten epidemiologischen Untersuchungen in diätetisch gut mit Karotinoiden versorgten Bevölkerungsgruppen ein niedrigeres Karzinomrisiko (auch für Lungenkarzinom) im Vergleich zu Bevölkerungsgruppen mit niedriger Karotinoid-Aufnahme oder mit niederen Karotin-Serum-Konzentrationen.

Andererseits fand man bei einer kontrollierten Studie bei Rauchern, die täglich 30 mg *β-Karotin* + 25000 IE *Vtamin A* einnahmen, höhere Lungenkrebsraten (CARET-Studie), und bei einer Studie mit 22.000 Ärzten, die 50 mg *β-Karotin* pro Tag gegen Placebo einnahmen, keinen Unterschied in der Krebshäufigkeit (Physician's Health Studie) gegenüber Placebo [4].

Allen kontrollierten Studien ist gemeinsam, dass im Gegensatz zu den epidemiologischen Ernährungsuntersuchungen einseitige Vitaminsupplementierung mit *Vitamin A* und/ oder *β-Karotin* gegeben wurde, und dass der Versorgungsstatus mit anderen antioxidativ wirksamen Mikronährstoffen (*Vitamin E* und *Vitamin C*; *Selen*) nicht in die Überlegungen einbezogen wurde, erst recht nicht die Bedeutung sekundärer Pflanzenstoffe oder unterschiedlicher Karotinoide. So könnte die erhöhte Lungenkrebsrate unter *β-Karotin*-Substitution bei Rauchern (Caret-Studie) durch toxische *β-Karotin*-Oxidationsprodukte hervorgerufen sein, wenn kein ausreichender weiterer oxidativer Schutz vorhanden ist (nämlich durch *Vitamin C* und *Vitamin E*, *Selen*-abhängiges *Glutathion*-System, Cystein u.s.w.).

Weitere, auch schulmedizinisch akzeptierte Indikationen für *β-Karotin* sind die **Beseitigung eines latenten *Vitamin-A*-Mangels, Lichtschutz bei Protoporphyrie** und eventuell bei **Pigmentsörungen**. 60 mg pro Tag werden diskutiert als Therapie bei **oraler Leukoplakie** und 30 mg täglich bei **Dysplasien des Gebärmutterhalses** [4].

KAROTINMANGEL: Bisher wurden keine Symptome eines Karotinmangels bekannt. Zu Symptomen des *Vitamin-A*-Mangels: siehe dort.

WIRKUNG: Neben seiner Wirkung als Provitamin A (siehe unter *Vitamin A = Retinol*) sind alle Karotinoide sehr wichtige Antioxidantien (Schutz vor Singulett-Sauerstoff). Daher auch die hochdosierte schulmedizinische Anwendung gegen die **Photosensitivität von Protoporphyrie**-Patienten und die naturheilkundliche Empfehlung **während Chemo- und Strahlentherapie**.

Außerdem ist eine **stimulierende** Wirkung auf **B-, T-Lymphozyten, auf NK-Zellen** und eine **regulierende** Wirkung auf **IL-1, IL-2 und TNF** beobachtet worden [4, 18].

Die Resorption erfolgt zu 20-50% im Dünndarm, verbessert durch die Anwesenheit von Speiseöl, Fett, *Vitamin E*, Gallensäuren. Biotransformation erfolgt durch Spaltung zu *Vitamin A* in den Mukosazellen des Darmes und in den Erythrozyten. Bei höherer Karotinzufuhr kommt es zu einer Abnahme der Umwandlung in *Vitamin A*, so dass auch hohe *β-Karotin*-Dosen die Retinol-Konzentration im Serum nicht erhöhen [4, 26, 50].

NACHWEIS: Als Probe Serum oder Heparin-Plasma lichtgeschützt versenden [31, 35]!

Normale Serum-Konzentration von *β-Karotin*: 150-850-(1200) μg/l [11, 31, 35]

VORKOMMEN: Es gibt ca. 600 unterschiedliche Karotinoide, für Pflanzen als antioxidativer Schutz vor phototoxischen Prozessen [4]. Etwa zwölf davon können im Organismus teilweise in *Vitamin A* umgewandelt werden und werden als Pro-Vitamin-A-Karotinoide bezeichnet. Wichtigstes ist das *β-Karotin* [11].

Karotinoide kommen vor allem in frischen Früchten und frischem Gemüse vor (in abnehmender Konzentration in: Karotte, Grünkohl, Spinat, Kürbis, Kopfsalat, Aprikose, Guave, Broccoli, Tomate (v.a. Lykopin) [47].

Die schlechten Ergebnisse der *β-Karotin*-Studie für Raucher lassen es möglich erscheinen, dass die Einnahme von Karotinoidmischungen der Einnahme von reinem *β-Karotin* überlegen ist [4] – obwohl es doch wahrscheinlicher ist, dass ein Mangel anderer Antioxidantien zu dem Ergebnis führte.

2.1.2.3 BIOTIN

DOSIERUNG: Die empfohlene tägliche Mindestaufnahme für Erwachsene und Schwangere beträgt 30-60 μg pro Tag und für Kinder vom 7.-10. Lebensjahr 15-20 μg pro Tag. Vom 10.-15. Lebensjahr sollten es 20-30 μg pro Tag sein (Dach-Referenzwerte) [10].

In den USA ist der RDA/DRI-Wert für Erwachsene 30 μg pro Tag [13].

OPTIMALE SUBSTITUTIONSDOSIS: 100-500 μg pro Tag [11]. Zufuhr mit normaler Ernährung 50-100 μg pro Tag [4]. Therapeutisch bei bewiesenem *Biotin*-Mangel: oral 5-10 mg; i.v. 5-100 μg pro Tag [4]; bei genetischen Störungen: 1-40 mg täglich [26].

TOXIZITÄT: Auch bei 40 mg täglich sind keine Nebenwirkungen aufgetreten [26]. Vergiftungen sind keine bekannt [27].

INDIKATIONEN: Bei **Krebs** gibt es keine spezifische Indikation für *Biotin*. Gesicherte Indikation bei erhöhtem Bedarf, wie z.B. bei speziellen Diäten, bei **Alkoholismus**, nach **Gastrektomie**, bei **Enzymdefekten**.

Die orthomolekulare Medizin empfiehlt *Biotin* bei **Diabetes**; bei Hauterkrankungen wie **trockener, schuppiger Haut**, **seborrhoischer Dermatitis**; Erfolge bei **Haarausfall**, **Ekzemen**, **brüchigen Fingernägeln** sind möglich oder werden behauptet [4, 47].

BIOTINMANGEL: *Biotin*-Mangel ist selten, da nur ein geringer täglicher Bedarf besteht und *Biotin* weit verbreitet in der Nahrung vorkommt und durch Darmbakterien produziert wird [11]. Symptome nach experimenteller *Biotin*-Mangel-Diät sind **Dermatitis**, **Glossitis**, **Schwäche**, **Hyperästhesie**, **Muskelschmerzen**, **Anorexie** und **EEG-Veränderungen** sowie **Haarausfall**; **Depression**, **Erschöpfung**; **Erbrechen** und **Appetitlosigkeit** [4, 11, 16].

WIRKUNG: *Biotin* ist Co-Faktor von Carboxylasen wie Pyruvat-Carboxylase, Acetyl-Coenzym-A. Die Halbwertzeit bei oral eingenommenen 100 µg/kg Körpergewicht beträgt ca. 26 Stunden [16, 47].

NACHWEIS: seltener Nachweis in nur wenigen Laboren

Normale Serumkonzentration 250-1000(-1200) ng/l [31, 35]

VORKOMMEN: in allen Lebensmitteln. Besonders reich an *Biotin* sind Leber (100 µg/100g), Bierhefe (80 µg/100g), Soja (70 µg/100g) [47]; aber auch Milch, Weizen. *Biotin* ist beim Kochen stabil. Es wird von der Darmflora gebildet [11, 16].

2.1.2.4 L-CARNITIN

DOSIERUNG: der von der orthomolekularen Medizin geschätzte Bedarf beträgt 100-300 mg täglich [18].

OPTIMALE SUBSTITUTIONSDOSIS: Eine Substitution ist nur sinnvoll bei **einseitiger Diät**, **Arzneimittelinterferenzen**, oder bei ***Carnitin*-Verlust-Syndromen** [11].

Bei **Chemotherapie**: wirkt **kardioprotektiv** während kardiotoxischer Chemotherapien (für 1-2 Monate). Erwachsenen wird die Einnahme von oral 500 mg bis hin zu 2-4 mal täglich 1g empfohlen. Die maximale TMD beträgt 5g [18, 26].

TOXIZITÄT: Symptome einer akuten Vergiftung sind nicht bekannt. Es wurden bis zu 300 mg/kg i.v. bei Stoffwechselstörungen gegeben [27].

INDIKATIONEN: Bei normaler Mischkosternährung und gesunder Leber- und Nierenfunktion ist die Eigensynthese von *L-Carnitin* (aus *L-Lysin*, *Methionin* mit *Vitamin C* und *Vitamin B6* als Co-Faktoren) ausreichend [4, 18].

Bei **Krebs** wird teilweise eine **Stabilisierung des Immunsystems** durch *L-Carnitin* behauptet, ist aber nicht erwiesen.

Mehr Evidenz hat die Supplementierung von *L-Carnitin* vor allem **während einer Anthrazyklintherapie** (Doxirubicin, Epirubicin) zur **Vorbeugung einer Kardiopathie** und auch bei anderen Zytostatika gegen das **Fatigue-Syndrom** – in einer Studie mit 4g pro Tag wurde eine Wirksamkeit bei Cisplatin, Ifosfamid, Paclitaxel nachgewiesen. [15, 17, 18]

Erhöht ist der Bedarf an *L-Carnitin* bei **Dialyse**-Patienten und **bei Einnahme folgender Arzneimittel**: Anthrazykline; Cisplatin, Ifosfamid, AIDS-Präparate (Adenovir, Zidovudin), Phenytoin, Barbiturate, Valproinsäure, Carbamazepin, Cephalosporine, Pyrimethamin, Sulfadizin [18].

Außerdem gibt es einzelne positive Erfolgsberichte durch *Carnitin*-Gabe mit verlangsamter Progedienz von **Morbus Alzheimer**; von einem lipidsenkenden Effekt bei **Typ-IV-Hyperlipoproteinämie**; von einem positivem Effekt für Patienten mit **Myokardischämie** und **nach Herzoperation**, verbessertem Fett- und Zuckerstoffwechsel bei **Diabetes**-Patienten [18, 26].

Empfehlungen der *L-Carnitin*-Substitution bei **Sportlern**, bei **Müdigkeit**, bei **Leistungsabfall** und **Muskelschwäche**, bei **Infektanfälligkeit** sind ohne zusätzliche Indikation (Diät, Medikamenteneinnahme u.s.w.) auch innerhalb der orthomolekularen Medizin nicht allgemein anerkannt.

L-CARNITIN-MANGEL: Bekannt sind vor allem **vererbbare Stoffwechselstörungen** (*Carnitin*-Mangel oder Verwertungs-Syndrome) mit teils normalen, teils erniedrigten *Carnitin*-Serum-Konzentrationen, mit zum Teil rein muskulärer Symptomatik (**schmerzlose Myopathien**, **Muskelschwäche-Syndrome**, **Polymyositis**, in der Muskelbiopsie oft **Lipidakkumulation**), zum Teil bestehen zusätzlich **ZNS- und Leber-Symptome**. Eine *Carnitin*-Gabe ist manchmal wirksam, manchmal aber auch nicht.

Sekundäre *Carnitin*-Mangel-Syndrome bei verminderter Synthese (**Leberzirrhose**) oder ein *Carnitin*-Verlust (**Dialyse**, **Fankony-Syndrom**, **Arzneimitteleinnahme**) führen öfter zu **Muskelschwäche**, selten Muskeldystrophie [20].

WIRKUNG: Zur Substitution darf nur *L-Carnitin* verwandt werden, da *D,L-Carnitin* in den Muskeln akkumuliert und dann Myasthenie-ähnliche Beschwerden verusachen kann [26].

L-Carnitin wird in den Muskeln angereichert und ist verantwortlich für die Einschleusung langkettiger Fettsäuren durch die Mitochondrien-Membran zur Verstoffwechslung, ebenso für die Ausschleusung kurz- und mittelkettiger Fettsäuren aus den Mitochondrien. Dafür ist auch das Phospholipid *Cardiolipin* nötig [15, 18].

Ein *L-Carnitin*-Mangel kann entstehen bei Störungen der Lebersynthese und bei Transportstörungen von der Leber zum Muskel, ebenso bei Lipidspeichererkrankungen. Ein *Carnitin*-Mangel verursacht dann **myopathische Syndrome** [26].

Es gibt Anzeichen für Veränderungen im *Carnitin*-System in Krebszellen. Die **Anthracyclin-Zytostatika** (Epirubicin, Doxorubicin) reduzieren die *Carnitin*-Konzentration in der Herzzelle und bewirken eine nicht kompetitive *Carnitin*-Hemmung an der Mitochondrien-Membran.

Auch Paclitaxel reagiert mit *Carnitin*-Enzymen an der Mitochondrien-Membran; Ifosfamid und Cisplatin zeigten *Carnitin*-Konzentrations-Senkung durch renale Verluste und Stoffwechselbehinderung [15].

STOFFWECHSEL: Bei oral zugeführtem *L-Carnitin* besteht eine Bioverfügbarkeit bei 2g 16%, Ausscheidung erfolgt renal und fäkal mit eine Eliminations-Halbwertzeit im Serum von 7-17 Stunden [26]. Bei parenteraler Ernährung kommt es ohne Substitution zu einem *Carnitin*-Abfall nach 20-40 Tagen [4].

NACHWEIS: Die normale *Carnitin*-Serum-Konzentration beträgt ca. 25-53 µmol/l [26, 31]; ein *L-Carnitin*-Mangel besteht ab einer Serum-Konzentration von < 25 µmol/l [18].

VORKOMMEN: in Rindfleisch 60mg/100g; in Schweinefleisch 30 mg/100g; in Lamm- und Schaffleisch 80-250 mg/100g, in Milch 2,5 mg/100g [11, 18]

2.1.2.5 CYSTEIN

DOSIERUNG: N-Acetyl-Cystein (*NAC*) ist die pharmokologische Vorstufe für die nicht essentielle Aminosäure *L-Cystein*. Für

L-Cystein und *NAC* sind normale Dosen in der Schulmedizin und in der orthomolekularen Therapie oral 200-600 mg, 2-3mal pro Tag.

Maximale Dosen als toxikologisches Antidot sind oral bis zu 70 mg/kg, alle 4 Stunden, für 2-3 Tage [28].

NEBENWIRKUNGEN: Bei normal großen Dosen, außer bei sehr seltenen Allergien, sind keine Nebenwirkungen zu erwarten. Bei sehr hohen Dosen i.v. in kurzer Zeit (z.B. Antidottherapie 150 mg/kg auf der Intensivstation innerhalb einer Stunde) sind Unverträglichkeitsreaktionen möglich (Hautrötung, RR-Abfall, Atemprobleme). Bei hohen Dosen über längere Zeit besteht die Gefahr von *Cystein*-Nierensteinen [18, 28].

INDIKATIONEN: bei **Krebs** sehr wichtig als Antioxidans, zur **Stärkung** der **Mukosa-Barriere** und der **Immunabwehr des Darms** (zusätzlich *Glutamin*), zur **Entgiftung bei Chemotherapie; roborierender Effekt bei Kräfteverfall und kachektischer Tendenz** (*NAC* 0,6-4g pro Tag) [18].

Außerdem ist *Cystein* wichtig bei **Herz-Kreislauf-Erkrankungen** (Endothelschutz vor Radikalen, Senkung der Homocystein-Plasma-Konzentration mit *Folsäure*, *Vitamin B12* und *Vitamin B6*). Bei **Lebererkrankungen** und **Leberzirrhose** und bei **Lungenfibrose** und **obstruktiver Lungenerkrankung** besitzt *Cystein* eine **Fibrose hemmende Wirkung** durch antioxidativen Schutz für die Zellmembranen und hat eine **antientzündliche** Wirkung.

In der Augenheilkunde bei **Makula-Degeneration** und zur **Katarakt-Prävention** zusammen mit *Vitamin C*, *Riboflavin* und evtl. den *Karotinoiden Lycopin*, *Lutein* und *Zeaxanthin* als kräftige Antioxidantien **für Retina, Glaskörper** und **Augenlinse**. Bei **chronisch entzündlichen Darmerkrankungen** (**Kolitis**, **Morbus Crohn**) gibt man es zusammen mit *Glutamin* [18].

WIRKUNG: *L-Cystein* kann endogen aus *Methionin* synthetisiert werden. Es ist wichtig für die endogene *Gluathion*-Bio-Synthese (L-Glutamyl-Cystein-Glycin = GSH), die das intrazelluläre Redoxpotential aufrecht erhält und so Zellmembran-Lipide, Proteine, Nukleinsäuren vor oxidativer Schädigung und Radikalangriffen schützt (Co-Faktoren *Vitamin C* und *Vitamin E* und *Ubichinon*). *Cystein* und *Glutathion* sind wichtig für die **Entgiftung** von **Schwermetallen, Aflatoxinen,** und etlichen **Xenobiotika und Medikamenten**. [18]

2.1.2.6 FOLSÄURE (Vitamin B1)

DOSIERUNG: Die empfohlene tägliche Mindestaufnahme für Erwachsene und Kinder ab dem 10. Lebensjahr beträgt 400 μg; Kinder vom 4.-10. Lebensjahr sollten 300 μg pro Tag einnehmen; in der Schwangerschaft werden 600 μg pro Tag empfohlen (Dach-Referenzwerte) [10].

In den USA ist der RDA/DRI-Wert für Erwachsene 400 μg pro Tag [13].

OPTIMALE SUBSTITUTIONSDOSIS: 0,4-0,8 mg täglich (immer zusätzlich *Vitamin B12* geben!).

In den USA ist als maximale tägliche Dosis ohne Nebenwirkungen 1000 μg definiert [13]; therapeutisch gebe man bei *Folsäure*-Mangel 1-5 mg täglich für zwei bis vier Wochen.

TOXIZITÄT: Bei 15 mg täglich über einen Monat hinweg gegeben kam es zu gastrointestinalen Beschwerden (Übelkeit, Blähungen, bitterer Mundgeschmack).

In Einzelfällen mit Schizophrenie wurde eine psychische Verschlechterung bei 1-3 mg täglich beobachtet. Außerdem sind Allergien möglich [26].

INDIKATIONEN: bei **Krebs** ein sehr wichtiges Vitamin wegen **DNS-Synthese** und **DNS-Reparatur**. In Studien gibt es Hinweise auf vermehrtes Auftreten von **Mamma-Karzinom** und **Kolon-Karzinom** bei *Folsäure*-Mangel [4, 26].

Außerdem ist *Folsäure* wichtig für die **Blutbildung** (bei Mangel kommt es zu megaloblastärer Anämie), wichtig zur **Arteriosklerose-Prävention** durch Senkung der Homozysteinkonzentration (mit *Vitamin B12* und *Vitamin B6*), und wichtig zur Neurotransmittersynthese (**psychische, mentale, eventuell neurologische Störungen** treten bei Mangel auf) [18].

FOLSÄUREMANGEL: Nach [4, 11] ist bei *Folsäure* am häufigsten von allen Vitaminen mit Mangelzuständen zu rechnen; **Appetitlosigkeit**, **Durchfall**, **Haarausfall**; später **Depressionen**, **neurologische Störungen**, erhöhte Homocystein-Serum-Konzentration

Bei deutlichem *Folsäure*-Mangel ist das klinische Leitsymptom **Megaloblasten-Anämie** (DD zu *Vitamin B12*-Mangel) [18].

WIRKUNG: Übertragung von C1-Gruppen vor allem im Stoffwechsel von *Serin - Glycin*, *Homocystein - Methionin* (Co-Faktor *Vitamin B12*), im *Histidin*- und *Glutamin*-Säure-Stoffwechsel; in der *Purin*-Synthese (DNS + RNS) [16, 20, 47].

Mit einer biologischen Halbwertzeit von 100 Tagen enstehen erste Blutbildveränderungen bei *Folsäure*-freier Diät nach 2-3 Monaten, mit megaloblastärer Anämie nach 4-5 Monaten [4].

NACHWEIS: Serum oder EDTA-Plasma lichtgeschützt und gekühlt versenden! [35]

Die normale Serumkonzentration ist (3)-7-20 μg/l, 4,5-45 nMol/l [4, 16, 31]; die normale Erythrozytenkonzentration liegt bei 150-500-700 μg/l (Vollbluthämolysat) [4, 35]

Folsäure-Mangel: Serum-Konzentration < 4 μg/l [35]

VORKOMMEN: grünes Gemüse (Broccoli, Spinat, Kohl, Tomaten); Hefe, Innereien (Leber, Niere), nur wenig in anderem Fleisch oder in Fisch; in vielen Käsearten und in Quark [4, 11].

2.1.2.7 GLUTAMIN

DOSIERUNG: Die normalerweise in der orthomolekularen Medizin empfohlene Dosis ist 1-3g *Glutamin* pro Tag.

NEBENWIRKUNGEN: Bei Erwachsenen wurden oral bis 3 x 10g pro Tag (0,5g je kg pro Tag) gegeben und gut vertragen [26]. Nach Erfahrung der orthomolekularen Medizin sind nach hoher Dosierung manische Stimmungen und Schlafstörungen möglich [18].

INDIKATIONEN: Bei **Krebs** ist *Glutamin* wichtig zur **Stabilisierung der Darmmukosa** (auch des Darm-assoziierten Immunsystems), und es besteht erhöhter Bedarf bei allen **katabolen Zuständen** und bei **Chemotherapie** mit 5-FU.

Außerden ist *Glutamin* wichtig bei **Leistungssport**, bei **allen entzündlichen Darmerkrankungen** (**Kolitis**, **Morbus Crohn**, **HIV-induzierter Enteropathie**), eventuell gibt man unterstützend *Cystein* oder N-Acetyl-Cystein.

Glutamin-Mangel-Symptome: verminderte körperliche Leistungsfähigkeit, Abwehrschwäche, Wundheilungsstörungen, verzögerte Rekonvaleszenz. Bei starkem Mangel kommt es zu **Dünndarmstörungen** mit **Zottenatrophie** bis zur **Mukositis** [18].

WIRKUNG: Als nicht essentielle Aminosäure ist *Glutamin* nur in Belastungsphasen oder bei Mangelernährung heilungsfördernd.

Glutamin ist wichtig zur Synthese von Glucosaminen, Nukleotiden, Purin- und Pyrimidinkörpern (also für Gewebe mit hohem Zellumsatz wie Blutbildung, Immunsystem, Darmepithel).

Es bildet eine wichtige Vorstufe in der *Glutathion*-Synthese (antioxidatives und entgiftendes System). 70 Prozent des aufgenommenen *Glutamins* werden in den Dünndarmzellen verstoffwechselt, und zusammen mit *Cystein* bewirkt *Glutamin* eine Stärkung des Mukosablocks und der enteralen Immunantwort.

Bei *Glutamin*-Mangel kommt es zu schweren **Dünndarmfunktions- und Permeabilitätsstörungen**. Im Immunsystem unterstützt *Glutamin* die Stimulierung von IL-2 Produktion, Proliferation und Differenzierungen von T- und B-Zellen – ein *Glutamin*-Mangel führt zu gesteigerter Infektanfälligkeit. *Glutamin* regt die Bildung von Wachstumshormon (wie *Arginin*) an und steigert bei körperlicher Belastung das Muskelwachstum. Im ZNS ist *Glutamin* ein wichtiger Vorgänger des exzitatorischen Neurotransmitters *Glutamin*-Säure und ist Vorstufe der hemmenden GABA [18].

2.1.2.8 GLYCIN

DOSIERUNG: normalerweise in der orthomolekularen Medizin 0,5g bis 1,5g pro Tag

INDIKATION: bei **Krebs** wichtig wegen seiner Bedeutung für **Entgiftungsreaktionen** und der Synthese des antioxidativ wirkenden *Gluthathions*. In der orthomolekularen Medizin wird *Glycin* außerdem eingesetzt bei bestimmten Formen der **Schizophrenie** [18]. Schulmedizinisch wird *Glutamin* i.v. eingesetzt zur Behandlung der akuten **Isovalerian-Säure-Azidose** und als sterile 1,5%ige hypotone, nicht stromleitende Lösung bei der **Prostata-Chirurgie** [26].

NEBENWIRKUNGEN: Bei oraler Anwendung in den gebräuchlichen Dosen der orthomolekularen Medizin treten keine Nebenwirkungen auf. Bei hochdosierter Anwendung für **Blasenspülungen bei Prostata-Operation** kann es zu Elektrolytverschiebungen, Hämolyse, Thrombopenie und ZNS-Problemen kommen [26].

WIRKUNG: *Glycin* kann im Körper als nicht essentielle Aminosäure aus *Serin*, *Cholin* oder *Threonin* synthetisiert werden. *Glycin* ist zusammen mit *Arginin* und *Methionin* an der *Kreatin*-Synthese beteiligt (*Kreatin* ist wichtig für die Energiebereitstellung v.a. in der Skelettmuskulatur).

Außerdem ist *Glycin* wichtig für die *Glutathion*-Bio-Synthese (antioxidatives System), für die Neurotransmitter-Synthese (inhibitorisch an glycinergen Rezeptoren, exzitatorisch an NMDA-Rezeptoren, verstärkt die Wirkung von Haloperidol), in der Leber ist *Glycin* beteiligt an Konjugations- und Entgiftungsfunktionen, und es gibt Hinweise für **antientzündliche Wirkungen** durch Hemmung einiger Zytokine [18].

2.1.2.9 α-LIPONSÄURE (Thioctsäure)

DOSIERUNG: Die therapeutische Dosis ist oral (200)-600 mg täglich [18, 26]

TOXIZITÄT: Bei 8g, 20g und 36g kam es zu einer lebensbedrohlichen Laktazidose (die untere toxische Dosis ist nicht bekannt) [26, 28]. In der Schwangerschaft und während der Laktation wird die Einnahme nicht empfohlen [26].

NEBENWIRKUNGEN: In therapeutischer Dosis nach i.v. Injektion kommt es selten zu Thrombozytopathien mit Pupura, Diplopie, Muskelkrämpfen.

Nach oralen Gaben kommt es – allerdings selten – zu Ekzem, Urtikaria, ja sogar zur Anaphylaxie [26]. Wir sehen eventuell eine Verstärkung der Wirkung von Insulin und oralen Antidiabetika.

Wegen Komplexbildung sollte man es nicht zusammen mit *Zink*, *Kupfer*, *Eisen* und *Magnesium* geben [28].

INDIKATIONEN: Bei **Krebs** gibt es keine spezifische Indikation. In der orthomolekularen Medizin wird es teilweise empfohlen als zusätzliches Antioxidans mit Interaktion mit *Vitamin E* (v.a. bei **Artheriosklerose**, **Lebererkrankungen**, **Katarakt**, **diabetischer Polyneuropathie** und zur **Entgiftung von Schwermetallen** (Pb, Cd, Hg, Cu, Ar, Fe [47]).

Schulmedizinisch mit unsicheren Erfolgen teils empfohlen zur Prophylaxe und Therapie von Polyneuropathien (vor allem bei Diabetes).

WIRKUNG: Wird im Organismus in ausreichendem Maße selbst synthetisiert [4, 47]. Ist physiologisch im mitochondrialen Stoffwechsel vorhanden.

Wichtig im Zitratzyklus (Synthese von Succinyl-CoA) beim Abbau von *Glycin* und verzweigtkettigen Aminosäuren.

Ist zusammen mit *Thiamin* und *Niacin* für den Fett-, Kohlehydrat- und Energiestoffwechsel von elementarer Bedeutung.

Antioxidativer Schutz besteht im hydrophilen und lipophilen Bereich für Proteine, Lipide und DNS. Bindet oxidativ wirkende Metall-Ionen. Regeneriert *Vitamin E*, *Vitamin C*, *Glutathion* und *Coenzym Q10* [18, 47].

Bei oraler Zufuhr zu ca. 37% bioverfügbar. Renale Elimination mit Halbwertzeit von 10-20 Minuten [26].

VORKOMMEN: in natürlicher Form vor allem in Herz und Leber; in pflanzlichen Produkten nur gering vorhanden [18, 47].

2.1.2.10 LYSIN

DOSIERUNG: Der tägliche Bedarf an der essentiellen Aminosäure *Lysin* wird auf 10 mg/kg beim Erwachsenen und mehr als 90 mg/kg beim Kleinkind geschätzt [18].

ALS SUBSTITUTIONSDOSIS: In der orthomolekularen Medizin beim Erwachsenen ca. 1g *Lysin* + 2g *Arginin* (meist empfohlen in Kombination – *Arginin* : *Lysin* im Verhältnis 2 : 1).

Zur **Herpes**-Therapie 2-3 x täglich 1g *Lysin* (ohne *Arginin*) [18].

NEBENWIRKUNGEN: Bei 1-3g *L-Lysin* pro Tag sind keine Nebenwirkungen zu erwarten [18].

INDIKATIONEN: Bei **Krebs** findet *Lysin* Einsatz wegen seiner **immunstimulierenden** Wirkung im Zusammenwirken mit *Arginin* und *Vitamin C*, *Vitamin B6*, *Vitamin B12* und *Zink*.

Diese Immunstimulation wird auch wirksam bei **chronischen Virusinfektionen** und bei **Herpesinfektionen** (hier als *Arginin*-Antagonist ohne das *Arginin*, welches das Herpes-Wachstum fördert) [18].

Erhöhter Bedarf besteht bei strengen Vegetariern, in der Schwangerschaft, in der Stillzeit.

Es unterstützt die **Wundheilung** und den **Kollagenaufbau** (auch bei **Osteoporose**), und es ist wichtig bei der Fettverbrennung (z.B. im Leistungssport) [47].

WIRKUNG: Aus *Lysin* und *Methionin* wird in Leber, Niere und Gehirn *L-Carnitin* synthetisiert (Co-Faktoren sind *Vitamin C*, *Vitamin B6*, *Nicotinamid* und *Eisen*). *L-Carnitin* wird zum Fettsäuretransport in die Mitochondrien benötigt und wirkt immunstimulierend. *Lysin* ist wichtig bei Carboxylasen (im aktiven Zentrum der meisten CO2-Gruppen übertragende Enzyme), es fördert Knochenwachstum und Verknöcherung, regt die Nukleinsäuresynthese und Zellteilung an und ist wichtig beim Kollagenaufbau (mit *Glycin* + *Prolin*) für Knochen, Sehnen, Bänder, Haut und Blutgefäße [18, 47].

VORKOMMEN: Ausreichende Zufuhr ist gegeben bei normaler Ernährung, auch bei laktovegetabiler Kost. Hohe *Lysin*-Konzentrationen von 1-2g/100g Nahrung finden sich in Thunfisch und Garnele; in Schweinefleisch, Rindfleisch Hähnchenfleisch; in Soja, Linsen, Erdnüssen, Parmesan [47].

2.1.2.11 METHIONIN

DOSIERUNG: Ungefährer täglicher Bedarf beim Erwachsenen sind 13 mg/kg, beim Kleinkind 50 mg/kg [18]

SUBSTITUTIONSDOSIS: In der orthomolekularen Medizin wird für Erwachsene die Zufuhr von 150-500 mg pro Tag empfohlen [18].

NEBENWIRKUNGEN: *Methionin* erhöht die Kalzium-Ausscheidung und begünstigt somit auch Osteoporose bei chronisch zu hoher Zufuhr, etwa durch übermäßigen Genuss von Fleisch- und Wurstwaren. Außerdem sollte man auf ausreichende Substitution mit *Folsäure*, *Vitamin B12* und *Vitamin B6* gegen hohe Homocystein-Serum-Konzentration achten [18].

INDIKATIONEN: Bei **Krebs** vor allem zur **Entgiftung** (Methylierungsreaktionen in der Leber; SH-Gruppenbildung bei Schwermetallsalzen) von **Karzinogenen** und **Chemotherapeutika**.

Außerdem **hemmt** es **Entzündungsreaktionen**, besitzt **antihistaminische Wirkung** durch Förderung des Histamin-Abbaus, und es wirkt im ZNS bei **Depressionen**, **Morbus Parkinson** (hier ist *S-Adenosyl-Methionin* = SAM besser wirksam.) [18].

WIRKUNG: Die essentielle Aminosäure *Methionin* ist zusammen mit *Cystein* (die endogen aus *Methionin* synthetisiert werden kann) der wichtigste Schwefel-Donator – und führt damit zu Entgiftungsreaktionen.

Sie ist ein wichtiger Bestandteil der Protein-Biosynthese und in der stoffwechselaktiven Form *S-Adenosyl-Methionin* (SAM) ein wichtiger Methylgruppendonator u.a. für die Synthese von *Cholin*, *Kreatin*, *Cystein*, *Melatonin*, *Carnitin*, *Taurin*.

Methionin hilft beim Abbau von L-DOPA zu 3-O-Methyl-Dopa im ZNS.

S-Adenosyl-Methionin (SAM) erhöhte im ZNS bei **depressiven Patienten** die Serotonin-, Dopamin-, und Phosphatidylserin-Konzentration und wirkte **bei Arthrosen schmerzlindernd**. [47].

VORKOMMEN: Es besteht ausreichende Zufuhr bei normaler Ernährung, auch bei laktovegetabiler Kost. Hohe *Methionin*-Konzentrationen von 0,5-1,5g/100g Nahrung finden sich in Garnelen, Emmentaler Käse, Lachs, Hühnerfleisch, Rindfleisch, Weizenkeimen und Sojabohnen [47|.

2.1.2.12 NIACIN (Nicotinamid, Vitamin B3)

DOSIERUNG: Die empfohlene tägliche Mindestaufnahme für Erwachsene und Kinder ab dem 10. Lebensjahr: männliche Personen 15-18 mg täglich, weibliche Personen 13-15 mg täglich (Dach-Referenzwerte) [10].

In den USA ist der RDA/DRI-Wert ab dem 14. Lebensjahr für männliche Personen 16 mg täglich, für weibliche Personen 14 mg pro Tag; in der Schwangerschaft 18 mg täglich [13].

OPTIMALE SUBSTITUTIONSDOSIS: Erwachsene: 15-20 mg täglich [47]. In den USA ist die maximale tägliche Dosis ohne Nebenwirkungen bei 30 mg bis 35 mg definiert [13].

Bei PELLAGRA: (bewiesener *Vitamin B3*-Mangel) 200-300 mg täglich [26]

TOXIZITÄT: *Niacin* wirkt akut toxisch bei Dosen um 1g pro Tag mit Flush und gastrointestinalen Nebenwirkungen. Die chronische Zufuhr ab (35-)100 mg täglich bis zu 1g pro Tag kann zu gastrointestinalen Nebenwirkungen, zu Hautrötungen, selten zu allergischem Ekzem führen. In Einzelfällen kam es zu cholestatischer Hepatitis ab chronischer Einnahme von 3g pro Tag [27].

INDIKATIONEN: bei **Krebs** besteht erhöhter *Niacin*-Bedarf [4]. *Niacin* ist wichtig für die **Zelldifferenzierung**, die **DNS-Replikation** und die **DNS-Reparatur** [4, 47]. Eine günstige Wirkung von *Niacin* wurde gesehen bei Bestrahlung von **Larynxkarzinom** [26].

Bei **Mangelernährung** oder **Malabsorptionsstörungen**, **Alkoholabusus**, und für **Dialyse**-Patienten.

Man sollte *Niacin* einsetzen bei **chronischer Arzneitherapie** mit INH, Azathioprim, Phenytoin, L-Dopa, Barbituraten, Benzodiazepinen, etlichen Analgetika (Paracetamol, Salicylamid, Dextroproxyphen) [4, 18].

Nicotinsäure wurde früher zur Senkung des Cholesterins eingesetzt, bei einer Dosierung von 2-3g pro Tag.

NIACINMANGEL: Ein Mangel ist bei ausreichender Ernährung mit Fleisch nicht häufig. Bei Mangelernährung kommt es infolge *Niacin*-Avitaminose zu **PELLAGRA** mit **Dermatitis**, besonders an **sonnenexponierten** Stellen, **Hyperpigmentierung**, **Hyperkeratose**, **Desquamation**. Außerdem kommt es zu **Entzündungen** der **gesamten Schleimhaut** des **Gastrointestinaltrakts** mit **Mundwinkelrhagaden**, **Glossitis**, **Achlorhydrie**, **Durchfällen**, später zu ZNS-Störungen mit **Depression**, **Apathie**, **Schlaflosigkeit**, **Verwirrtheit**, **Neuropathien**

und **Paresen** (bei ZNS-Beteiligung besteht häufig ein zusätzlicher Mangel von *Vitamin B2* und *Vitamin B6*. [4, 20])

WIRKUNG: *Niacin* ist der Sammelbegriff für *Nicotinsäure* und *Nicotinamid*, die beide im Körper in die Coenzyme *NAD* und *NADP* (Nicotinamid-Adenindinucleotid-Phosphat) umgewandelt und vor allem in Leber und Erythrozyten gespeichert werden.

NAD (in den Mitochondrien) und *NADP* (im Cytosol) wirken als Dehydrogenasen. Sie sind in den Mitochondrien wichtig für Redoxvorgänge der Atmungskette, im Cytosol für die Fettsäuresynthese und für Hydroxilierungen.

Außerdem ist *ADP* wichtig bei der Proteinsynthese, der Nucleoproteinsynthese (auch für Histonsynthese wichtig für die DNS-Reperatur und die Zelldifferenzierung) und für die Regulation der cyclo-AMP-Aktivität [4].

NACHWEIS: Zum Nachweis eines *Niacin*-Mangels ist keine Routinemethode vorhanden. Relevante Aussagekraft von verminderten *Niacin*-Konzentrationen im Serum ist nicht gesichert [35]. Eventuell ist die Bestimmung des NDA in den Erythrozythen eine geeignete Methode [4].

Die normale *Nicotinamid*-Serum-Konzentration beträgt 8-52 µg/l [31]

VORKOMMEN: *Nicotinsäure* kommt vor allem in Pflanzen vor (Vollkornprodukte sind dabei biologisch schlecht verwertbar, das Gleiche gilt für Gemüse). *Nicotinamid* kommt besonders in tierischen Produkten (Fleisch und Fisch) vor [4].

2.1.2.13 OMEGA-3-FETTSÄUREN

DOSIERUNG: Empfohlen sind 1-4g *Omega-3-Fettsäuren* pro Tag, vor allem als Fischöl oder wöchentlich in Form von mindestens zwei Fischmahlzeiten (v.a. Fische der kalten Nordmeere) und gleichzeitig eine Ernährung mit wenig Fleisch und wenig tierischem Fett und Zufuhr des Omega-3 reichen Leinöls; zusätzlich ist *Vitamin E*, 50-100 mg täglich, als Antioxidans nötig [4].

INDIKATIONEN: Bei **Krebs** geben Studien Hinweise für einen **krebsprotektiven** Effekt der *Omega-3-Fettsäuren* vor allem bezüglich **Brust-, Prostata- und Kolon-Karzinomen**. Es fanden sich Hinweise für einen positiven Einfluss auf Östrogenmetabolite und im in Labor- und Tierversuch auch apoptotische und Angiogenese hemmende Effekte [40, 47]. In Diät-Studien konnte aber kein positiver Effekt auf Mamma-Karzinome bewiesen werden.

Gesichert sind die **entzündungshemmenden** Eigenschaften mit positivem Effekt bei vielen **Autoimmunkrankheiten** (**Rheuma**, **Morbus Crohn** usw.). 3g Eicosapenten- und Docosahexen-Säure pro Tag führten zu einer Senkung der Leukotrien- und IL-1-Freisetzung [4].

Bei **Kachexie** sind *Omega-3-Fettsäuren* in Zusammenwirkung mit *Arginin* und *Glutamin* hilfreich. Wichtig gerade bei Krebspatienten ist auch eine **schmerzlindernde** Wirkung durch Förderung der Axonregeneration und Entzündungshemmung [40].

Im Herz-Kreislauf-System beugen sie der **Artheriosklerose** vor, *EPA* und *DHA* haben stark **antiarrhythmische** Eigenschaften [3, 9, 46). Fischöl hat einen **senkenden** Einfluss auf **Cholesterin**, **HDL** und **Apolipoprotein B**, bei Anstieg von LDL.

Im ZNS und am Auge in der Retina ist *DHA* wichtig beim Aufbau der Phospholipid-Membranen und der neuronalen Strukturen und dies besonders in der Fetalperiode.

Bei erhöhter Zufuhr von *Omega-3-Fettsäuren* ist auf ausreichende Versorgung mit *Vitamin E* (mindestens 50 mg täglich), *Vitamin C* und *Selen* zu achten, um ausreichenden antioxidativen Schutz zu gewährleisten (wird von *Omega-3-Fettsäuren* verbraucht), und um die antientzündliche Wirkung durch *Vitamin E* zu stabilisiren [4].

VORKOMMEN: Früher wurde generell eine Diät, die reich an ungesättigten Fettsäuren und den essentiellen Fettsäuren ist, für gesund erachtet. Die ganze Gruppe wurde als VITAMIN F bezeichnet und enthält *Omega-6-Fettsäuren* (z.B. Linolsäure in Soja-, Sonnenblumen-, Weizenkeim-, Mais-, Nachtkerzen-Öl, Arachidonsäure in Soja, Schweinefleisch und Wurst) [11, 40], wie auch *Omega-3-Fettsäuren.*

Heute weiß man, dass wegen des Überwiegens der vor allem im Fleisch vorherrschenden *Omega-6-Fettsäuren* in der Diät vor allem *Omega-3-Fettsäuren* wichtig sind, um **Entzündungsreaktionen zu bremsen**. Angestrebt ist ein Verhältnis *Omega-3* : *Omega-6* im Verhältnis von 4:1 [39], vor allem **bei entzündlichen Krankheiten**.

Omega-3-Fettsäuren kommen als *Linolensäure* besonders reichlich in Rapsöl (9 g/100 ml) und Leinsamenöl (54 g/100 ml) vor [18]. Biologisch noch wertvoller sind aber die *EPA* = Eicosapenten- und die *DHA* = Docosahexensäure, die in hoher Konzentration in Fischen vor allem der kalten Nordmeere vorkommen (Hering, Kabeljau, Makrele, Thunfisch, Heilbutt, Lachs und Dorsch) [18, 23, 40]. In letzter Zeit gibt es auch spezielle Milchprodukte, die durch *Omega-3*-haltige Futtermittel reich an *Omega-3-Fettsäuren* sind (*Linolensäure*).

2.1.2.14 PANTHOTENSÄURE

DOSIERUNG: Die empfohlene tägliche Mindestaufnahme für Erwachsene ab dem 14. Lebensjahr beträgt 6 mg täglich (Dach-Referenzwerte) [10].

In den USA ist der RDA / DRI-Wert-Wert für Erwachsene ab dem 14. Lebensjahr 5 mg täglich; in der Schwangerschaft 6 mg täglich, für Stillende 7 mg täglich [13].

OPTIMALE SUBSTITUTIONSDOSIS: 10(-30) mg täglich [11]

TOXIZITÄT: Es sind keine toxischen Dosen bekannt. Bei sehr hohen Dosen um 10g pro Tag kann es zu leichten Magendarmstörungen oder Durchfall kommen [11, 26].

INDIKATIONEN: Bei **Krebs** ist keine Indikation bekannt. Wird von der orthomolekularen Medizin empfohlen bei **neurologischen Störungen**, **Haut-** und **Schleimhauterkrankungen**, **Burning-Feet-Syndrom**, **Lern-** und **Konzentrationsstörungen** [11, 47]. Die Wirksamkeit ist nicht mittels Studien untersucht oder nachgeprüft. Bei der ubiquitären Verteilung nur bei **Mangelernährung** (auch entsprechend bei **Alkoholismus**) indiziert, wegen fehlender Nebenwirkungen aber gefahrlos substituierbar.

PANTHOTENSÄUREMANGEL: Ein solcher konnte nur unter experimenteller *Pantothensäure*-Mangel-Diät gefunden werden – mit Schwäche, Kopfschmerz, Schlafstörungen, Übelkeit, Bauchkrämpfen, Dermatitis, Parästhesien in den Extremitäten, Muskelkrämpfen, Koordinationsstörungen, neuromuskulärer Degeneration und Nebennierenrindenatrophie [4, 16].

WIRKUNG: *Pantothensäure* ist Bestandteil von *Coenzym A* [4, 11] und ist an zahlreichen chemischen Reaktionen mit Acetyl-Rest-Transfer und im Zitronensäurezyklus beteiligt (Fett-, Protein-, Steroid-, Häm-, Taurin-, Acetylcholin-Synthese); *Pantothensäure* ist wichtig auch für den *Vitamin A*- und *Vitamin D*-Stoffwechsel [16].

NACHWEIS: im Serum 100-200 µg/l [4] oder 20-80 µg/l [31]; im Vollblut 1 (-4) mg/l [4, 39]

VORKOMMEN: In fast allen Nahrungsmitteln, besonders reichlich in der Leber und in Hering (ca. 8mg/100g), aber auch in Milchprodukten, Getreide, Obst [4].

2.1.2.15 PYRIDOXIN (Vitamin B6)

DOSIERUNG: Die empfohlene tägliche Mindestaufnahme für Erwachsene ab dem 13. Lebensjahr beträgt 1,2-1,6 mg täglich; in der Schwangerschaft 1,9 mg täglich (Dach-Referenzwerte) [10].

In den USA ist der RDA / DRI-Wert für Erwachsene ab dem 14. Lebensjahr 1,3-1,7 mg täglich; in der Schwangerschaft 1,9 mg täglich [13]

OPTIMALE SUBSTITUTIONSDOSIS: 5-15 mg täglich [11, 39]. Bei *Vitamin-B6*-Mangel und antidotierenden Arzneien 5-25 mg täglich. Bei Phenytoin- und L-Dopa-Gabe nicht mehr als 25 mg täglich [18, 20].

In den USA als tägliche Dosis ohne Nebenwirkungen ab dem 10. Lebensjahr maximal 60 mg täglich, ab dem 19 Lebensjahr 100 mg täglich; in der Schwangerschaft 80-100 mg täglich definiert [13]; bei Chemotherapie: 25-50-100 mg täglich als Prophylaxe gegen Neuropathien (kurzfristig hochdosiert nur während der Zeit der Chemotherapie)

TOXIZITÄT: Akute Intoxikation in Einzelfällen bei 100-200 mg täglich i.v. mit Neurotoxizität bis zu zwei Wochen nach Applikation [27]. Chronisch wurden oral 100-200 mg täglich über einen Monat meist gut vertragen. In Einzelberichten ab (70)-200 mg täglich bis zu 6g pro Tag über Monate bis Jahre wird über die Entwicklung einer sensorisch axonalen Neuropathie und ZNS-Störungen berichtet. Ab 25 mg täglich besteht die Möglichkeit einer Arzneiantidotierung von Phenytoin, Barbituraten und l-Dopa [26, 27].

INDIKATIONEN: bei **Krebs** zur Stabilisierung des Immunsystems, und vor allem **bei Chemotherapien zur Prophylaxe einer Polyneuropathie** (5-FU, Platin-Präparate).

In der orthomolekularen Medizin wird *Pyridoxin* empfohlen bei **peripheren Neuropathien** und **psychischen Störungen** (**Depression**, **Lern-, Verhaltens-, Konzentrationsstörungen**).

Bei **prämenstruellem Syndrom**: Nach 50-100 mg täglich ab dem 10. Tag vor der Menses wird über eine Besserung von Depression, Stimmungslabilität, Brustspannung, Unterleibsschmerzen und Ödemen berichtet, jedoch in Studien nicht sicher bestätigt [11, 26, 47].

Bei **Artheriosklerose-Prävention** ist *Pyridoxin* wichtig zur Senkung der Homocystein-Serum-Konzentration (zusammen mit *Folsäure* und *Vitamin B12*) [4, 11, 18].

Einige Arzneimittel erhöhen den *Pyridoxin*-Bedarf bis auf 20-40 mg täglich (Isoniacid; D-Penicillamin; Östrogene, Theophyllin, Ethionamid, Hydralazin, Zykloserin, Mithomycin (11, 18, 26].

Schulmedizinisch findet *Pyridoxin* Anwendung in Gramm-Dosen als Antidot bei Vergiftungen mit Isoniacid, Hydrazin und Crimidin [27, 28].

PYRIDOXIN-MANGEL: Bei experimentell erzeugtem *Pyridoxin*-Mangel kommt es zu **EEG-Veränderungen**, bei einigen Patienten zu **Krampfanfällen**. Zusätzlich können auftreten: **seborrhoische Dermatitis**, **Cheilosis**, **Glossitis**, **Übelkeit**, **Erbrechen**, **Schwäche**, **Schwindel** [20]. Ebenfalls kann es zu **Depressionen**, **peripherer Neuropathie**, **Muskelschwäche** und erhöhter Homocystein-Plasma-Konzentration kommen [18]. Zudem sind **eisenrefraktäre hypochrome Anämie** und **periphere Neuropathien** möglich, ebenso erhöhte Oxalsäureausscheidung mit vermehrter Bildung von **Nierensteinen** [4, 47].

WIRKUNG: Als *Pyridoxal-Phosphat* ist es wichtig im Aminosäurestoffwechsel (Decarboxilierung, Transaminierung, Razemisierung, Synthetasen), im Neurotransmitter-Stoffwechsel (Tryptophan, Glycin, Serin, Glutamat, Serotonin, Norepinephrin, Dopamin evtl. GABA-Stoffwechsel) [4, 20, 26].

Außerdem als Co-Factor der Glycogen-Phosphorylase in Interaktion mit dem Steroid-Rezeptor-Komplex, und eventuell wichtig für die Beendigung der Steroid-Wirkung von Steroiden [4]. Die biologische Eliminations-Halbwertzeit liegt bei 15-20 Tagen [26].

NACHWEIS: EDTA-Plasma, oder EDTA-Vollblut, lichtgeschützter Transport!

Normale Plasma-Konzentration: 4,6 - 18,8 µg/l [31]; 3-9 µg/l [35]; normale Vollblut-Konzentration 11-22,5 µg/l [35]

VORKOMMEN: *Vitamin B6* ist der offizielle Name für alle 3-Hydroxy-2-Methyl-Pyridinderivate mit *Vitamin-B6*-Wirkung (Pyridoxol, Pyridoxal, Pyridoxamin, Pyridoxalphosphat, Pyridoxaminphosphat).

Enthalten ist *Vitamin B6* in Fleisch (v.a. in der Leber), in einigen Fischarten (z.B. Makrele, Sardine); in Vollkornprodukten, Hülsenfrüchten, Kartoffeln, Milchprodukten. Durch Kochen, Lichtexposition und Oxidation kommt es zu 30-40% Vitamin-Verlust [4].

2.1.2.16 RIBOFLAVIN (Vitamin B2)

DOSIERUNG: Die empfohlene tägliche Mindestaufnahme für Erwachsene und für Kinder ab dem 10. Lebensjahr beträgt 1,1-1,6 mg täglich; für Stillende 1,6 mg täglich (Dach-Referenzwerte) [10].

In den USA ist der RDA / DRI-Wert -Wert ab dem 14. Lebensjahr 1,1-1,3 mg täglich; in der Schwangerschaft und für Stillende 1,4-1,6 mg täglich [13]

OPTIMALE SUBSTITUTIONSDOSIS: 2-5 mg täglich; [11, 47]; empfohlene höhere Dosen von 5-40 mg sind nur bei nachgewiesenem Mangel sinnvoll.

TOXIZITÄT: Es ist keine toxische Dosis bekannt. Gegeben wurde bis zu 400 mg täglich über drei Monate ohne Nebenwirkungen im Zuge einer Migräne-Studie [26].

INDIKATIONEN: Bei **Krebs** wird *Riboflavin* bisher keine spezifische Wirkung zugeschrieben, aber wichtig ist die antioxidative Wirkung und die mitochondriale Wirkung in der Atmungskette in Zusammenarbeit mit *Ubichinon*. Es besteht ein erhöhter Bedarf bei **chronischem Alkoholismus**, **chronischen Entzündungen** (Autoagressionskrankheiten), **veganischer Diät**, **Dialyse**, **Malabsorption**; bei **Stress**, in der **Schwangerschaft**, während der **Stillzeit**; bei Arzneitherapie mit trizyklischen **Antidepressiva**, **Neuroleptika**, eventuell **Kontrazeptiva**, **Sulfonamiden**; außerdem bei seltenen **Stoffwechselkrankheiten** [4, 47].

RIBOFLAVIN-MANGEL: Bei experimentell erzeugtem *Riboflavin*-Mangel kam es zu **Halsschmerzen**, **Mundwinkelentzündung**, später **Hyperämie** und **Ödem der Mundschleimhäute**, **Cheilosis**, **Glossitis**, **seborrhoische Dermatitis**, **normozytärer Anämie** durch **Hypoplasie des roten Markes**, peripherer **Neuropathie**, selten **Vaskularisierung** der **Hornhaut** und **Katarakt**; **Thrombopenie**, **Leukopenie**. Beim Patienten findet man nie reinen *Riboflavin*-Mangel, sondern immer eine Kombination mit einem Mangel an mehreren wasserlöslichen Vitaminen. [16, 20, 47]

WIRKUNG: Wird als Coenzym in Form von FMN und FAD für viele Redoxreaktionen benötigt (u.a. in der Atmungskette bei NADH-Cytochron-C-Reduktase, als Antoxidans bei der Glutathionreduktase, Monoaminoxidase). Die Eliminations-Halbwertzeit beträgt drei bis 13 Stunden. [4, 20]

NACHWEIS: im EDTA-Blut. Der Versand sollte lichtgeschützt erfolgen [31, 35]

Normale Vollblut-Konzentration ist 80-200 µg/l [35]; 199-382 µg/l [31]

VORKOMMEN: *Riboflavin* ist im Tier- und Pflanzenreich weit verbreitet, am meisten in Hefe, dann in Ei, in Milchprodukten, in der Leber, in Fleisch, Fisch und Getreidearten. *Riboflavin* wird beim Kochen nicht zerstört, aber es geht ins Kochwasser über. [4, 11]

2.1.2.17 SELEN

DOSIERUNG: Die empfohlene tägliche Mindestaufnahme beträgt für Erwachsene ab dem 14. Lebensjahr 30-70 µg pro Tag (Dach-Referenzwerte) [10].

In den USA ab dem 10. Lebensjahr werden 40-60 µg pro Tag empfohlen (USA FNIC) [13].

OPTIMALE SUBSTITUTIONSDOSIS: 50-100(-200) µg pro Tag (nach Blutkontrolle mit dem Ziel einer Serum-*Selen*-Konzentration von 100-150 µg/l). Zur schnellen Sättigung eignet sich Na-Selenit besser, zur Dauersubstitution sind auch *Selen*-Hefe-Präparate gut geeignet.

WÄHREND CHEMOTHERAPIE: Im Intervall gibt man 100-300 µg pro Tag, am Tag der Chemotherapie und einen Tag danach 500-1000 µg, vorzugsweise als Na-Selenit oral oder i.v. [21, 22, 51]. Serum-Konzentrations-Kontrollen bei hohen Dosen sind nötig, die optimale Konzentration zur Krebsprävention liegt bei 120-150 µg/l [42].

In den USA (FNIC) gilt maximale ungefährliche tägliche Nahrungsdosis ab dem 14. Lebensjahr 400 µg pro Tag [13].

TOXIZITÄT: Eine Einzeldosis bis 0,05 mg/kg *Selen*-Anteil gilt als sicher ungefährlich. Ab 1 mg/kg Einzeldosis wirkt *Selen* toxisch [48]

Bei chronischer Einnahme (*Selen*-reiche Nahrung) ab 750-900 µg pro Tag ist eine chronische Intoxikation mit Nagelveränderungen zu erwarten [52]. Bei einer chronischen Einnahme bis 400-700 µg *Selen* am Tag [32] oder 5 µg/kg pro Tag *Selen*-Anteil traten keine Intoxikationszeichen auf [33].

VERGIFTUNGSSYMPTOME: Bei chronischer Überdosierung kann es zu Magen-Darm-Problemen wie **Übelkeit** oder **Erbrechen** kommen. **Mundgeruch** wie von **Knoblauch**, **Metallgeschmack**. Später kommt es zu **Leberschädigung** bis hin zur **Leberzirrhose**. **Kariöse** Zähne. **Brüchige Haare**. **Streifen** auf den **Nägeln**, **dicke raue Nägel**, **Paronychie**. **Ekzeme**. ZNS-Schädigung (**Akroparästhesien**, Schmerzen, **Hyperreflexie**, **Krämpfe**, **Lähmungen**, **Tremor**, **Depression**). **Kardiomyopathie**. **Arthritische** Beschwerden. [8, 27, 36]

INDIKATIONEN: *Selen* ist bei **Krebs** sehr wichtig zur **Krebsprävention**. Es gibt epidemiologische Hinweise auf seine Mitwirkung bei der Protektion bei **Leberzell-**, **Prostata-**, **Lungen-**, **Kolon-Karzinom** in *Selen*-Mangel-Gebieten [42]. Eine prospektive Studie zeigte seine Beteiligung am Schutz vor **kolorektalen Adenomen** – bei *Selen*-Substitution mit bester Wirkung bei *Selen*-Serumkonzentration um 150 µg/l [43]. *Selen* trägt bei zur **Verbesserung** des **Immunstatus** bei **Krebserkrankung**, zur **Verbesserung** des **antioxidativen Potentials**. *Selen* ist generell wichtig zur **Reduktion** von **Nebenwirkungen** bei **Chemotherapie** und **Bestrahlung** [18, 22, 42].

Außerdem sind normale *Selen*-Konzentrationen wichtig zur **Arteriosklerose-Prävention**, für das **zelluläre** und **humorale Immunsystem** (auch NK-Zellen, Tumor-Zytotoxizität).

Selen-Mangel führt zu einer verminderten Immunabwehr infolge einer herabgesetzten zellulär vermittelten Immunität und verminderten B-Zellfunktion. Bei *Selen*-Substitution von 200 µg pro Tag (sogar bei normaler *Selen*-Konzentration) erfolgt eine **Immunstimulation** mit **Proliferation aktivierter T-Zellen**, **Steigerung** der **natürlichen Killer-Zell-Aktivität** und der durch **Lymphozyten vermittelten Tumor-Zytotoxizität**. Auch **depressive** Zuständen wurden bei epidemiologischen Studien in Kollektiven mit niederen *Selen*-Konzentrationen vermehrt beobachtet [42]. *Selen* dient überdies zur **Entgiftung** von **Schwermetall**-Belastung.

SELEN-MANGEL: führt zu **schwerer Kardiomyopathie** (Keshan-Disease), **peripherer Muskeldegeneration** [20], **Osteoarthropathie** der **Kinder** [48], Störungen des psychischen Befindens (**depressiv**, **ängstlich**, **verwirrt**).

Erhöhte T4-Werte, bei niedrigen T3-Werten

Aggressiverer Verlauf etlicher **Virusinfektionen** (HIV, Coxsackie, Hepatitis B + C), **verminderte Immunabwehr**. [42]

Bei Tieren kommt es bei *Selen*-Mangel zu Fertilitäts-, Wachstums- und Immunitäts-Störungen; zu Kardiopathie, Myopathie; auch zu Hämolyse, Lebernekrose, Nierendegeneration, Pankreasfibrose. Im Tierversuch zeigte sich eine leichtere Entsehung chemisch induzierter Krebsentstehung [20, 48].

WIRKUNG: In Enzymen kommt *Selen* meist als *Selenocystein* vor – bekannt sind ca. 35 Selenoproteine, u.a. Glutathionperoxidase für den **antioxidativen Schutz** der **Lipide**, **Lipoproteine** und **DNS** [42].

Selen **bindet** eine Reihe **toxischer Metalle** (Hg, Cd). Im Tierversuch wirkt *Selen* **präventiv** bei einigen **viralen** und **chemischen Karzinogenen** [20]. *Natrium-Selenit* wirkt schneller, daher ist es vor allem indiziert als **Schutz vor Zytostatika-Nebenwirkungen während Chemotherapie**.

Selen-Hefepräparate (*Selenmethionin*) werden sicherer resorbiert, sind kostengünstiger und für die Dauersubstitution gut geeignet. *Selen* kommt in der Natur vor als *Selenmethionin* in pflanzlichen und tierischen Geweben, und als *Selencystein* in tierischen Geweben [27, 42].

Selen wird hauptsächlich renal eliminiert mit einer Plasma-Halbwertzeit von 12-17 Stunden [27].

2.1.2.17.1 SELEN KONZENTRATIONEN

SELENMANGEL: *Selen*-Mangelsymptome treten auf ab einer *Selen*-Plasmakonzentration von 10-15 µg/l und einer *Selen*-Vollblutkonzentration von 10-15 µg/l (bei Nutztieren in der BRD erfolgt eine Substitution ab einer *Selen*-Plasmakonzentration von 40-75 µg/l) [48].

NORMALWERTE: Serum-*Selen*-Konzentration von (50-)70-200 µg/l [31, 48]

OPTIMALE SERUM-KONZENTRATION zur KREBS-Prävention liegt bei 130-150 µg/l [42]. Die normale Vollblut-Konzentration beträgt 70-160 µg/l [31, 48]. Die normale Erythrozyten-Konzentration ist 116-356 µg/l [31]. Die normale Harn-Konzentration ist 25-100 µg/l [33, 48].

TOXISCHE WERTE: Leichte Vergiftungserscheinungen wurden ab (200-)600 µg/l beobachtet, deutliche Vergiftungssymptome sind zu erwarten bei einer Serum- oder Vollblut-Konzentration ab 1000 µg/l [48]. Schwere Symptome traten auf ab 2000 µg/l bei einer diätetischen Massenvergiftung in China [27, 52].

Im Vollblut sind bei Vergiftung erhöhte Werte länger zu finden als im Serum [8].

VORKOMMEN VON SELEN: In Pflanzen und Kohle (Flugasche) in unterschiedlichster Konzentration je nach geographischer Bodenbeschaffenheit. Fleisch enthält *Selen* entsprechend dem Nahrungs-*Selen*-Gehalt [48]. In der BRD wird *Selen* hauptsächlich zugeführt durch Schweine- und Hühnerfleisch, da Tiere mit *Selen* angereichertes Futter bekommen. Eine nur ungenügende *Selen*-Zufuhr durch Gemüse, Getreide und Obst findet man in der BRD wegen *Selen*-Mangels im Boden [5]. Hohe *Selen*-Konzentration hat man in Krabben, in der Leber, in Schellfisch [42].

Der *Selen*-Gehalt pro kg Trockensubstanz in Getreide beträgt 7-490 µg/kg (bei *Selen*-reichen Böden in einzelnen Gebieten Chinas bis 40 mg/kg). In Gemüse sind es 10-150 µg/kg. In Obst kommt *Selen* weniger als 10 µg/kg vor. In Zigaretten-Tabak 7-5800 µg/kg (11). *Selen*-Hefe enthält in Form von *Selen-Methionin* 500 mg *Selen* pro kg Hefe.

2.1.2.18 TAURIN

DOSIERUNG: Es gibt keine offiziellen Empfehlungen für die tägliche Aufnahme, da *Taurin* im Körper aus *Methionin* oder *Cystein* synthetisiert wird.

OPTIMALE SUBSTITUTIONSDOSIS: In der orthomolekularen Medizin beträgt die Substitutionsdosis bei Indikation 0,5-2g pro Tag [18]. Eventuell ist bei Mangelernährung eine Substitution von *Cystein* als *N-Acetylcystein* von 400-600 mg – 2-3mal pro Tag – und *Pyridoxin* – 5-10 mg täglich – als *Taurin*-Vorstufe ausreichend.

INDIKATIONEN: Der Einsatz von *Taurin* ist bei **Krebs** vor allem bei Ernährungsstörungen als **zusätzliches Antioxidans** sinnvoll. Ansonsten wird *Taurin* in der orthomolekularen Medizin als möglicher Eiweißzusatzstoff empfohlen bei **Herzrhythmusstörungen** und **Herzinsuffizienz**; bei altersbedingter **Maculadegeneration**, **Retinitis pigmentosa** (*Taurin* kommt in der Retina hochkonzentriert als Antioxidans vor). *Taurin* ist eventuell sinnvoll bei **Diabetes**, **chronischen Lungenerkrankungen**, **nephrotischem Syndrom** (bei diesen Krankheiten liegen oft erniedrigte *Taurin*-Serum-Konzentrationen vor) [18].

WIRKUNG: *Taurin* wird in der Leber aus *L-Methionin* oder *L-Cystein* unter Mitwirkung von *Pyridoxin* gebildet; daher genügt möglicherweise eine Substitution in Form von *N-Acetylcystein* und *Pyridoxin*.

Taurin wirkt membranstabilisierend auf Nerven- und Herzmuskelzellen. *Taurin* besitzt eine **starke antioxidative Wirkung an Zellmembranen und Gewebe** – möglich ist eine Schutzwirkung für die Alveolarmembran gegen Ozon und Formaldehyd. Es ist wichtig für die **Entgiftung** der **Gallensäure** und einiger **Xenobiotika** [18].

2.1.2.19 THIAMIN (Vitamin B1, Aneurin)

DOSIERUNG: Die empfohlene tägliche Mindestaufnahme beträgt für Erwachsene und Kinder ab dem 7. Lebensjahr 1,0-1,4 mg täglich (Dach-Referenzwerte) [10].

In den USA ist der DRI-Wert für Erwachsene ab dem 14. Lebensjahr 1,1-1,2 mg täglich, in der Schwangerschaft und für Stillende 1,4 mg täglich [13].

OPTIMALE SUBSTITUTIONSDOSIS: 2-5-(40) mg täglich [11]; bei VITAMINMANGEL (Beri-Beri; Wernicke/Korsakoff) appliziere man 50-100 (-1000) mg täglich i.m. für 2 bis 3 Tage, dann oral 5-30 mg täglich, in schweren Fällen bis 300 mg täglich. [20, 26].

TOXIZITÄT: Akut oral verabfolgt, sind keine Symptome einer Überdosierung bekannt [20, 26]. Bei chronischer Einnahme von 1g dreimal täglich über drei Monate im Zuge einer Studie mit Alzheimer-Patienten traten keine Symptome auf. In einem Fall mit 10g pro Tag über zwei Wochen entwickelte sich Reizbarkeit, Kopfschmerz, Schlaflosigkeit, Schwäche und Zittern, eine Rückbildung der Symptome erfolgte nach Absetzen [26].

INDIKATIONEN: bei **Krebs** unspezifisch zur Sicherstellung der **Mikronährstoffversorung**, wichtig **bei Zytostatika-Therapie** vor allem mit **neurotoxischen Chemotherapeutika** (5-FU, Platinpräparate).

Absolute dringende Indikationen sind manifeste *Thiamin*-Mangelzustände wie **Beri-Beri**, **Wernicke-Enzephalopathie** und **Korsakoff-Syndrom**.

Sein Einsatz ist eventuell sinnvoll bei **Morbus Alzheimer** (in einer Studie mit *Thiamin* erbrachten 3x1g pro Tag mit 250 mg *Niacinamid* dreimal pro Tag, über drei Monate gegeben, eine **verbesserte Gedächtnisfunktion**.

Sein Einsatz ist möglicherweise bei **diabetischer Polyneuropathie** sinnvoll.

Es wirkt eventuell bei **HIV**-Patienten in Kombination mit *Riboflavin* und *Pyridoxinen* lebensverlängernd [12].

Latenter *Thiamin*-Mangel zeigt sich nach Meinung der orthomolekularen Medizin in unspezifischen Symptomen wie **Müdigkeit**, **Schlaflosigkeit**, **Appetitmangel**, **Verdauungstörungen** [11].

THIAMIN-MANGEL: Ein klinisch manifester *Thiamin*-Mangel zeigt sich in den Symptomen des **Beri-Beri**, kardial mit **Links-** und **Rechtsherzinsuffizienz** mit **Tachykardie**, **Ödemen**, **High-Output-Syndrom** mit **peripherer Vasodilatation** (Therapie-Erfolg nach zwölf Stunden mit normalisierter Herzgröße in 1-2 Tagen) [20].

Am Nervensystem sind in Westeuropa vor allem **infolge Alkoholismus periphere distal betonte aufsteigende senso-motorische Neuropathie** (axonale Degeneration) und **Wernicke-Enzephalitis** mit **Kleinhirnatrophie** (**Erbrechen**, **Nystagmus**, **Augenmuskellähmungen**, **Ataxie**, **progressive Verwirrtheit**) und **Korsakoff-Syndrom** (**Gedächtnisstörung** bis Amnesie, **Konfabulation**, **Halluzinationen**) bekannt [4, 20].

URSACHEN eines *Thiamin*-Mangels sind in Westeuropa meist **chronischer Alkoholismus** mit Fehlernährung, **Arzneimitteltherapie** mit 5-Fluorouracil (hemmt die Wandlung von *Thiamin* zu TPP), Antazida, Antiepileptika, Neuroleptika, Furosemid, Kontrazeptiva, NRTI (z.B. Zidovudin) [18].

Selten sind Malabsorptionssyndrome, extreme Diätformen, schwere zehrende Erkrankungen (**Hyperthyreose**, **Krebs**, **Leberzirrhosen**, **Malaria**) und sehr seltene angeborene Stoffwechselkrankheiten [4].

WIRKUNG: Im Stoffwechsel ist *Thiamin* wirksam als *Thiamindiphosphat* und *Thiaminpyrophosphat* als Coenzym im Kohlehydratstoffwechsel (Decarboxilierung und Transketolase-Reaktionen im Zitronensäure- und Pentosephosphat-Zyklus und beim Abbau verzweigtkettiger Aminosäuren).

Außerdem hat *Thiamin* als *Thiamintriphosphat* eine wichtige Funktion bei der Nervenstimulation (am Na-Kanal) [4, 20, 25]. Bei starker körperlicher Belastung ist der *Thiamin*-Bedarf erhöht (0,5 mg pro 1000 Kal). [4]

Tägliches Resorptionsmaximum für *Thiamin* sind 5-8-15 mg täglich. Höhere Dosen werden anteilsmäßig schlechter resorbiert (bei 20 mg nur noch 25%). Lipoidlösliches *Benfothiamin* erzielt, oral eingenommen, eine 5-10fach bessere Bioverfügbarkeit. Die biologische Halbwertzeit beträgt 10-20 Tage [4, 16].

NACHWEIS: Material EDTA-But

Die normale *Thiamin*-Vollblutkonzentration beträgt 20-60(-70) µg/l [31, 35].

VORKOMMEN: in Hefe, Muskelfleisch besonders vom Schwein (0,7-0,9 mg/100g), in Nüssen (0,3-0,5 mg/kg); in ungeschälten Getreideprodukten (Vollkornprodukten 0,1-0,6 mg/kg) und in Gemüse (Kartoffeln, Hülsenfrüchte, Kohlarten um 0,1 mg/kg); *Thiamin* ist *HITZELABIL* und geht beim Kochen bei 100 Grad verloren [4, 47].

*2.1.2.20 UBICHINON (*Coemzym Q 10*)*

DOSIERUNG: Die normale tägliche Aufnahme erfolgt über die Nahrung, ca. 10 mg täglich [11, 35].

OPTIMALE SUBSTITUTIONSDOSIS: Empfohlen wird die Einnahme von 15-30 mg täglich **im Alter** [18]; bei **Kardiomyopathie**, bei **Krebs** (v.a. bei **Chemotherapie** mit Epirubizin oder Doxorubicin) oral 50-150(-300) mg täglich in 2-3 Einzeldosen [18, 26, 47].

TOXIZITÄT: Es ist keine toxische Dosis bekannt; bis 45-60 mg/kg pro Tag wurde *Ubichinon* ohne Toxizität vertragen [27].

Als Nebenwirkungen trat bei hohen Dosen selten Übelkeit, Durchfall, Sodbrennen, Reizbarkeit, Kopfschmerz und Schwindel auf. Eine Abschwächung der Wirkung von Coumarinen (strukturelle Ähnlichkeit von *Ubichinon* mit *Vitamin K2*) wurde in wenigen Fällen beobachtet [26].

INDIKATIONEN: Bei **Krebs** wurde teilweise *Ubichinon*-Mangel gefunden. Bei **Zytostatikatherapie** mit Anthracyclinen besitzt *Ubichinon* einen **kardioprotektiven Effekt** [4, 35]. *Ubichinon*-Mangel fand sich auch bei Arzneitherapie mit trizyklischen **Antidepressiva**, **Phenothiazinen**, **Beta-Blockern**, **Cholesterin-Synthese-Hemmern** und **L-Dopa**.

In der orthomolekularen Therapie wird *Ubichinon* empfohlen bei **Diabetes**, **Gingivitis**, **Herzerkrankungen** (Herzinsuffizienz und KHK), **Krebs**, **Muskeldystrophien**, **Morbus Alzheimer**, als **Leberschutz**, im **Alter** und generell als wichtiges hydro- und lipophiles Antioxidans [18, 47].

WIRKUNG: *Ubichinon* ist vor allem in den Mitochondrien enthalten und besitzt eine Schlüsselrolle im Elektronentransfer der Atmungskette.

Außerdem **stabilisiert** es in Zusammenarbeit mit *Vitamin E* die **Zellmembranen** als wichtiges fettlösliches Antoxidans.

Ein *Ubichinon*-Mangel wurde teilweise gefunden bei **Zahnfleischerkrankungen**, **Krebs**, **Herzinsuffizienz**, **Hypertonie**, **mitochondrialen** Erkrankungen, ohne dass bisher klar ist, ob dieser Mangel Ursache oder Effekt der Erkrankung ist [4, 26, 47].

Ubichinon wird langsam resorbiert mit maximaler Serumkonzentration nach 5-10 Stunden und hauptsächlich durch die Galle ausgeschieden mit einer Eliminations-Halbwertzeit von 34 Stunden [26].

NACHWEIS: im Serum, Transport lichtgeschützt

Die normale Serum-Konzentration beträgt 0,40 bis 1,20 mg/l [31, 35]; optimal wirksam sollen Serumkonzentrationen von 2,5 µg/l sein.

VORKOMMEN: Der gesunde menschliche Organismus kann ausreichende Mengen selbst synthetisieren (weniger im Alter) aus *Tyrosin*, *Azetat* unter Gegenwart von *Methionin* (Gesamtkörpergehalt ist ca. 0,5-1,5 g) [26, 35]. *Ubichinon* ist am höchsten konzentriert an der inneren Mitochondrien-Membran (am meisten in Herz, Leber, Pankreas, Niere), es ist aber auch in Pflanzen enthalten, in Oliven-, Raps-, Weizenkeim-Öl (bis 20 mg/100 ml) [11, 18].

2.1.2.21 *VITAMIN A (*RETINOL*)*

Biologisch aktives *Vitamin A* ist chemisch *Retinol* und seine Ester; *ß-Karotin* ist das ungiftige Pro-Vitamin A und ersetzt in vielen Vitamin-Präparaten das *Retinol*. Die Dosis-Angaben erfolgen oft in *Retinol*-Äquivalenten (1 IE = 1 IU *Vitamin A* = 0,3 µg *Retinol* (RE *Retinol*-Äquivalent); 1 mg *Retinol*-Äquivalent = 6 mg all-trans-*ß-Karotin*; 1000 IE *Vitamin A* = 0,3 mg *Retinol*; 1 mg *Retinol* = 3330 IE *Vitamin A*.

DOSIERUNG: Die empfohlene tägliche Mindestaufnahme (Dach-Referenzwerte) ab dem 10. Lebensjahr beträgt 0,9-1,1 mg *Retinol*-Äquivalent am Tag [10].

In den USA ist der RDA/ DRI--Wert ab dem 14 Lebensjahr für Männer: 0,9 mg pro Tag retinol-activity-equivalent, bei Frauen 0,7 mg pro Tag retinol-activity-equivalent, in der Schwangerschaft 0,77 mg pro Tag retinol-activity-equivalent [13]

OPTIMALE SUBSTITUTIONSDOSIS: Wegen der möglichen Toxizität des *Retinol* (*Vitamin A*) wird meist *ß-Karotin* 10-30 mg täglich (als Provitamin) substituiert, eventuell noch eine kleine Menge *Retinol* von 0,5-0,7 mg = ca. 1500-2000 IE *Vitamin A*. Bei symptomatischem *Vitamin A*-Mangel ist *Retinol* (nicht Karotin) indiziert bei Erwachsenen und Kindern 100.000 IE pro Tag für drei Tage, dann 50.000 IE für zwei Wochen [26]. In der Schwangerschaft nur bis 6000 IE pro Tag = ca. 2 mg täglich *Retinol* (Nahrungs-*Vitamin A* mitberechnen!) [50], für *ß-Karotin* gibt es keine Begrenzung.

TOXIZITÄT: *Vitamin A* wirkt akut toxisch beim Erwachsenen ab (1-)4 Mio. IE, beim Kind ab 100.000-300.000 IE [4, 27]

Chronisch toxische Wirkung setzt ein bei monatelanger Einnahme ab 30.000 IE pro Tag beim Erwachsenen und ab 25.000 IE über Wochen beim Kind [27]. Eine fragliche Steigerung der Osteoporosegefahr ist gegeben ab chronischer Zufuhr von mehr als 5000 IE pro Tag = mehr als 1,5 mg täglicher Einnahme

5000 IE pro Tag = mehr als 1,5 mg täglicher Einnahme *Retinol* [4]. Zu Missbildungen in der Frühschwangerschaft kommt es möglicherweise ab 25.000 IE pro Tag, auch bei *Vitamin A*-Mangel besteht **Missbildungsgefahr**. Bei *ß-Karotin*-Substitution gibt es keine Missbildungsgefahr [27, 50].

Vergiftungssymptome sind akut wie chronisch Zeichen der **Hirndruckerhöhung** (Kopfschmerz, Reizbarkeit, Doppelbilder, Tinnitus, Stauungspapille, selten Krampfanfälle, Hirnnervenlähmungen), später nach Tagen **seborrhoisches Ekzem**, **Hauttrockenheit**, Juckreiz, Hautschuppung; **Pigmentierung**, **brüchige Fingernägel**, **Paronychie**, selten exfoliative **Dermatitis**.

Bei chronischer Überdosierung kommt es außerdem zu **Übelkeit**, **Appetitverlust**, **Gingivitis**, **Leberschädigung** mit erhöhten Transaminasen bis zur **Leberzirrhose**; subkutane Schwellungen und **Knochen- und Gelenkschmerzen**, periostale **Kalzifizierungen**. Bei Hypervitaminose erfolgt auch **beschleunigter Knochenabbau** mit **Osteoporose** [4, 27].

INDIKATIONEN: Bei **Krebs** (Substitution meist mit *ß-Karotin*) wird in der orthomolekularen Medizin teilweise eine präventive Wirkung von *Vitamin A* für **Mamma**-, **Uterus**-, **Kolon**-, **Lungen**- und **Prostata-Karzinom** in Kombination mit anderen antioxidativ wirkenden Vitaminen behauptet [11]. Wahrscheinlich trifft dies aber nur auf Patienten mit einem Mangel an *Vitamin A* zu, da bei mangelernährten Kindern in Afrika eine deutliche Verbesserung der Immunabwehr nach *Vitamin A*-Substitution gefunden wurde (bei **Durchfallerkrankungen**, **Masern**, sogar bei **AIDS** und **Malaria**) [26].

Bei **Chemo**- und **Strahlentherapie** wurde durch Gabe von *Vitamin A* oder *ß-Karotin* und *Vitamin C* und *Vitamin E* eine **Schutzwirkung für gesunde Zellen** bei gleichzeitiger **Sensibilisierung der Krebszellen gegen Chemotherapie** gefunden [41]. Da bei uns die Versorgung mit *Vitamin A* durch tierische Produkte im allgemeinen ausreichend ist, sollte die Gabe des Pro-Vitamins *ß-Karotin* ausreichend sein. So wird die Indikation für *Vitamin A*-Gabe als *Retinol* und nicht als *ß-Karotin* den Fällen mit manifestem und gesichertem *Vitamin A*-Mangel vorbehalten bleiben.

***VITAMIN A*-MANGEL:** Typische Zeichen des *Vitamin A*-Mangels sind **verlangsamte Dunkeladaption**, **Trockenheit bis Verhornung** der **Augenbindehaut** und der **Hornhaut** (auch **Kornea-Ulzera**); **Verhornungstendenz** und **Metaplasie** an **Schleimhäuten** mit vermehrt auftretenden **Bronchitiden**, **Urolithiasis**, **follikuläre Hyperkeratose** mit **Akne**. Bei Tieren wurden experimentell schwere teratogene Veränderungen vor allem im Bereich des Gesichtsschädels, des Gastrointestinal- und des Urethraltrakts und Störungen im Knochenwachstum beobachtet [4, 26].

WIRKUNG: *Retinol* wird benötigt für das Schwarz-Weiß-Sehen (Bestandteil des Sehpigments Rhodopsin), für das Knochenwachstum, für die Differenzierung und das Wachstum epithelialer Strukturen, für die normale Funktion des Immunsystems. Es ist ein Co-Faktor der Glykolisierung von Glykoproteinen. *Retinol* könnte wichtig sein für Membransysteme der Lysosomen und Mitochondrien [16, 26]; die Retinylesterreserven der Leber haben eine Halbwertzeit von 50 bis 100 Tagen [4].

NACHWEIS: als Probe das Serum lichtgeschützt versenden. Die normale Retinol-Serum-Konzentration beträgt (0,2-) 0,4-0,8(-1,2) mg/l [4, 26, 31]

Vitamin-A-Mangel besteht bei weniger als 0,2-0,3 mg/l [4, 26]. Eine toxische Serumkonzentration liegt bei mehr als 1mg/l bei A-Hypervitaminose vor [26].

VORKOMMEN: Präformiertes *Vitamin A* kommt nur in tierischen Produkten vor (gebildet aus *ß-Karotin*), und zwar in hoher – und somit möglicherweise toxischer Konzentration – im Fisch-

Lebertran und in der Eisbärleber (> 24000 µg/100g). Vorkommen des pflanzlichen Provitamins siehe *ß-Karotin*.

2.1.2.22 VITAMIN B 12 (CYANOCOBALAMIN*)*

DOSIERUNG: Die empfohlene tägliche Mindestaufnahme für Erwachsene ab dem 13. Lebensjahr beträgt 3 µg pro Tag, für Stillende 4 µg/kg (Dach-Referenzwerte) [10].

In den US ist der RDA/ DRI-Wert-Wert für Erwachsene ab dem 14. Lebensjahr 2,4 µg pro Tag; in der Schwangerschaft und für Stillende sind es 2,6-2,8 µg pro Tag [13].

OPTIMALE SUBSTITUTIONSDOSIS: 5-15-100 µg pro Tag [11]; bei Resorptionsstörungen (auch im Alter) oral 50-100-(500) µg pro Tag oder alle Monate 100 µg i.m.; bei Perniciosa 100 µg B12 pro Tag i.m. mit Folsäure 15 mg, oral für 1-2 Wochen [16].

TOXIZITÄT: Toxische Dosis oder Nebenwirkung (außer seltenen allergischen Reaktionen bei parenteraler Gabe) sind nicht bekannt.

INDIKATIONEN: Bei **Krebs** ist *Vitamin B12* wichtig für die DNS- und Purin-Synthese wegen seines Einflusses auf den *Folsäure*-Stoffwechsel. *Vitamin B12* ist auch wichtig wegen seines Einflusses auf die Blutbildung (Erythro-, Granulo-, Thrombopoese)

Bei **Perniziöser Anämie** mit Blutveränderungen und/oder neurologischen Störungen ist *Vitamin B12* vital nötig (100 µg i.m.).

Vitamin B12 ist indiziert bei seltenen **angeborenen Stoffwechselstörungen**, bei **Resorptionsstörungen nach Magenoperation** oder **atrophischer Gastritis**, **Pankreaserkrankungen**, **Sprue**, **Alkoholismus**, **Dialyse** [16, 20]

In der orthomolekularen Medizin wird *Vitamin B12* eingesetzt zur **Artheriosklerosprävention** (Senkung der Homocystein-Konzentration mit *Folsäure* und *Vitamin B6*).

Behauptet wird eine positive Wirkung auf das ZNS vor allem bei einigen Formen der **Depressionen** [11].

In Studien wurde eine Wirkung beim Chronische-Müdigkeits-Syndrom, bei Trigeminusneuralgie, bei Multipler Sklerose nicht bestätigt [26].

Mittlere Dosen (10-20 mg täglich) bei **starken Rauchern** und **chronischer** Medikamenteneinnahme von **Antazida**, **Colchizin**, **Cholestyramin**, **H2-Blocker**, **Metformin**, **Kontrazeptiva**, **PAS**. Hohe Dosen (20-50 µg pro Tag) sind empfohlen bei **Mangelsituationen im Alter** und bei **Lebererkrankungen**.

***VITAMIN B12*-MANGEL:** Eine **Perniziöse Anämie** beginnt, wenn 80-90% der Körpervorräte erschöpft sind, zusammen mit einer abnormalen Reifung der roten Blutkörperchen (Megaloblasten im Knochenmark und Makrozytose und Poikilozyten im peripheren Blutbild). Oft ist außerdem eine glatte belaglose Zunge sichtbar. Es kommt zu einer Schädigung des ZNS mit Demyelinisierung bis zum Tod der Neuronen in Rückenmark und Kortex (Sensibilitätsstörungen, Verlust von Vibrationsempfindung, Lageempfindung, Sehnenreflexen; es kommt zu Parästhesien an Händen und Füßen). Später kommt es zu Verwirrtheit, Gedächtnisverlust, Psychose (auch neurologische Störungen ohne Perniziöse Anämie sind möglich) [16]. Nach Substitution erfolgt eine Besserung der Blutbildung innerhalb von acht Stunden, eine Besserung der neurologischen Symptomatik innerhalb von 24 Stunden [26].

WIRKUNG: *Vitamin B12* kommt als *Methylcobolamin* im *Cytosol* vor (und ist wichtig für Methylierungsreaktion von Homocystein zu *Methionin*), und es kommt vor als *Adenosylcobalamin* in den Mitochondrien – es sorgt hier für den Abbau ungerader Fettsäuren und Aminosäuren und für die Einschleusung in den Zitratzyklus. Eine Störung von Methylierungsreaktionen ist wahrscheinlich Ursache der funikulären Spinalerkrankung. *Vitamin B12* ist außerdem nötig für den *Folsäure*-Stoffwechsel (Umwandlung zu Tetrahydrofolsäure, bei Mangel kommt es zu megaloblastärer Blutbildungsstörung durch gestörte Purin- und DNS-Synthese) [4, 16].

STOFFWECHSEL: Die aktive Resorption im Darm ist abhängig von Magensäure, Pankreasenzymen und Intrinsic-Faktor mit maximaler Kapazitätsauslastung bei 10 µg *Vitamin B12*-Zufuhr pro Tag (davon werden ca. 1,5 µg pro Tag resorbiert).

Unabhängig vom Intrinsic-Faktor wird weniger als 1% des zugeführten *Vitamin B12* üassiv resorbiert (also bei 100 µg Zufuhr entspricht in etwa die passive Resorption der normalen aktiven Resorption).

Im Plasma an Proteine gebundener Transport zu Speicher-Geweben (ein gesunder Erwachsener hat 2-5(-10) mg *Vitamin B12* gespeichert – 60% in der Leber, 30% in der Muskulatur und in anderen Geweben).

Die Ausscheidung erfolgt normalerweise in der Galle mit ca. 3 µg pro Tag mit hoher enterohepatischer Rückresorption. Mit steigender Zufuhr wird zunehmend mehr über die Nieren ausgeschieden, bis zu 50-98% einer i.m.-Dosis.

Bei gesättigten Körperdepots beträgt die terminale Eliminations-Halbwertzeit 20-29 Stunden. Die biologische Halbwertzeit der *Vitamin B12*-Speicher beträgt ca. 100 Tage. Bei intaktem enterohepatischem Kreislauf reichen *Vitamin B12*-Speicher für fünf bis zehn Jahre, bei Malabsorption nur zwei bis drei Jahre [4].

NACHWEIS: Die normale Serum-Konzentration ist 200-250-900 ng/l [26, 31, 35]. Ein *Vitamin B12*-Mangel ist ab einer Serumkonzentration von weniger als 150 ng/l sicher [16], bei weniger als 250 ng/l = < 200 pMol/l ist ein *Vitamin B12*-Mangel möglich [26].

VORKOMMEN: In der Natur wird *Vitamin B12* nur durch Bakterien gebildet, bei Tier und Mensch im Darm und in tierischen Geweben angereichert (v.a. in der Leber). Während bei Herbivoren die Eigensynthese im Darm ausreichend ist, brauchen Karnivoren und Omnivoren wie der Mensch zusätzliche Zufuhr an *Vitamin B12* aus tierischer Nahrung (Leber, Fleisch, Fisch, Ei, Milchprodukte oder ein Vitamin-Supplement) [4].

2.1.2.23 VITAMIN C (Ascorbinsäure)

DOSIERUNG: Die empfohlene tägliche Mindestaufnahme ab dem 4. Lebensjahr beträgt 70 mg täglich; für Erwachsene ab dem 13. Lebensjahr 100 mg täglich; für Stillende sowie Raucher 150 mg täglich (Dach-Referenzwerte) [10].

In den USA ist der DRI-Wert für Erwachsene ab dem 14. Lebensjahr 70-90 mg täglich; für Stillende 120 mg täglich [13]; die minimal täglich benötigte Dosis zur Verhinderung von Skorbut ist 10-30 mg täglich [11]

OPTIMALE SUBSTITUTIONSDOSIS: 200-500 mg täglich [11, 39]. **Während Chemotherapie** und am Tag danach sind 1-2(-4)g pro Tag indiziert [18, 41].

In den USA ist als maximale tägliche Dosis ohne toxische Nebenwirkungen ab dem 10. Lebensjahr 1,2g definiert, ab dem 18. Lebensjahr 2g pro Tag [13].

TOXIZITÄT: Bei Aufnahme von mehr als (1-) 3-4g oral kommt es zu vermehrter Harnsäureausscheidung – in Einzelfällen kam es nach 3g pro Tag, chronisch eingenommen, zur tubulointerstitieller Nephropathie. Ab 8g, oral appliziert, besteht die seltene Möglichkeit einer Oxalurie und Nephrocalcinosis [16, 26]. Bei Glu-6-P-Dehydrogenase-Mangel wurde Hämolyse bei 10g beobachtet. Bei 45g oral plus zusätzlichen 80g i.v. wurde über Einzelfälle mit Nierenversagen und Todesfall berichtet [16, 26]. Aber auch eine i.v.-Gabe von 750 mg/kg in 500 ml Ringerlaktat (bis 60g *Ascorbinsäure*) wurden gut vertragen [12]

NEBENWIRKUNGEN: Bei oraler Aufnahme im Grammbereich kommt es vor allem zu Diarrhoe, Magenreizung, und es gibt vereinzelt Berichte von Ösophagitis oder Ileus nach Aufnahme von 4-5g [16, 26].

LABOR: Bei *Vitamin C*-Dosen im Grammbereich ist eine Verfälschung von Laborwerten möglich bei Blutzucker, LDH, Kreatinin, Bilirubin, GOT; ebenso bei Paracetamol- und Theophyllin-Serum-Konzentration [16, 26].

INDIKATIONEN: Bei **Krebs** ist *Vitamin C* wichtig aufgrund der Schlüsselstellung im extrazellulären hydrophilen antioxidativen System (zusätzlich Regeneration von *Vitamin E* im lipophilen System). Hier ist besonders **während Chemotherapie** eine erhöhte Dosierung (1-2g pro Tag) nötig, da unter Chemotherapie öfter eine sehr niedrige *Vitamin C*-Serum-Konzentration gemessen wurde [41].

Außerdem wirkt *Vitamin C* **karzinoprotektiv** durch Schutz und Stimulierung des Immunsystems und durch Abbau kanzerogener Toxine (Nitrosamine). Etliche retro- und prospektive Studien zeigten einen **karzinoprotektiven Effekt** von *Vitamin C* bei 150-500 mg täglich (bei **Magen**-Karzinom, **Ösophagus**-Karzinom, **Kolon**-Karzinom, **Mamma**-Karzinom, **Lungen**-Karzinom) [4]. Eine Höchstdosistherapie mit mehreren Gramm *Vitamin C* pro Tag birgt Risiken (siehe Toxizität), ohne dass bei Krebs ein Nutzen nachgewiesen werden konnte [26].

Außerdem ist *Vitamin C* indiziert zur **Artheriosklerose-Prävention**, zusätzlich besitzt es **koronardilatierende** Wirkung. In wenigen Studien zeigte sich eine positive Wirkung bei **Morbus Sudek**, bei **schweren Verbrennungen**, bei **nachlassender Ge-**

dächtnisleistung im Alter (hier gebe man zusätzlich *Vitamin E*) [16].

In der orthomolekuaren Medizin wird *Vitamin C* zusätzlich empfohlen bei **Allergie** (es senkt die Histamin-Konzentration), zur **Katarakt-Prävention** (ab 500 mg täglich ist *Vitamin C* das wichtigste Antioxidans der Linse), zur **Immunstärkung**, bei **Diabetes**, **Hyperthyreose**, bei **Leber**- und **Nierenerkrankungen**, bei **Rauchern** (hier ist der Bedarf um 40% erhöht) und bei **chronischem Alkoholismus**. In der **Schwangerschaft**, bei **Leistungssport** und bei **Arzneimitteln**, welche die *Vitamin C*-Konzentration senken (ASS, Diuretika, Tetrazyklinen, Kontrazeptiva, Kortikoiden, Antidepressiva und vor allem **Zytostatika**) [4, 18].

ASCORBINSÄURE-MANGEL: Ein klinisch manifester **Skorbut** ist heutzutage sehr selten. Typische Symptome sind **Schwäche**, **Schlafbedürfnis**, oder aber **Ruhelosigkeit**, **Reizbarkeit**, ferner **Glieder**- und **Gelenkschmerzen**, **Infektanfälligkeit** bei beginnendem Skorbut. Später zeigt sich eine erhöhte Kapillarbrüchigkeit mit **Blutungen** – **subperiostal**, **perifollikulär**, **petechial**. **Gingivitis**, **Zahnausfall**, **Wundheilungsstörungen** und möglicherweise **mikrozytäre Anämie** [4, 16].

WIRKUNG: *Vitamin C* ist das **wichtigste Antioxidans** im wässrigen System (fängt Superoxidradikale), hilft bei der **Regeneration** von ***Vitamin E*** im lipophilen System, hemmt die **Nitrosaminbildung**, fördert die **Eisenresorption**.

Wichtig ist *Vitamin C* bei mikrosomalen Hydroxylierungsreaktionen (**Toxin-** und **Cholesterin-Abbau** in der Leber über Cytochrom P 450), bei **Oxygenasereaktionen** (Kollagen-, Carnitin-, NNR-Hormon-, Katecholamin-, Calcitonin-, Hypophysen-Hormon-Synthesen).

Im Immunsystem leistet *Vitamin C* **Schutz der Phagozytenzellmembran** vor Peroxiden [4, 16].

Es trägt bei zur **Stabilisierung des Immunsystems** (*Vitamin C* steigert die IgA-, IgM-, Interferon-Produktion, die Lymphozytenreifung und die Phagozytose-Aktivität). *Vitamin C* wird durch Bioflavonoide (u.a. Rutin, Quercetin) regeneriert [4].

STOFFWECHSEL: *Vitamin C* wird schnell im oberen Dünndarm resorbiert (die maximale Konzentration ist nach zwei bis drei Stunden erreicht), wobei die Resorptionsquote mit steigender Dosis sinkt (die Bioverfügbarkeit liegt bis 200 mg bei 100%, bei 3g nur noch bei 40%) und überschüssiges *Vitamin C* im Urin ausgeschieden wird – ab einer Serum-Konzentration von 12-18 mg/l wird *Vitamin C* renal frei filtriert. Die höchsten Serum-Konzentrationen werden bei oral 1g pro Tag erreicht und steigen bei höheren Dosen nicht weiter an. Die mögliche Speichermenge im Körper für *Vitamin C* liegt bei ca. 3g, die biologische Halbwertzeit beträgt 8-40 Tage, da *Vitamin C* bei niedrigen Serumkonzentrationen renal rückresorbiert wird [4].

NACHWEIS: Probenmaterial Serum, Transport lichtgeschützt unter Luftabschluss

Normale Serum-Konzentration: 5,0-15,0 mg/l [31, 35]

VORKOMMEN: Besonders hohe Konzentrationen finden sich in **frischem Obst** und **frischem Gemüse** (v.a. in der Schale und in der Schicht unter der Schale).

Es kommt zu starkem Vitaminverlust durch Oxidation bei der Lagerung, durch langes Kochen oder Warmhalten, durch Schälen. Wenig Verlust verzeichnet man bei industriell gut hergestellten Konserven und Gefrierware.

Ein besonders hoher *Vitamin C*-Gehalt findet sich in **Paprika** (100-300 mg/100g), in **Broccoli**, **Grünkohl**, in anderen **Kohlarten** (20-50 mg/100g), in der **Kartoffel** (14 mg/100g); bei Obst in **Acerola-Kirschen** (1,5 g/100g), in der **schwarzen Johannis-**

beere (180 mg/100g); in **Kiwi** und in **Zitrusfrüchten** (50-80 mg/100g), in **Erdbeeren**, in **Äpfeln** und anderem Obst.

Bei der antioxidativen Potenz ist aber das Zusammenspiel von *Vitamin C* mit anderen antioxidativen „sekundären" Pflanzenstoffen (u.a. Polyphenolen) sehr wichtig, so dass Schmidt zufolge z.B. 100g Apfel mit Schale die antioxidative Potenz von 1 bis 2g synthetischer Ascorbinsäure besitzt [4, 47].

2.1.2.24 VITAMIN D

DOSIERUNG: Die empfohlene tägliche Mindestaufnahme im 1. Lebensjahr beträgt 10 µg pro Tag; vom 2. bis zum 65. Lebensjahr 5 µg pro Tag. Jenseits des 65. Lebensjahrs werden 10 µg pro Tag benötigt (Dach-Referenzwerte) [10].

In den USA ist der RDA/ DRI-Wert-Wert für Säuglinge bis hin zum 50. Lebensjahr 5 µg = 200 IE täglich; jenseits des 50. Lebensjahrs werden 10-15 µg pro Tag empfohlen [13].

OPTIMALE SUBSTITUTIONSDOSIS: 10-20 µg pro Tag = 400-800 IE pro Tag. In den USA ist die maximale Substitutionsdosis ohne Nebenwirkungen ab dem 1. Lebensjahr 50 µg pro Tag = 2000 IE [13]

Bei manifester Rachitis/ Osteomalzie: 5.000 IEpro Tag = 125 µg pro Tag über drei Wochen – unter Kontrolle von Serum-Kalzium und Serum-Phosphat [37].

TOXIZITÄT: Eine akut toxische Dosis ist nicht bekannt. Einzeldosen von 200.000-600.000 IE bei Kindern als „Stoßprophylaxe" wird meist gut vertragen [37].

Die chronische Einnahme bis 100 µg pro Tag ist ohne Risiko [4]. Eventuell kommt es zu Überdosierungszeichen mit Hyperkalzämie und Hypophospatämie bei mehr als 4000 IE pro Tag = mehr als 100 µg pro Tag, über lange Zeit [37]. Die Symptome der Hyperkalzämie sind **Appetitlosigkeit**, **Übelkeit**, **Erbrechen**,

Diarrhoe, **Pankreatitis**, **Schwäche**, **Schwindel**, **Kopfschmerz**, **Gewichtsabnahme**, **Schwitzen**. Später kommt es zu **Nierenschädigung** mit **Durst**, **Polyurie**, **Albuminurie**. [27]

INDIKATIONEN: Bei **Krebs** besitzt *Vitamin D* eine **direkte antikanzerogene Wirkung** durch Regulation der Transkription (es konnte eine Förderung der Zelldifferenzierung bei Mamma-, Prostata- und Darm-Ca festgestellt werden), und **indirekte antikanzerogene Wirkung** durch seine wichtige Stellung im Immunsystem [4]. Deshalb besteht bei einer genetischen Variante im *Vitamin D*-Rezeptor-Gen (*Vitamin-D*-Rezeptor-SNIP-b/B) eine erhöhte Karzinomgefährdung (hier wird eine *Vitamin-D*-Substitution (400)-800 IE pro Tag empfohlen. Die eingenommene Kalzium-Dosis sollte ca. 1g pro Tag betragen.) [23].

Klassische Indikationen sind **Rachitis**, **Osteomalzie**, **Osteoporose-Prophylaxe** im **Alter** und nach der **Menopause** (bei wenig UV-Einwirkung bis 800 IEpro Tag).

Wichtig ist eine *Vitamin-D*-Prophylaxe, eventuell mit Serum-Konzentration-Kontrolle, immer bei **Resorptionsstörungen** (**Gallestau**, **Sprue**, **entzündliche Darmerkrankung**, evtl. sind hier Dosen von 50-2000 µg pro Tag nötig), bei **Kalziumverlust** durch **Niereninsuffizienz**, bei den *Vitamin D*-Abbau stimulierender Medikation (**Barbiturate**, **Primidon**), und bei **Glucocorticoid-Therapie** (*Vitamin-D* besitzt antagonistische Wirkung) [18].

Nach den neuen Erkenntnissen zum *Vitamin-D*-**Einfluss auf das Immunsystem** sollte auch bei allen **Autoimmunerkrankungen**, **Allergien**, und wegen der Hormon- und Hautwirkungen auch bei **Diabetes**, **Schilddrüsenerkrankungen** und **Hauterkrankungen** (v.a. **Psoriasis**) auf ausreichende *Vitamin-D*-Substitution geachtet werden.

***VITAMIN D*-MANGEL:** Bei manifestem Mangel sehen wir Rachitis beim Kind oder Osteomalazie beim Erwachsenen mit niedrigem Serum-Kalzium und Serum-Phosphat und einer Erhöhung der alkalischen Phosphatase.

WIRKUNG: 1,25-Dihydroxycholecalciferol reguliert nach Bindung an einen *Vitamin D*-Rezeptor die Transkription verschiedener Gene (Gene des Kalzium- und Phosphat-Stoffwechsels; *Vitamin D*-Rezeptoren befinden sich auch an Pankreas-Inselzellen, verschiedenen lymphozytären Zellen und Keratinozyten der Haut).

Nach Genaktivierung kommt es zu einer **Steigerung der Kalzium-Resorption aus dem Darm**, zu einer erhöhten **Kalzium-Rückresorption in der Niere**, zu einer **gesteigerten Osteoklastenaktivität**, die wiederum einen **Skelettwachstumsfaktor freisetzt**, der Osteoblasten fördert und so zu **verstärktem Knochenaufbau** führt [4, 16].

Außerdem hat *Vitamin D* eine **antikanzerogene Wirkung** durch **Förderung der Zelldifferenzierung** und ist wichtig für die **Sekretion** von **Insulin**, **Thyroxin** und **Parathormon**, für die Differenzierung, Proliferation und **Immunfunktion** von **Lymphozyten** (auch für die Hemmung autoaggressiver T-Lymphozyten), **Monozyten**, **Makrophagen**; *Vitamin D* hemmt die Sekretion von IL-2; *Vitamin D* stimuliert und reguliert das Wachstums von **Keratinozyten**. Die Funktion von *Vitamin D*-Rezeptoren an weiteren Geweben (auch im ZNS) ist noch unklar. [4, 23].

STOFFWECHSEL: *Vitamin D* aus der Nahrung wird im Dünndarm als fettlösliches Vitamin resorbiert. Der Großteil des benötigten *Vitamin D3* wird aber unter UV-Lichteinwirkung (Wellenlängen 280-310 nm) in der Haut aus 7-Dehydrocholesterol synthetisiert, das wiederum in Darmschleimhaut und Leber aus Cholesterol entsteht. Eine weitere Oxidierung findet in der Niere zu 1,25-Dihydroxycholecalciferol – der für die meisten Reaktionen verantwortliche *Vitamin-D*-Metabolit – statt. Zur Ausscheidung des Metaboliten kommt es hauptsächlich über die

Galle. Die Halbwertzeit für Cholecalziferol beträgt 4,5 Tage und für 25-Hydroxycholecalciferol 31 Tage [4].

VORKOMMEN: *Vitamin D* ist ein Oberbegriff für biologisch aktive Steroid-Vitamine bestimmter Struktur (Seco-Steroide), die Vorstufe für das hormonartig wirkende 1,25-Dihydroxycholecalciferol (Calcitriol) sind.

Die medizinisch wichtigsten *D-Vitamine* sind D2 = Ergocalciferol, D3 = Cholecalciferol, die Provitamine 7-Dehydrocholesterol und Ergosterol und die biologisch aktiven Abbauprodukte 25-Hydroxycholecalciferol (Calcidiol).

In pflanzlichen Lebensmitteln ist Ergosterol als Pro-*Vitamin D2* enthalten, in tierischen Lebensmitteln als *Vitamin D3* (viel in Lebertran, mässig in Lachs, Sardine, Hering, Aal; wenig in Rinder-, Schweineleber und in Milchprodukten) [4].

NACHWEIS: Die normale Serum-Konzentration von 25-OH-Cholecalciferol (Calcidiol) beträgt 8-50 µg/l [31].

2.1.2.25 VITAMIN E (Tocopherole)

DOSIERUNG: Die empfohlene tägliche Mindestaufnahme für Erwachsene sowie Kinder ab dem 10. Lebensjahr beträgt 13-15 mg täglich. Stillende sollten 17 mg täglich aufnehmen (Dach-Referenzwerte) [10]. In den USA ist der RDA / DRI-Wert-Wert für Erwachsene ab dem 14. Lebensjahr 15 mg täglich; für Stillende 19 mg täglich [13]

OPTIMALE SUBSTITUTIONSDOSIS: Die empfohlene Dosis für Erwachsene und Jugendliche beträgt 50-100(-200) mg täglich. 100 mg täglich gelten als physiologisch mittels der Nahrungsaufnahme [4, 39]. Während eines **Chemo- und Strahlentherapie-Zyklus** sollten es 200 mg täglich sein (teils empfohlene 1000 mg täglich [41] sind strittig).

In den USA ist als maximale tägliche Dosis ohne toxische Nebenwirkungen definiert ab dem 9. Lebensjahr 800 mg täglich, ab dem 18. Lebensjahr 1g pro Tag; für Stillende ist es 1g pro Tag [13].

TOXIZITÄT: Bislang ist keine akute Überdosierung bekannt geworden. Es wurde Erwachsenen bis zu 2,4 g gegeben [26, 27]

Die chronische Einnahme von 200-600 mg täglich wird meist nebenwirkungsfrei vertragen, ab 400 mg täglich kommt es beim Erwachsenen selten im Sinne von Überdosierungssymptomen zu Schwäche, Erschöpfung, Kopfschmerzen, Übelkeit, Blähungen, Bauchschmerzen; bei Patienten mit *Vitamin K*-Mangel treten vereinzelt Blutungen auf [27].

INDIKATIONEN: *Vitamin E* ist bei **Krebs** durch antioxidative, immunmodulatorische und Apoptose induzierende Wirkung sehr wichtig in der **Krebsprävention**. Es liegen – allerdings noch nicht endgültig gesicherte – Hinweise auf einen **präventiven Effekt** bei **Mund**-Karzinom, **Rachen**-Karzinom, **Magen**-Karzinom, **Kolon**-Karzinom, **Mamma**-Karzinom, **Lungen**-Karzinom, **Blasen**-Karzinom und **Prostata**-Karzinom vor [4]. *Vitamin E* ist sehr wichtig als **antioxidativer Schutz** für das gesunde Gewebe gegen **Nebenwirkungen** der **Chemo-** und **Strahlentherapie**.

Gesicherte Indikationen für eine *Vitamin E*-Substitution sind jede mögliche **Fettresorptionsstörung** (akute und vor allem chronische **Darm-**, **Galle-**, **Pankreaserkrankungen**), **A-ß-Lipoproteinämie** – in diesem Falle gebe man *Vitamin E* in der Dosis 150-200 mg täglich oder höher.

Empfohlen wird *Vitamin E* zur Prävention, eventuell auch Besserung von **Artheriosklerose** und **KHK**, als Antioxidans für **Augen-Linse** und **Netzhaut** (**Katarakt**, **Macula-Degeneration**).

Bei **rheumatischen Krankheiten** (PcP und Arthrose) zeigt sich bei hohen *Vitamin E*-Dosen (0,4 bis 1,2g pro Tag) in einigen Studien ein **schmerzreduzierender** Einfluss, evtl. verursacht durch **Entzündungshemmung** (unterstützend wirken hier *Omega-3-Fettsäuren*) [4, 26].

Bei **Diabetes** besitzt *Vitamin E* einen positiven Einfluss zur **Prävention** von **Angiopathien** und **Neuropathie**.

Es bewirkt eine **Besserung bei verschiedenen Hämolyse-Syndromen** durch Stabilisierung der Erythrozyten-Membran (evtl. **Thalassämie**, **Sichelzellanämie**, bei **Hämodialyse**) [4].

Bei gesunden älteren Patienten wurde nach *Vitamin E*-Substitution eine **Stimulation des Immunsystems** gefunden (bei Serum-Konzentration um 20 mg/l).

Einzelne Studien ergaben eine positive Wirkung bei **Morbus Parkinson**, **Morbus Alzheimer** und **vaskulärer Demenz** (meist sind hier sehr hohe Dosen von 1-2g pro Tag gegeben worden). Am sichersten scheint die positive Wirkung bei **durch Neuroleptika verursachten tardiven Dyskinesien**. *Vitamin E* erwies sich als nicht wirksam bei Duchenne-Muskeldystrophie. [4, 26]

Bei allen Indikationen für *Vitamin E*-Supplementierung ist immer zusätzlich zu achten auf eine ausreichende Substitution von *Ascorbinsäure* und auf für das *Glutathion*-System wichtige Aminosäuren und *Selen*, damit oxidiertes *Vitamin E* wieder regeneriert werden kann. Unterstützende antioxidative Substanzen an Membranen sind *ß-Karotin*, *Ubichinon* und eventuell noch *ß-Liponsäure* (v.a. bei Diabetes).

***VITAMIN E*-MANGEL:** Werden viele ungesättigte Fette aufgenommen (z.B. *Omega-3-Fette*), so ist der *Vitamin E*-Bedarf höher. Obwohl die empfohlene *Vitamin E*-Menge wohl oft nicht erreicht wird, ist bei dem in allen Nahrungsmitteln enthaltenen

Vitamin E ein symptomatischer *Vitamin E*-Mangel sehr selten [4, 39].

Im *Vitamin E*-Mangel-Experiment bei Tieren findet sich axonale Degeneration vor allem der Hinterstränge, bei Menschen mit Malabsorption oder genetischen *Vitamin E*-Mangelsyndromen treten auf: **zerebellare Ataxie**, **Dysarthrie**, **Reflex- und Sensibilitätsstörungen**, **Sehstörungen** und Muskelveränderungen im Sinne von **Muskeldystrophien**. [4, 16]

WIRKUNG: Am bekanntesten und wichtigsten ist die antioxidative Wirkung im lipophilen System zum Schutz membranöser Zellstrukturen (Schutz der ungesättigten Fettsäuren der Membranen vor freien Radikalen, Verhinderung der Lipidperoxidation). Fest in die Membran eingebautes *Vitamin E* muss nach Radikalreaktionen schnellstmöglich durch *Ascorbinsäure* und das *Glutathion*-System (teils auch durch *Coenzym Q10*) wieder regeneriert werden, damit es in seiner oxidierten Form nicht selbst als Radikalbildner wirkt.

Vitamin E stabilisert (und stimuliert im Alter) die Effektivität von B-, und T-Lymphozyten und anderen mononukleären Zellen. *Vitamin E* senkt aber die Serum-Konzentration der entzündungsstimulierenden Leukotrine, von Prostaglandin, Thromboxan, von IL-1, IL-6 und TNF-α.

Vitamin E ist **antiartherogen**, weil es **antientzündlich** und **antioxidativ** wirkt und das **Endothel schützt**. Es wirkt **antithrombotisch**, indem es die Blättchenaggregation hemmt, ist auch **leicht blutgerinnungshemmend**, weil *Vitamin E* ein leichter *Vitamin K*-Antagonist ist. Es wirkt überdies **neuroprotektiv** und **Apoptose induzierend**. Molekularbiologisch werden diese Wirkungen durch Einflüsse auf die Genexpression und dann die Transkription wichtiger Enzyme erklärt. [4, 23]

STOFFWECHSEL: Die Resorption geschieht zu 25-60% im proximalen Dünndarm, der Transport im Blut ist an LDL gebunden, verteilt sich in allen Geweben und lagert sich an Zellmebranen an. Seine höchste Konzentration findet sich im Fettgewerbe. Im Körper kommt *Vitamin E* zu 90% als RRR-α-Tocopherol vor. 70-80% einer i.v.-Dosis werden inerhalb einer Woche über Leber und Galle fäkal ausgeschieden [4, 26].

NACHWEIS: Eine Bestimmung der Serum-Konzentration ist sinnvoll, wenn der Therapie-Erfolg höherer *Vitamin E*-Dosen kontrolliert werden soll, vor allem bei Resorptionsstörungen (Morbus Crohn, zystischer Fibrose, primärer biliärer Zirrhose usw.), oder wenn eine bestimmte Serum-Konzentration angestrebt wird (z.B. um 16 mg/l bei Chemotherapie).

Normale *Vitamin E*-Serum-Konzentration: Tocopherol 5-16 mg/l [16, 31]

Vitamin E-Mangel besteht ab einer Tocopherol-Serum-Konzentration von weniger als 5 mg/l; oder < 6 mg a-Tocopherol/g Gesamtlipide [4].

VORKOMMEN: *Vitamin E* ist ein Sammelbegriff für verschiedene Tocopherole, die unterschiedliche biologische Wirksamkeit besitzen.

Umrechnung (1 mg dl-α-Tocopherol = 1.1 IE (international unit) = 1,1 mg RRR-α-Tocopherylacetat (D-α-Tocopherylacetat) = 2 mg RRR-β-Tocopherol (D-β-Tocopherol) = 4 mg RRR-γ-Tocopherol (D-γ-Tocopherol) = 100 mg RRR-δ-Tocopherol (D-δ-Tocopherol) = 3,3 mg RRR-α-Tocotrienol (D-α-Tocotrienol) = 1,49 mg all-rac-α-Tocopherylacetat (D, L-α-Tocopherylacetat) [10]

In den gängigen Präparaten ist die Angabe in IE gegeben, so dass 1 IE = 1 IU = 1mg des biologisch wirksamsten α-Tocopherols entspricht.

Vitamin E wird ausschließlich in Pflanzen gebildet, ist vorhanden vor allem in pflanzlichen Ölen als Oxidationsschutz. Die höchsten Konzentrationen von α-Tocopherol sind im **Öl** aus **Weizenkeimen**, **Sonnenblumenkernen**, **Erdnüssen**, **Sojabohnen**, **Oliven** und in **Nüssen** (Mandeln, Haselnüssen, Walnüssen); weniger in Getreide und Gemüsen. [4, 11, 39].

2.1.2.26 VITAMIN K

DOSIERUNG: Die empfohlene tägliche Mindestaufnahme für Erwachsene ab dem 14. Lebensjahr beträgt 60-80 µg pro Tag (Dach-Referenzwerte) [10].

In den USA ist der RDA/ DRI-Wert für männliche Erwachsene ab dem 19. Lebensjahr 120 µg pro Tag; für weibliche Erwachsene ab dem 19. Lebensjahr sind es 90 µg pro Tag [13].

OPTIMALE SUBSTITUTIONSDOSIS: Keine Substitution sollte bei Einnahme von ANTIKOAGULATION erfolgen! Beim Erwachsenen scheinen Dosen von 80-120 µg pro Tag sinnvoll; beim Neugeborenen 2 mg i.m. oder oral [4]. Bei ausgewogener Ernährung (vor allem mit Gemüse und Kohl) ist der Bedarf gedeckt.

Bei Blutgerinnungsstörungen: infolge *Vitamin K*-Mangel oder Überdosierung mit Coumarin gebe man 10-25 mg täglich, bis sich die Gerinnung normalisiert [28].

TOXIZITÄT: Bisher sind keine Überdosierungssymptome bekannt geworden. Die Einnahme von 45 mg täglich über sechs Monate hinweg wurden ohne Nebenwirkung vertragen [4].

ANTIKOAGULATION: bei antikoagulierten Patienten unter Coumarin-Therapie ist *Vitamin K*-Gabe bei gut eingestelltem Quick kontraindiziert.

INDIKATIONEN: Bei **Krebs** wurden bisher keine Zusammenhänge mit *Vitamin K* bekannt. Eine klassische Indikation ist die durch *Vitamin K*-Mangel oder Coumarin-Überdosierung verursachte **Blutgerinnungsstörung**.

Neuere Erkenntnisse legen eine *Vitamin K*-Substitution zur **Osteoporose-Prävention** und **Osteoporose-Therapie** nahe.

Indikationen für Substitution sind auch **Resorptionsstörungen**, **Gallenstau**, **chronische Darmkrankheiten**, **Antibiotikatherapie** (gebremste Eigensynthese). [4]

STOFFWECHSEL UND WIRKUNG: Natürliches *Vitamin K* wird wegen seiner Lipophilie über Gallensäuren im Jejunum resorbiert. Das im Kolon durch Bakterien gebildete *Vitamin K* wird passiv schlechter resorbiert. Es wird im Blut an Lipoproteine gebunden und hepatisch metabolisiert (die Leberspeicher reichen nur für ein bis zwei Wochen).

Die Wirkung tritt nach 24 bis 48 Stunden nach Substitution ein. Die Ausscheidung erfolgt biliär.

Vitamin K ist erforderlich für die Carboxilierung spezieller Glutaminsäurereste, ein essentieller Schritt in der Synthese der Gerinnungsfaktoren II (Prothrombin), VII, IX und X. Die Carboxilierung ist auch wichtig bei der Synthese von Osteocalcin und anderen Knochen-Proteinen (es besteht **Osteoporose-Gefahr bei *Vitamin K*-Mangel**) und anderen Proteinen, bei denen die physiologischen Auswirkungen eines *Vitamin K*-Mangels noch nicht klar sind. [4]

NACHWEIS: Blutgerinnungswerte (Quick-Wert, Faktor VII, IX, X) als indirekte Parameter eines *Vitamin K*-Mangels

Vitamin K1: im Serum lichtgeschützt; Serumkonzentration 50 - 900 ng/l [31]

VORKOMMEN: *Vitamin K* ist die Bezeichnung für eine Gruppe von Vitaminen mit einem 2-Methyl-1,4-Naphtochinon-Grundgerüst, von denen in der Natur *Vitamin K*1 von Pflanzen und *Vitamin K*2 von Bakterien (auch im menschlichen Darm) synthetisiert werden. Wasserlösliches *Vitamin K*3 (Menandion) und *Vitamin K*4 (Menandiolester) sind künstlich synthetisierte Arzneimittel. Die natürlichen *Vitamine K*1 und *K*2 sind fettlöslich und gegen Hitze und Sauerstoff nicht empfindlich (also stabil im Kochprozess), jedoch empfindlich gegen UV-Licht [4].

Viel *Vitamin K* ist enthalten in Kohlsorten (Sauerkraut hat 1500 µg/100g, bis hin zu Blumenkohl mit 186 µg/100g), in Gemüse und Getreidesorten [30-80 µg/100g), in Milchprodukten (10-60 µg/100g) und in Fleisch (Rindfleisch und Schweinefleisch haben 15 µg/100g, Hühnerfleisch hat 470 µg/100g). [4]

2.1.2.27 ZINK

DOSIERUNG: Die empfohlene tägliche Mindestaufnahme für Erwachsene und Kinder ab dem 10. Lebensjahr beträgt bei männlichen Personen 9-10 mg täglich; bei weiblichen Personen sind es 7 mg täglich. In der Schwangerschaft und bei Stillenden sollten 10 bis 11 mg täglich eingenommen werden (Dach-Referenzwerte) [10].

In den USA ist die Empfehlung für Erwachsene ab dem 14. Lebensjahr bei männlichen Personen 11 mg täglich, bei weiblichen Personen 8 mg täglich; bei Stillenden sind es 12-13 mg täglich gemäß DRI-Wert [13].

OPTIMALE SUBSTITUTIONSDOSIS: 10-15 mg täglich; ab 25-50 mg täglich kann es möglicherweise zu einer Behinderung der Kupferresorption kommen [26].

In den USA ist definiert als maximale tägliche Dosis ohne toxische Nebenwirkungen zwischen dem 14. und dem 18. Lebensjahr bis zu 34 mg täglich. Ab dem 18. Lebensjahr sind es 40 mg täglich [13].

Bei **HIV-Erkrankung** sollte keine Zinksubstitution erfolgen, da AIDS dadurch verschlechtert wird [26].

Bei Morbus Wilson erhalten Kinder bis zum 6. Lebensjahr 25 mg zweimal täglich; Erwachsene bekommen 75 bis 150 mg täglich zur Verminderung der Kupferresorption [26].

TOXIZITÄT: Die niedrigste akut toxische Dosis von Zinksulfat beträgt 45mg/kg [28]. Eine akut tödliche Dosis für Erwachsene ist ab 10-30g Zinksalzen (meist das ätzende Zinkchlorid) erreicht [27].

Die chronische Einnahme von 200-400(-1200) mg ZnSO4 täglich über Monate hinweg verursacht selten deutliche Vergiftungszeichen. Infolge Zinküberdosierung treten vor allem gastrointestinale Beschwerden auf, je nach Dosis und eingenommenem Salz von Übelkeit und Erbrechen bis zu Magenerosionen (Zinkchlorid ist ätzend, Zinksulfat wirkt leicht reizend, Zinkorotat ist noch am besten verträglich).

Am Blutbild zeigt sich ab (15-) 100 mg täglich eine verminderte Aktivität der Erythrozyten-Kupfer-Zink-Superoxid-Dismutase, bei 0,6-1,6g pro Tag über Wochen bis Monaten eine sideroachrestische, mikrozytäre Anämie, Leuko- und Thrombopenie durch Behinderung der Kupferresorption.

Bei 300 mg täglich über sechs Wochen kam es zu Funktionsschädigung von Lympho- und Granulozyten [26]. Später führt die Einnahme sehr hohen Dosen auch zu ZNS-Schäden (Krämpfen, Benommenheit, Gehstörungen), Nierenschädigung (Nephritis) und Herzrhythmusstörungen (vor allem nach Einnahme von ZnCl2). [27]

Bei HIV-Infektion verkürzte die *Zink*-Supplementierung in jeder Dosis die Überlebenszeit, was zur Vermutung führte, dass *Zink* nötig ist für die HIV-Vermehrung [26].

INDIKATIONEN: Bei **Krebs** ist *Zink* sehr wichtig wegen seiner **essentiellen Wirkung im Immunsystem** und wegen seines **Einflusses auf Zelldifferenzierung und Wachstum**. Allerdings schädigt eine zu hohe Zufuhr einerseits das Immunsystem, könnte aber andererseits sogar das Krebszellwachstum stimulieren, und es beeinträchtigt die für die Blutbildung wichtige Kupferresorption. Deshalb sollte bei **Krebs-Patienten** außer bei nachgewiesenem *Zink*-Mangel die Zinksupplementierung 10-15 (-20) mg täglich nicht überschreiten.

Indikation für *Zink*-Substitution ist schulmedizinisch an erster Stelle die Behinderung der Kupferresorption durch hohe orale Zinkdosen bei **Morbus Wilson**.

Weiterhin ist *Zink* indiziert bei allen denkbaren **enteralen Resorptionsstörungen** (**Sprue**, **Kolitis**, **Morbus Crohn** usw.) und bei der Behandlung mit **Komplexbildnern** (DMPS, D-Penizillamin), bei der Therapie mit **Diuretika**, und bei **Alkoholismus**.

Weitere Indikationen sind **Hauterkrankungen** (vor allem **Akne**, **Akrodermatitis enteropathica**, **Alopezie**, **schlechte Wundheilung**, **venöse Ulzera**), **Infertilität** (*Zink* steigert die Spermien-Zahl und -Beweglichkeit), **Geschmacksstörungen**, **Hyp-** oder **Dysosmie**; Störungen des Immunsystems mit **Infektanfälligkeit**, normaler **Erkältung**, **Stomatitis aphthosa**, (*Zink* verminderte Infekte, erhöhte die Zahl der T-Lymphozyten, verbesserte eine verzögerte Immunreaktion bei Hauttests).

Viele chronisch entzündliche Erkrankungen sind begleitet von einer **niedrigen Zink-Erythrozyten-Konzentration** (**PcP**, **Kolitis**, **Morbus Crohn**, **chronische Lebererkrankungen**).

Teilweise wird auch berichtet über Erfolge bei **Makula-Degeneration**; **Verbrennungen** (hier ist eine zusätzliche *Kupfer*- und *Selen*-Substitution angezeigt) und bei bei **Morbus Alzheimer** [26].

In der orthomolekularen Medizin wird *Zink* empfohlen **bei Quecksilberbelastung** als Antidot, bei **Diabetes**, **Retina-Erkrankungen** (**Makula-Degeneration**), bei akuten und chronischen **Infektionen**, bei psychischen Störungen wie **Depression** und bestimmten Formen der **Schizophrenie** [11, 47].

ZINK-MANGEL: Symptome des Zinkmangels sind **Durchfall**, **wiederkehrende Infekte**, **psoriasiforme Dermatitis** (**Hyperkeratose**, **Parakeratose**, **Akrodermatitis**), **schlechte Wundheilung**, **retardiertes Wachstum** bei Kindern, **Alopezie**, **Lethargie** und andere psychische Störungen. Es kommt zu einem **Ammoniakanstieg** durch eine Verminderung der Ornithin-Carbamyltransferase-Aktivität. [19, 20, 26]

WIRKUNG: *Zink* ist **essentieller Bestandteil vieler Enzyme** und ist wichtig für den **Protein-, Kohlehydrat-, Lipid- und Hormonstoffwechsel** (Insulin, Schilddrüse, Wachstumshormon, mehr als 70 *Zink*-Metallo-Enzyme wie z.B. alkalische Phosphatase, Alkoholdehydrogenase, Carboanhydrase sind bisher bekannt). *Zink* wird benötigt zur **Bildung des retinolbindenden Proteins** und zur **Stabilisierung von DNS-, RNS- und Ribosomen**. [19, 26, 47]

Zink besitzt eine schützende Wirkung gegen **oxidative Membranschädigung** (beteiligt an Superoxiddismutase) [47]. Es erhöht die hepatische Somatomedin-C-Produktion und kann so das **Wachstum beschleunigen**, durch Unterstützung des Wachstumshormons und durch direkten Einfluss auf das **Zellwachstum** (Wundheilung) [26].

Zink ist überdies essentiell für das **Wachstum und die Differenzierung der Immunzellen** (vor allem etliche Thymuszellen).

Bei *Zink*-Mangel kommt es zu einer Funktionsstörung der Makrophagen und T-Zellen [20].

Als Nebeneffekt behindert *Zink* die enterale Kupferresorption (therapeutisch wird *Zink* bei **Morbus Wilson** genutzt) [26].

STOFFWECHSEL: Die enterale Resorption ist abhängig von der Art des *Zink*-Salzes. Bei Zinksulfat kommt es zu 20%-30% Resorption mit maximalen Serum-Konzentrationen nach zwei bis vier Stunden.

Die Resorption wird vermindert durch Balaststoffe, durch Kalzium, durch Phosphate bei vielen Autoimmunerkrankungen vor allem des Darms.

Zink ist im Plasma an Proteine gebunden und liegt zu mehr als 95% intrazellulär vor. Deshalb ist der Nachweis schwierig und schwer beurteilbar.

Ausgeschieden wird *Zink* zu 67% fäkal [20, 26, 35]. 10% des Körper-*Zink* befinden sich in schnell austauschbarem Pool, der Rest hat eine lange Halbwertzeit. Die mittlere biologische Halbwertzeit beträgt 165-500 Tage [19].

NACHWEIS: Zur Diagnostik des *Zink*-Mangels ist die Vollblut-*Zink*-Konzentration (Heparin oder EDTA-Blut) wichtig.

Zur Diagnostik der *Zink*-Überdosierung wird ebenfalls die Vollblut-*Zink*-Konzentration und eventuell die 24-Stunden-*Zink*-Harn-Menge herangezogen.

Für die Diagnostik der akuten *Zink*-Vergiftung verwendet man die *Zink*-Serum-Konzentration (frisches, nicht hämolysiertes Blut) und die Vollblut-*Zink*-Konzentration.

Verminderte *Zink*-Konzentrationen weisen auf einen *Zink*-Mangel hin, normale *Zink*-Konzentrationen schließen einen Mangel aber nicht aus.

Leicht bis mäßig erhöhte *Zink*-Serum-Konzentrationen (eventuell auch *Zink*-Vollblutkonzentrationen) kommen vor bei Hyperthyreose, Hypertonie, Eosinophilie, Polyglobulie, Polyzythämia vera, experimentell erzeugtem Fieber (eventuell nach Hyperthermie-Therapie), ohne dass eine Vergiftung oder Überdosierung vorliegt. [35]

NORMALE WERTE: Die normale *Zink*-Serum-Konzentration beträgt 0,7-1,5 mg/l [31, 35]. Die normale *Zink*-Vollblut-Konzentration liegt bei 7-8 mg/l [35]; 8,8 bis 16,0 mg/l Ery [31]. Die normale *Zink*-Urin-Ausscheidung beträgt 0,2-1,5 mg in 24 Stunden [35]. Die normale *Zink*-Urin-Konzentration liegt bei 270-850 µg/l [31]

VORKOMMEN: in allen Nahrungsmitteln. Bei Vegetariern ist ein *Zink*-Mangel häufiger, da die *Zink*-Resorption aus tierischer Kost leichter geschieht.

Besonders reich an *Zink* sind Austern und Weizenkeime (50 mg/kg), Innereien und Muskelfleisch (20-50 mg/kg), nicht so sehr Eier und Milchprodukte (5-20 mg/kg). Eher arm an *Zink* sind Obst, grüne Gemüse und Hülsenfrüchte (weniger als 5 mg/kg) [47]

UMRECHNUNG: 1 mMol Zn = 65 mg Zn (als Ion)

2.2 ORTHOMOLEKULARE THERAPIEKONZEPTE

2.2.1 ORTHOMOLEKULARE BASISTHERAPIE

Als Basis jeder orthomolekularen Therapieempfehlung wurde eine Zusammenstellung von Vitaminen und Mineralien gewählt, die für den Erwachsenen (ca. ab dem 14. Lebensjahr) gemäß dem gegenwärtigen Wissensstand eine in jedem Falle ausreichende Versorgung mit Mikronährstoffen sicherstellt, so dass keine Körperfunktion Mangel leidet.

Zu dieser BASISTHERAPIE werden dann für spezielle Indikationen (Immunität, antioxidativer Schutz, Entgiftungsfunktion) noch zusätzliche Empfehlungen gegeben, die weitere Mikronährstoffe enthalten, höhere Dosen einzelner Mikronährstoffe der Basistherapie empfehlen, oder auf besonders wichtige Funktionen einzelner Mikronährstoffe der Basistherapie in bezug auf die spezielle Indikation hinweisen.

Die Empfehlungen der Basistherapie sind auch für andere Indikationen der orthomolekularen Therapie (gesundes Altern, Artheriosklerosenprävention, Herzerkrankungen, Osteoporose, Leistungssport u.s.w.) eine ausreichende Mikronärstoff-Ergänzung, die wiederum spezifisch ergänzt werden kann.

Vitamine:

Vitamin A – meist als Provitamin, 10-25 mg täglich *ß-Karotin*

Vitamin C – 0,25-0,5(-1g) g pro Tag

Thiamin (Vitamin B1) – 2-10(-40) mg täglich

Riboflavin (Vitamin B2) – 2-5 mg täglich

Nicotinamid (Vitamin B3) – 15-20 mg täglich

Pyridoxin (Vitamin B6) – 5-15 mg täglich

Biotin – 100-500 µg pro Tag

Vitamin B12 – 10-15-100 µg pro Tag

Pantothensäure – 10-30 mg täglich

Folsäure – 400-800 µg pro Tag

Vitamin E – 50-100-200 IEpro Tag

Vitamin D (Cholecalciferol) – ca. 400-800 IE pro Tag

Eventuell Vitamin K – 80-120 µg pro Tag (nicht bei Antikoagulation)

Vitamin-ähnliche:

Omega-3-Fettsäuren – (0,5-)2-4g pro Tag, oder mindestens zwei Fischmahlzeiten pro Woche aus Fischen der kalten Nordmeere.

Mineralien:

Kalzium – 1-1,2g pro Tag

Magnesium – 0,3-0,5g pro Tag

Selen – 100-200 µg pro Tag (bis zu einer Selen-Serum-Konzentration von 120-150 µg/l)

Zink – 10-15 mg täglich

Chrom – 30-100 µg pro Tag

Kupfer – 1-1,5 mg täglich

Mangan – 2-5 mg täglich

Molybdän – 50-100 µg pro Tag

Meist diätetisch ausreichend zugeführt werden Eisen 10-30 mg (bei Mischkost entbehrlich, nach Serum-Eisen plus Ferritin); Fluorid 3-4 mg täglich und Jodid 150-200 µg pro Tag (in Speisesalz und Zahnpasta).

Bei weiteren Spurenelementen ist wegen ihres Vorkommens im Meerwasser eine essentielle Notwendigkeit möglich, wobei zu den meisten dieser Spurenelemente weder offizielle Ernährungs-Empfehlungen zur Verfügung stehen, noch ausreichendes medizinisches Wissen vorhanden ist hinsichtlich Wirkung, Toxizität und Bedarf. Eine Substitution ist in geringer Dosierung analog der Zusammensetzung des Meerwassers oder urzeitlicher Meeresablagerungen zu empfehlen, außer man ernährt sich hauptsächlich von Nahrung aus dem Meer.

2.2.2 FERTIGPRÄPARATE FÜR ORTHOMOLEKULARE BASISTHERAPIE

Viele Multivitaminpräparate enthalten nicht alle nötigen Vitamine, und meist auch in viel zu niedriger Dosierung und oft ohne die wichtigsten Spurenelemente (*Zink*, *Kupfer*, *Kobalt*, *Mangan*, *Chrom*). Deshalb sind hier einige höher dosierte oder hoch dosierte Vitaminpräparate angegeben, die immer auch eine Basis an Spurenelmenten enthalten.

Kalzium und *Magnesium* müssen in jedem Falle wegen des hohen Bedarfs zusätzlich gegeben werden. *Selen* ist nur ausnahmsweise in genügend hoher Dosis in den Multivitaminpräparaten enthalten.

Die große Menge der im Meer enthaltenen Spurenelemente sollte mit einem eigenen Präparat gegeben werden, wenn dies gewünscht ist.

Vitamin C ist in den aufgeführten Multivitaminpäparaten so dosiert, dass es unter normalen Bedingungen ausreicht, und dass bei besonderer Indikation ein hochdosiertes *Vitamin C*-Retardpräparat ohne Überdosierungsbefürchtungen zusätzlich gegeben werden kann.

SUPRADYN FORTE: 1 Kapsel enthält *Vitamin A* 3333 I.E.; *Thiamin* 4 mg; *Riboflavin* 5,1 mg; *Pyridoxin-HCl* 6,0 mg; Vita*min B12* 6,0 µg; *Vitamin C* 180,0 mg; *Vitamin D3* 200 I.E.; *Vitamin E* 14,9 mg; *Pantothensäure* 21,0 mg; *Biotin* 0,3 mg; *Folsäure* 200 µg; *Nicotinamid* 57,0 mg

Als **Mineralien**: *Eisen* 3,6 mg, *Kalzium* 50,0 mg, *Magnesium* 40,0 mg, *Phosphor* 50,0 mg; *Chrom* 10 µg, *Kupfer* 0,4 mg, *Mangan* 0,5 mg, *Zink* 3,0 mg

Angaben aus http://www.consumercare.bayer.at August 2006

Beurteilung: Eignet sich zur täglichen Einnahme bei gesundem Organismus. Bei Resorptionsstörungen (im Alter, bei Darmerkrankungen) und in Belastungssituationen (entzündliche Erkrankungen, Mangelernährung u.s.w.) ist besonders das antioxidativ wirksame *Vitamine E* zu niedrig dosiert, aber auch *Folsäure* und *Vitamin B12*. *ß-Karotin* ist gar nicht enthalten. Die Spurenelemente liegen ebenfalls unterhalb der empfohlenen täglichen Aufnahmemenge. *Selen* ist nicht enthalten und muss (nach *Selen*-Serum-Konzentration) extra gegeben werden.

ORTHOMOL COR PLUS: 1 Tagesportion enthält *Vitamin C* 530 mg; *Vitamin A* 250 IE; *ß-Karotin* 5 mg; *Vitamin E* 150 mg; *Thiamin* 4 mg; *Riboflavin* 5 mg; *Niacin* 50 mg; *Pyridoxin* 5 mg; *Biotin* 165 µg; *Vitamin B12* 9 µg; *Folsäure* 800 µg; *Pantothensäure* 18 mg; *Vitamin D3* 200 IE; *Vitamin C* 530 mg; *Coenzym Q10* 15 mg, *Karotinoide* 5 mg; *Citrus-Bioflavonide* 5 mg; zusätzlich *Omega-3-Fettsäuren* 1 Kps 500mg;

An **Mineralien** ist enthalten: *Mg* 180 mg; *Zn* 10 mg; *Mn* 2 mg; *Cu* 1 mg; *Cr* 60 µg; *Mo* 60 µg; *J* 150 µg; *Se* 50 µg

An **Aminosäuren**: *L-Carnitin* 200 mg; *Inosit* 100 mg; *Taurin* 300 mg; *L-Lysin* 500 mg; *L-Arginin* 125 mg; *L-Cystein* 80 mg

Angaben aus http://www.orthomol.de/Produkte/Cor_plus/ August 2006

Beurteilung: Es handelt sich um ein ausreichend hoch dosiertes Vitaminpräparat mit etlichen antioxidativ wirkenden Zusatzstoffen in allerdings geringer Konzentration (*Coenzym Q10, Taurin, Bioflavonide, Karotinoide*); enthalten sind auch etliche kardiotrope Zusätze (*Conezym Q10, Taurin, Arginin*), die jedoch zur Prophylaxe bei kardiotoxischer Chemotherapie mindestens in doppelter Dosis zu geben sind. Die *Selen*-Dosis wird in *Selen*-Mangelgebieten wie bei uns in Deutschland normalerweise nicht ausreichen. Eine zusätzliche *Selen*-Gabe nach *Selen*-Serum-Konzentration kann nötig sein, **während Chemotherapie** als Na-Selenit).

ULTRA ONE DAILY CAPS Natures Plus: *Vitamin C* 150 mg; *ß-Karotin* 30 mg; *Vitamin E* 100 mg; *Thiamin* 25 mg; *Riboflavin* 25 mg; *Niacin* 100 mg; *Pyridoxin* 25 mg; *Biotin* 0,3 mg; *Vitamin B12* 100 µg; *Folsäure* 400 µg; *Vitamin D3* 400 IE; *Para-Aminobenzoesäure* 25 mg, *Cholin* 10 mg; *Inositol* 25 mg

An **Mineralien**: *Ca* 25 mg; *Mg* 7 mg; *Zn* 15 mg; *Mn* 5 mg; *Cr* 200 µg; *Cu* 2 mg; *Cr* 200 µg; *Mo* 150 µg; *J* 150 µg; *Se* (*Methionin* und *Selenit*) 200 µg; erhältlich wahlweise mit *Fe* 10 mg oder Eisen-frei.

Angaben aus:

http://www.naturesplus.compro Tagefault_flash.asp, August 2006

Beurteilung: Es handelt sich um ein sehr hoch dosiertes Multivitaminpräparat. Auch bei Resorptionsproblemen und in Belastungssituationen (z.B. **während Chemotherapie**) ist die Einnahme jeden 2. Tag ausreichend (z.B. im Wechsel mit einem Aminosäure-Vitamin-Präparat).

Beim Gesunden ist die Einnahme jeden 2.-4. Tag ausreichend. Bei täglicher Einnahme kann es eventuell zu Magenreizung wegen hoher *Niacin*-Dosis kommen. *Selen* ist ausreichend hoch dosiert; bei zusätzlicher *Selen*-Gabe (z.B als Na-Selenit bei Chemotherapie) ist eine *Selen*-Serum-Konzentrations-Besitmmung nötig, um *Selen* nicht überzudosieren.

AMINOPLUS IMMUN Kyberg: enthält *ß-Karotin* 2 mg; *Vitamin E* 30 mg; *Riboflavin* 4,2 mg; *Pyridoxin* 4,5 mg; *Vitamin B12* 9 µg; *Folsäure* 1200 µg

Mineralien: *Mg* 100 mg; *Zink* 10 mg; *Mn* 2 mg; *Kupfer* 2 mg; *Cr* 50 µg; *Mo* 50 µg; *Selen* 100 µg

Aminosäuren: *Glutamin* 3g; *Arginin* 2g; *Lysin* 1g; *Glycin* 0,7g; *Methionin* 0,5 g; *Cystein* 100 mg; *Taurin* 1g

Angaben aus: http://www.kyberg.de/

Beurteilung: Es handelt sich um ein hochdosiertes Aminosäurepräparat, das alle nötigen Mikronährstoffe für die zusätzliche Unterstützung des Immunsystems, der Entgiftungsfunktionen und der antioxidativen Funktionen enthält. Es ist bei besonderen Belastungssituationen ideal im täglichen Wechsel mit einem hochdosierten Multivitaminpräparat zu kombinieren. Auch eine zusätzliche Gabe ist möglich, wobei aber bei Kombination mit *Ultra One Daily caps* die täglich maximale Menge *Selen* (zusammen 300 µg) erreicht ist und bei kombinierter täglicher Gabe über mehr als einen Monat die *Selen*-Serum-Konzentration kontrolliert werden sollte.

TRACE MINS: *Trace* enthält je Tablette 4 mg Mineral-Komplex (in der Zusammensetzung urzeitlicher Meeresablagerungen) von Actinium, Aluminum, Antimonium, Barium, Beryllium, Bismuth, Boron, Brom, Cerium, Cesium, Chlorum, Chromium, Dysprosium, Erbium, Europium, Ferrum, Fluor, Gadolinium, Gallium, Germanium, Gold, Hafnium, Holmium, Indium, Iridium, Jod, Kadmium, Kalium, Kalzium, Kobalt, Kupfer, Lanthanum, Lithium, Lutetium, Magnesium, Mangan, Molybdenum, Neodymium, Nickel, Niobium, Osmium, Palladium, Phosphorus, Platinum, Praseodymium, Rhenium, Rhodium, Rubidium, Ruthenium, Samarium, Scandium, Selenium, Silizium, Silber, Sodium, Strontium, Sulfur, Tantalum, Tellurium, Terbium, Thallium, Thorium, Thulium, Titanium, Tungsten, Uranium, Vanadium, Ytterbium, Yttrium, Zinc, Zinn, Zirconium

Angaben aus:

http://www.naturesplus.compro Tagefault_flash.asp August 2006

Beurteilung: Es handelt sich um ein Mineralpräparat für alle Spurenelemente, das der Zusammensetzung urzeitlicher Meeresablagerungen entspricht und zu den oben genannten Multivitaminpräparaten zusätzlich eingenommen werden sollte. Spurenelemente, die in den Multivitaminpräparaten enthalten sind, werden bei zusätzlicher Einnahme auch von zwei Tabletten *Trace Mins* pro Tag nicht überdosiert.

MAGNESIUM, KALZIUM, ZINK, SELEN: Präparate mit der nötigen Dosis *Kalzium* (0,5-1,2 g), *Magnesium* (0,3-06 g) und, falls gewünscht, zusätzliches *Zink* oder *Selen* werden nicht aufgeführt, da diese in großer Zahl und mit übersichtlichen Dosisangaben auf dem Markt vorhanden sind.

2.2.3 IMMUNMODULATION, ORTHOMOLEKULARE

Ähnlich der Homöopathie wirkt die orthomolekulare Therapie ausgleichend, so dass für Immunstimulation und für antientzündliche Therapie (Bremsen überschießender Immunfunktion) die gleichen Mikronährstoffe indiziert sind.

Soll das Immunsystem gezielt unterstützt werden, bieten sich spezielle orthomolekulare Kombinationspräparate mit Aminosäuren, immunwirksamen Vitaminen und vitaminähnlichen Substanzen an (z.B. *Amino Plus Immun Kyberg*, Zusammensetzung siehe Kapitel orthomolekulare Basistherapie), die zusätzlich zu der Basistherapie oder im täglich Wechsel mit der orthomolekularen Basiskombination eingenommen werden. Die alternierende Einnahme ist meist ausreichend, da das immunstimulierende Präparat die für die Immunität wichtigen Vitamine des Basispräparats auch selbst enthält.

Überschießende Entzündungsreaktionen sind erbgutschädigend, daher ist bei der **Krebstherapie** eine Immunstimulation wie auch die Normalisierung einer überschießenden Immunreaktion durch ausgewogenes Vorhandensein von Mikronährstoffen gleichermaßen wichtig.

Wegen der bei einer Entzündung entstehenden schädigenden Peroxidradikale ist auf ausreichenden antioxidativen Schutz zu achten (siehe Kapitel antioxidative Therapie). Gegen überschießende Entzündungsreaktionen sind zusätzlich *Omega-3-Fettsäuren* – (0,5-)2-4g pro Tag – indiziert oder zwei Fischmahlzeiten pro Woche aus Fischen der kalten Nordmeere und Leinöl 5-20g pro Tag.

2.2.4 IMMUNWIRKUNG DER EINZELSUBSTANZEN

Vitamin A: Wirkt nur immunstimulierend bei *Vitamin A*-Mangel. Im Normalfall ist eine Substitution mit *ß-Karotin* ausreichend, das zusätzlich als wichtiges Antoxidans wirkt.

ß-Karotin: 15-30 mg täglich steigern B- und T-Zellaktivität (in Kombination mit anderen Vitaminen) und sind wichtig für den antioxidativen Schutz.

Vitamin D: besitzt antikanzerogene Wirkung durch Förderung der Zelldifferenzierung (gefunden für **Mamma-, Prostata-, Darmkrebs**) und hat immunmodulierende Wirkung durch Stimulierung der Proliferation und Differenzierung von Lympho- und Monozyten.

Pyridoxin: Bei Pyridoxin-Mangel ist das humorale und zelluläre Immunsystem beeinträchtigt.

Zink: *Zink* ist essentiell für das Wachstum und die Differenzierung des Immunsystems (vor allem etlicher Thymuszellen). Bei *Zink*-Mangel liegt eine Funktionsstörung der Makrophagen und T-Zellen vor.

Selen: Bei *Selen*-Mangel besteht eine verminderte Immunabwehr. Mit Hilfe einer *Selen*-Substitution von 200 µg pro Tag (sogar bei noch normaler *Selen*-Serum-Konzentration) kommt es zur Immunstimulation mit Proliferation aktivierter T-Zellen, erhöhter Aktivität der *natural-killer*-Zell-Aktivität und der Lymphozyten vermittelten Tumor-Zytotoxizität. Dabei liegt die angestrebte *Selen*-Serum-Konzentration bei 100-150 µg/l, sollte aber nicht über 200 µg/l liegen.

α-Liponsäure: Die Tagesdosis beträgt 400-600 mg. *α-Liponsäure* wirkt in Gramm-Dosen stark toxisch! *α-Liponsäure* ist antiviral wirksam. Zudem ist sie hydro- und lipophil antioxidativ. Eventuell kommt es zur Hemmung von Entzündungszytokinen. Eine Substitution mit *α-Liponsäure* sollte vor allem bei Nerven-, Leber-, und Diabetes-Erkrankungen vorgenommen werden.

Arginin: Die Tagesdosis beträgt 2-4g. *Arginin* stimuliert die Immunabwehr vor allem in Kombination mit *Lysin* (*Lysin* : *Arginin* im Verhältnis 1:2) und *Glutamin* mit *Omega-3-Fettsäuren*. *Arginin* trägt bei zur Erhöhung der NK-Aktivität, Makrophagen- und Lymphozyten-Funktion; Ausschüttung von IL 1 und IL 2 [18].

Cystein: Die Tagesdosis von *Cystein* oder N-*Acetyl-Cystein* beträgt 0,6 bis 4g pro Tag. *Cystein* ist verantwortlich für die Stimulation der Lymphozytenproliferation, Aktivierung zytotoxischer T-Zellen. Besonders bei Kräfteverfall und kachektischer Tendenz erzielt man mit Gaben von *NAC*, 0,6-4g pro Tag, eine Verbesserung des Kräftezustands [18].

Glutamin: Die Tagesdosis von *Glutamin* beträgt 2-4g. *Glutamin* trägt bei zur Stimulierung von IL-2 Produktion, Proliferation und Differenzierungen von T- und B-Zellen. Bei *Glutamin*-Mangel besteht eine gesteigerte Infektanfälligkeit. *Glutamin* zusammen mit *Cystein* stärken den Mukosablock des Darmes, was eine Stärkung der enteralen Immunantwort und eine verminderte Allergenaufnahme bedeuten [18].

Glycin: Die Tagesdosis von *Glycin* beträgt 0,3-1g. Es gibt Hinweise für antientzündliche Wirkungen durch die Hemmung einiger Zytokine (IL-1, TNF-a) oder deren Stimulierung (IL-10) [18].

Carnitin: Die Tagesdosis von *Carnitin* beträgt 100-600 mg. 1-3g pro Tag steigerte bei HIV-Patienten deren Infektabwehr. *Carnitin* ist wichtig für die Fetteinschleusung in die Mitochondrien [18, 47].

Lysin: Die Tagesdosis von *Lysin* beträgt 1-2 g. *Lysin* wirkt immunstimulierend vor allem in Kombination mit *Arginin* (*Lysin* : *Arginin* im Verhältnis 1:2) und *Glutamin* [18, 47].

Omega-3-Fettsäuren: Eine Dosis von (0,5-)2-4(-6)g pro Tag über Monate hemmt die entzündungsfördernde Eikosanoid-Biosynthese, vor allem bei gleichzeitig verminderter Zufuhr tierischer Fette (Omega-6-Fettsäuren); zusätzlich ist *Vitamin E* nötig und wirkt potenzierend.

2.2.5 DIÄT UND IMMUNSYSTEM

SAPONINE: Saponine aus Pflanzen als Mikronährstoffe besitzen Adjuvanswirkung, sie verstärken die Antikörperbildung bei Immunreiz. Außerdem üben sie eine direkte immunstimulierende Wirkung über die Aktivierung der NK- und zytotoxischen T-Zellen aus. Überdies wirken einige Saponine antimikrobiell, virustatisch und entzündungshemmend. Saponine von nicht als Nahrungsmittel bekannten Pflanzen können auch toxische Wirkung auf den Magendarmtrakt haben [47].

Nahrungsmittel: Saponinhaltig sind vor allem Hülsenfrüchte wie Sojabohnen (um 40 mg/kg), einheimische Bohnen (16-18 mg/kg), Linsen 4-6 mg/kg, Spinat) [47].

GLUKOSINOLATE (Senföle): Sie bestehen aus einer Glukose-Einheit und einem Sulfatrest (typischer Geruch nach Kohl und Zwiebel). Ihre biologisch aktiven Abbauprodukte sind bakterizide Isothiozyanate = Senföle und Thiozyanate und Nitrile. Diese wirken **antikarzinogen** und auch **antibiotisch** gegen viele Pilze und Bakterien, vor allem im Darm und in der Darmwand, evtl. auch immunmodulatorisch [47].

Nahrungsmittel: Senfölhaltig sind alle Kohlgemüse (Rosenkohl, Kohlrabi, Blumenkohl, Broccoli, Rotkohl); Rettich, Meerrettich, Senf und alle Laucharten (Lauch, Zwiebel, Knoblauch).

POLYPHENOLE und FLAVONOIDE: Sie haben neben antibakteriellen Eigenschaften vor allem auch starke antioxidative Wirkung und sind deshalb im Kapitel ORTHOMOLEKULARE ANTIOXIDATIVE THERAPIE besprochen. Auch sie sind in Kohlgemüsen, aber auch anderem Gemüse sowie in Salat und Obstsorten enthalten.

2.2.6 GENABWEICHUNGEN IM IMMUNSYSTEM

Kleine Veränderungen in der DNS (SNIP = single-nucleotide-polymorphism) kodieren leicht veränderte Enzymstrukturen. Dadurch mögliche Funktionsdefizite können teilweise durch besondere Ernährung oder zusätzliche Mikronährstoff-Gabe gebessert werden. Einige wichtige Veränderungen, die das Immunsystem betreffen, sind im Folgenden aufgeführt. Eine ausführliche Darstellung findet sich im Buch von *J. Huber* und *M. Klentze* [23].

INTERLEUKIN-6-WILD-Typ: Dieses Interleukin-Gen induziert ein stark aktives IL-6, was zu erhöhter Entzündungsbereitschaft (in Form von Parodontose, Rheuma, Autoimmunerkrankungen) führen kann und die Entstehung von Morbus Alzheimer, Arteriosklerose und **Krebserkrankungen** begünstigt [23].

Die oben genannten Mikronährstoffe können das Erkrankungsrisiko mindern helfen.

VITAMIN-D-REZEPTOR-SNIP-b/B prädestiniert zu Osteoporose-Erkrankungen in höherem Alter, stört die optimale Proliferation und Differenzierung von Lympho- und Monozyten, führt zum Überwiegen von IL-2 und entzündungsstimulierenden T-Lymphzyten [23].

Therapeutisch kann das Erkrankungsrisiko gemindert werden durch die *Vitamin-D*-Substitution von (400)-800 IE täglich und durch die Gabe von ca. 1g *Kalzium* pro Tag und *Magnesium* 0,4g pro Tag.

2.2.7 ANTIOXIDATIVE THERAPIE

Die antioxidative Behandlung mit Mikronährstoffen (teils auch mit Arzneimitteln) soll Zellmembranen (Zellwand, Mitochondrien- und andere Zellorganell-Membranen), Makromoleküle (Enzyme), DNS und RNS, und Lipide (in Zellmembran, ZNS, Gefäßintima) vor oxidativer Schädigung schützen. Außerdem soll die Bildung toxischer Oxidationsstoffwechselprodukte vermindert werden (z.B. *Advanced Gylocosylation End Products* bei Diabetes wie HbA1c).

Oxidativ schädigende Substanzen (Peroxidradikale) entstehen bei der Zellatmung (Atmungskette in den Mitochondrien), bei Entgiftungsreaktionen vor allem der Phase-I-Entgiftung in der Leber, bei jeder Immunreaktion (Entzündung, Phagozytose, Tumorzellyse).

Deshalb ist ein hohes antioxidatives Potential zum Schutz gesunder Zellen und Membranen vor allem nötig bei erhöhtem Stoffwechsel (Fieber, Leistungssport, Hypermetabolismus wie z.B. Hyperthyreose), bei akuten wie chronischen Entzündungen, bei

Zufuhr toxischer Stoffe (Genussmittel, Arzneien, Umweltgifte) und bei Zelluntergang (**Chemotherapie** und **Bestrahlung**).

Krebs: Bei Krebspatienten ist dies besonders wichtig, um das gesunde Gewebe (auch die Immunzellen) vor den **Nebenwirkungen der *Chemotherapie* und *Bestrahlung*** zu schützen. Auch in behandlungsfreien Phasen soll ein guter antioxidativer Schutz weiteren DNS- und RNS-Schäden vorbeugen, aber auch bei der Reparation mutierter Zellen helfen.

Außerdem soll das Immunsystem beim teils oxidativen Angriff auf entartete Zellen selbst geschützt werden. Dem Argument, dass der antioxidative Schutz den durch Chemotherapie induzierten Krebszelltod behindere, widersprechen etliche Arbeiten, die unter *Vitamin E* und *Selen* sogar ein empfindlicheres Ansprechen der Krebszellen auf Chemotherapie fanden [5, 24].

2.2.8 ANTIOXIDATIVE NORMALTHERAPIE

Bei der antioxidativen Therapie ist das Zusammenwirken aller hierfür benötigten Mikronährstoffe besonders wichtig, da einzelne Stoffe mehr im wässrigen System arbeiten (Cytosol, Extrazellulärraum), andere mehr im lipidlöslichen Bereich (Membranen, Lipide, ZNS). Außerdem muss das für den Membranschutz essentielle *Vitamin E* sofort nach der antioxidativen Reaktion wieder regeneriert werden (durch *Vitamin C* und das *Glutathion*-System), da andernfalls das nun selbst oxidierte *Vitamin E* als Radikalbildner wirkt. Vergleichbares gilt eventuell auch für *ß-Karotin.*

Für das antioxidative Gleichgewicht wichtige Mikronährstoffe sind *Vitamin E*, *Vitamin C*, *Niacin*, *Riboflavin*, *ß-Karotin*, das *Glutathion*-System (aus *Glutamin*, *Glycin*, *Cystein*), sekundäre Pflanzenstoffe (aus Gemüse und Obst) und *SELEN*, *ZINK*, *Mangan* und *Kupfer* (u.a. für Superoxiddismutase-Metall-Komplexe). Unter den endogenen Substanzen sind wichtige Antioxidantien *Bilirubin* (Lipidphase) und *Harnsäure* (Extrazellulärraum).

Unter normalen Ernährungsbedingungen wird auch beim Krebspatienten die oben angegebene **orthomolekulare Basistherapie** ausreichend Mikronährstoffe bereitstellen. Bei besonderen Belastungen (Entzündung, Leistungssport) kann zusätzlich *Vitamin C* – in Retardform 1-2x pro Tag 0,5g – genommen werden. Sehr wichtig ist aber in jedem Fall die zusätzliche Zufuhr sekundärer Pflanzenstoffe (frisches Obst mit Schale, grünes, rotes oder gelbes Gemüse, vor allem Kohlarten, Tomaten, Karotten, Salate), da diese den antioxidativen Schutz der zugeführten Mikronährstoffe um ein Vielfaches verstärken können.

2.2.9 ANTIOXIDATIVE ZUSATZTHERAPIE

Bei den Mikronährstoffen der orthomolekularen Basistherapie ist bei oxidativem Stress besonders zu achten auf ausreichende Dosis von *Zink* (10-20 mg täglich), *ß-Karotin* (**während Chemo- und Strahlentherapie** 20-60 mg täglich, auch als Gemüsesaft), *Vitamin E* (**während Chemo- und Strahlentherapie** 200 (-400) mg täglich, teilweise auch lokal angewandt); *Vitamin C* (zusätzlich als Retard-Form 1-2x pro Tag 0,5g) und ausreichend *Selen* (überprüfte *Selen*-Serum-Konzentration bei 120-150 µg/l).

Aminosäuren-Supplemet: Ein Aminosäurenzusatz ist bei problematischer Ernährungssituation anzuraten – etwa bei vegetarischen Diäten, Essproblemen durch Mukositis, Übelkeit, Resorptionsstörungen, Kachexie. Hier sind vor allem die antioxidativ wirkenden Aminosäuren des *Glutathion*-Systems (GSH) *Glutamin*, *Glycin*, *Cystein* (auch als *N-Acetyl-Cystein*) zu nennen – zusammen mit den in der Basistherapie enthaltenen *Vitamin C*, *Vitamin E* und *Selen*. Zusätzliche Gabe von *Taurin* verstärkt die antioxidative Wirkung an den Zellmembranen, ebenso *Coenzym Q10*.

Arznei-Fertig-Präparate: *AMINO PLUS ANTIOX KYBERG* (pro Kapsel *L-Glutamin* 200 mg, *L-Cystein* 277 mg, *Glycin* 150 mg)

Oder höher dosiert mit zusätzlich *Taurin* und für die Abwehr wichtigen Aminosäuren *AMINO PLUS IMMUN KYBERG* (Zusammensetzung siehe Kapitel über orthomolekulare Basistherapie).

Weitere Antioxidatien: *Coenzym Q10* (kardioprotektiv ab 50-150 mg täglich) ist stark antidoxidativ wirksam (vor allem an Membranen und speziell in den Mitochondrien). Es ist, wie *Taurin*, besonders indiziert **bei Chemotherapie** mit kardiotoxischen Substanzen.

N-Acetyl-Cystein, 400-600 mg 2-3x pro Tag, ist stark antioxidativ wirksam, gilt spezifisch als **Leberschutz** und besserte auch **Kräfteverfall** und kachektische Tendenz **bei Chemotherapie**. Stark antioxidativ wirksam, und speziell als Schutz für Leber und Nieren wirkt *Silibinin* (300-600 mg täglich; z.B. *LEGALON*, oder auch *Carduus marianus* in Urtinktur oder in der D1).

Antioxidativ wirksam mit besonderem Schutz gegen Neuropathie ist *α-Liponsäure*, 200-600 mg täglich (wirkt im lipo- und hydrophilen Milieu).

2.2.10 ANTIOXIDATIVE DIÄT

Chemisch unterschiedliche antioxidativ wirksame sekundäre Pflanzenstoffe sind vor allem in Gemüse und Obst enthalten.

Gemüse, geordnet nach absteigender antioxidativer Potenz (Wirkstärke in Klammern) siehe Schmidt [47]:

Grünkohl (24), Knoblauch (23), Spinat (17), Rosenkohl (16), Broccoli (13), Rote Beete (12), rote Paprika (8), Zwiebel (6), Aubergine (5), Blumenkohl (5), Kartoffeln (5), Weißkohl (5), gelbe Rübe (3).

Stark antioxidativ wirksam sind auch die in frischem Obst (besonders in der Schale und schalennah) reichlich enthaltenen Polyphenole [47].

KAROTINOIDE: Dies sind gelbe, rote bis violette Pflanzenfarbstoffe. Sie geben antioxidativen Schutz für die Haut vor UV-Licht und schützen die DNS und Lipide vor Peroxidations-Schäden. Sie sind teils hitzestabil wie *ß-Karotin* (enthalten in Karotte, Grünkohl, anderen Kohlarten, Kürbis, Salaten) und *Lycopin* (enthalten in Tomate), teilweise hitzelabil wie *Lutein* und *Zeaxanthin* (enthalten in Grünkohl, Spinat, anderen Kohlarten, Salaten) [47].

POLYPHENOLE und FLAVONOIDE: Sie sind in den Randschichten vieler pflanzlicher Nahrungsmittel hoch konzentriert enthalten, und als Flavonoide sind sie auch Geschmacks- und Farbträger. Sie wirken stark antioxidativ, teilweise antimikrobiell (sowohl gegen Bakterien als auch Viren), entzündungshemmend und **antikanzerogen**.

Sie sind enthalten in Kaffee, Grünkohl und anderen Kohl- und Gemüsearten, in vielen Obstarten, besonders viel in Zitrusfrüchten, Trauben (Resveratrin), Beeren, Pflaumen, Äpfeln (besonders in der Schale). Man findet sie aber auch in Tee, Rot- und Weißwein [47].

2.2.11 GENABWEICHUNGEN: SUPEROXIDDISMUTASE

Kleine Veränderungen in der DNS (SNIP = single-nucleotide-polymorphim) führen bei betroffenem Superoxiddismutase-Gen zu einem Funktionsdefizit dieses Enzyms.

SOD2-SNIP: bewirkt eine verminderte Aktivität der Superoxiddismutase 2 (SOD2) mit leichterer Schädigung von Zellbestandteilen wie Membranen, Mitochondrien und DNS. Therapeutisch kann durch die oben aufgeführte Substitution mit antioxidativ wirkenden Mikronährstoffen und dem Vermeiden von Genussgiften (z.B. Rauchen), übermäßiger Anstrengung (z.B. Leistungssport) der Mangel etwas ausgeglichen werden [23].

2.2.12 ORTHOMOLEKULARE ENTGIFTUNGSTHERAPIE

Pro Tag werden außer den notwendigen Nährstoffen tausende nicht verwertbarer chemischer Verbindungen aufgenommen (natürliche Toxine, Umweltgifte, eventuell zusätzlich noch Genussgifte wie Alkohol, Gifte aus dem Zigarettenrauch, Arzneimittel). Im Körper müssen beständig alte Gewebe abgebaut werden, und auch hier fallen Stoffe für die Körperentgiftung an (z.B. Hormone), die bei vermindertem Abbau und verzögerter Ausscheidung Schaden anrichten.

Da bei vielen Entgiftungsschritten Radikale gebildet werden (z.B bei Hydroxilierungen), ist bei gesteigerter Entgiftungsfunktion immer auch das antioxidative System besonders gefordert.

KREBS: Für den Krebspatienten ist eine gut funktionierende Körperentgiftung wichtig wegen des **Abbaus und der Ausscheidung vieler Kanzerogene** (natürliche wie Aflatoxine, Nitrosamine, und künstliche wie z.B. Benzol, Benzpyren).

Außerdem ist bei den **hormonsensitiven Tumoren** (z.B. Mamma-Karzinom, Prostata-Karzinom) der unverzögerte Hormonabbau wichtig. Das antioxidative System und das Entgiftungssystem gerät während der Chemotherapie (Arzneientgiftung und Gewebsuntergang) und bei der Strahlentherapie (Gewebsuntergang) unter besondere Belastung.

ENTGIFTUNGSPHASEN: In der PHASE-I-Entgiftung werden hauptsächlich über hepatische Oxygenasen (ca. 50 unterschiedliche Cytochrom-P-450-Oxygenasen) funktionelle Gruppen in die zu entgiftenden Moleküle eingefügt. Dieser Schritt macht die Moleküle leider teilweise toxischer für den Körper (eine Gefahr stellen zu schnell arbeitende CYP-450-Enzyme dar).

Etliche toxische Substanzen werden so erst in der PHASE-II-Entgiftung entgiftet durch die *Glutathion*-S-Transferase (solche toxischen Substanzen sind z.B Nikotin, Insektizide, einige Schwermetalle), Methyltransferasen oder N-Acetyltransferasen –

sie sind als schnelle oder langsame Acetylierer wichtig für den Arzneimittelstoffwechsel. Für die endgültige Ausscheidung sind Glucuronosyltransferasen (z.B. für Steroidhormone, Arzneien) oder Sulfotransferasen (z.B. für Phenole, Amine) wichtig [1, 23, 47].

MIKRONÄHRSTOFFBEDARF: Für beide Phasen der Entgiftung benötigt der Körper viele der Mikronährstoffe der **orthomolekularen Basistherapie**, und in der Phase-II-Entgiftung zusätzlich die Aminosäuren *Methionin* und *Cystein* (Sulfatpool) und zur *Glutathion*-Synthese *Glutamin*, *Glycin* und wieder *Cystein*. Außerdem ist für alle Phasen ein ausreichender antioxidativer Schutz (*Vitamin C* und *Vitamin E*, *Riboflavin*; *Gluthathion*, evtl. α-*Liponsäure*; überdies *Zink* und *Selen*) wichtig.

2.2.13 UNTERSTÜTZUNG DER ENTGIFTUNG

Wie man sieht, werden für die Entgiftung ähnliche Mikronährstoffe gebraucht wie bei der Körperabwehr. Die Prinzipien der antioxidativen Therapie sind wegen der bei der Entgiftung anfallenden Radikale unverzichtbar. Also bildet wieder die **orthomolekulare Basistherapie** mit Berücksichtigung antioxidativer Diät (viel Gemüse und frisches Obst) im Normalfall eine ausreichende Mikronährstoffzufuhr.

ZUSATZTHERAPIE: Wird bei besonderen Belastungssituationen – wie etwa **Chemotherapie** und **Bestrahlung**, schlechtem Ernährungszustand, hypermetabolen oder stark entzündlichen Zuständen – eine zusätzliche Unterstützung gewünscht, sollte wieder ein hochdosiertes Aminosäurepräparat gewählt werden, z.B. ein bis zwei Beutel *AMINO PLUS IMMUN KYBERG* pro Tag (zur Zusammensetzung siehe Kapitel über orthomolekulare Basistherapie) und *Vitamin C* 500 mg als Retardpräparat zweimal täglich.

Auf eine ausreichende Zufuhr von *Selen* (eventuell als schnell verfügbares Na-Selenit bei **Chemotherapie**) und *Zink* ist zu achten, am besten mit und nach Laborkontrolle. Zusätzlich kann noch *N-Acetyl-Cystein*, 400-600 mg zwei- bis dreimal täglich, als weitere *Cystein*-Quelle gegeben werden (ist ein Sulfatspender, stark antioxidativ wirksam, schützt Leber und Lungen).

Soll bei bestimmten Enzymkonstellationen (CYP-I-SNIP, CYT-P-450-Enzyminduktion) die Phase-I-Entgiftung gebremst werden, ist eine gemüsereiche Kost mit hohem Anteil an Isoflavonen und Phytoöstrogenen (Soja, bitteres Obst) indiziert.

2.2.14 GENABWEICHUNGEN: ENTGIFTUNGSENZYME

Bei den Genen der Entgiftungsenzyme sind besonders viele SNIPS (single-nucleotide-polymorphims) bekannt. Da anhand der SNIPS die Wirkung der Mikronährstofftherapie besser verständlich werden kann, seien im folgenden einige der für die Entgiftung wichtigen SNIPS kurz dargestellt. Eine ausführlichere Darstellung kann man im Buch von *J. Huber* und *M. Klentze* nachlesen [23].

CYP-1A1-SNIP: Dieser SNIP der Cytochromperoxydase P450 (Entgiftungs-Phase-I) führt zum schnelleren Abbau von Steroidhormonen und Umweltgiften zu noch aktiven oder teilaktiven hydroxylierten Zwischenstufen. Diese sind teilweise kanzerogene Zwischenprodukte. Deshalb besteht trotz Östrogenmangels ein erhöhtes Risiko, an Brustkrebs zu erkranken. [23]

Therapie:

- Hemmung der CYP-1A1-Enzyme durch Isoflavone und Phytoöstrogene
- Stimulierung der Entgiftungsenzyme Phase-II durch oben genannte Mikronährstoffe [23].

COMT-SNIP: Infolge verminderter Methylierung besteht eine verminderte Entgiftungs-Kapazität in der Phase-II [23]

Therapie: Enzymstimulierung der COMT durch *Folsäure* und *Magnesium*, durch Indol-3-Carbinol aus Kohlgewächsen und durch grünen Tee [23].

MTHFR-SNIP: eine Funktionsstörung der Methylen-tetra-hydro-Folat-Reduktase schwächt durch schlechteren Methyl-Gruppen-Transfer die PHASE-II-Entgiftung [23]

Therapie: Unterstützend wirkt die Gabe von *Folsäure*, *Pyridoxin* und *Vitamin B12* [23].

SOD-2-SNIP (Superoxiddismutase-Defekt): schwächt den Abbau der bei der Entgiftung gebildeten Peroxide [23]

Therapie: Untersützung der antioxidativen Kräfte [23]

2.3 LITERAUR ORTHOMOLEKULARE MEDIZIN

1. Aktorier, Förstermann, Hoffmann, Starke: *Allgemeine und spezielle Pharmakologie und Toxikologie.* Urban und Fischer, München 2005, 9. Auflage
2. Albert C.M. ea.: *Blood Levels of Long-Chain n-3 Fatty Acids and the Risk of Sudden Death.* In: *New England Journal of Medicine*, 345 (15): 1113-8, 2002
3. Angerer P. ea.: *Effect of Dietary Supplementation with Omega-3 Fatty Acids on Progression of Atherosclerosis in Carotid Arteries.* In: *Cadiovascular Research*, 54 (1: 183-90 2002)
4. Bässler K.H. ea.: *Vitamin-Lexikon.* 3. Auflage; Urban und Fischer, 2002
5. Büntzel J.: *Erfahrungen mit NaSe in der Behandlung von akuten und späten Nebenwirkungen der Radiochemotherapie von Kopf-Hals-Karzinomen.* In: *Medizinische Klinik*, 1999, 94, Supp III 49-53
6. Büntzel J.: *Supportivtherapie Folge 14, Selen in der Onkologie – Möglichkeiten und Grenzen.* In: *Focus Onkologie*, 2/2002

7. Cermelli C. ea.: *Selenite Inhibition of Coxsackie Virus B5 Replication: Implications on the Ethiology of Keshan Disease.* In: *Journal of Trace Elements Med. Biol.* Vol. 16; 41-46 (2002) |
8. Clarke ea.: *Selenium Poisoning from a Nutritional Supplement.* Jama 1996 Vol 275; no 14
9. Connor W.E.: *Importance of n-3 Fatty Acids in Health and Disease.* In: *American Journal of Clinical Nutrition*, Vol. 71, No. 1, 171-175, January 2000
10. DACH-Referenzwerte: *Referenzwerte für gemeinsame Ernährungsempfehlung der Gesellschaften für Ernährung von Deutschland* (DGE), Österreich (ÖGE) und der Schweiz (SGE/SVE); (http://www.univie.ac.at/oege/php/current/content.php?c=1001 Aug 2006)
11. Dietl H.; Ohlenschläger G.: *Handbuch der orthomolekularen Medizin.* Haug-Verlag 1999
12. Dirks J. ea.: *Mercury Excretion and Intravenous Ascorbic Acid.* In: *Archive of Environmental Health* 49 (1) 49-52 (1994)
13. FNIC (The Food and Nutrition Information Center USA): RDA-Referenzwerte (recommended dietary allowances) oder DRI-Werte (dietaray reference intakes) http://www.nal.usda.gov/fnic/index.html – Juni-August 2006; oder Institute of Medicine of National Academie of Science: dietary reference intakes; Elements http://www.iom.edu 2006
14. Francescato H.D.C. ea.: *Effect of Oral Selenium Administration on Cisplatin-Induced Nephrotoxicity in Rats.* In: *Pharmacol. Research*, Vol. 43; N 1; 2001
15. Gianfranco P. ea.: *Cancer and Anticancer Therapy-Induced Modifications on Metabolism by Carnitin System.* In: *Journal of Cellular Physiology* 182: 339-50 (2000)
16. Goodman u. Gilmans: *The Pharmacological Basis of Therapeutics.* 9. Auflage; McGraw-Hill 1995
17. Graziano F. ea.: *Potential Role of Levocarnitine Supplemenation for the Treatment of Chemotherapy-Induced Fatigue in Non-Anaemic*

Cancer Patients. In: *British Journal of Cancer*, Vol 86; no 12 1854-57; 2002

18. Gröber U.: *Orthomolekulare Medizin*. 2. Auflage, WVG Stuttgart 2002
19. Grüngreiff K., Reinhold D.: *Medizin im Blickpunkt*. 4. Auflage, Innovations-Verlags-Gesellschaft 2001
20. Harrisons: *Principles of Internal Medicine*. 14. Auflage,Vol 1, Mc Graw-Hill 1998
21. Holzhauer P.: *Kann durch die prophylaktische Gabe von NaSe die Inzidenz und der Schweregrad der durch Vinorelbin induzierten lokalen Phlebitis beeinflusst werden?* In: *Deutsche Zeitschrift für Onkologie*, 2002, 34; 14-16
22. Holzhauer P.: Mündliche Mitteilung bei Onkologiefortbildung Dr. Holzhauer, am 18.3.03 München
23. Huber J.; Klentze M.: *Die revolutionäre SNIPs-Methode*. Südwestverlag, ISBN: 3-517-06811-X
24. James M.J.J. ea.: *Dietary Polyunsaturated Fatty Acids and Inflammatory Mediator Production*. In: *American Journal of Clinical Nutrition*, Vol. 71, No. 1, 343-348, January 2000
25. Klasco R.K. (Ed): DRUGDEX® System. Thomson MICROMEDEX, *Drugconsults Antioxidants Prevention of Cancer*. Greenwood Village, Colorado (Edition Feb. 2002)
26. Klasco R.K. (Ed): DRUGDEX® System. Thomson MICROMEDEX, Greenwood Village, Colorado (Edition 2002-2004); jeweilige Substanz
27. Klasco R.K. (Ed): POISINDEX® System. Thomson MICROMEDEX, Greenwood Village, Colorado (Edition 2002-2004); jeweilige Substanz
28. Kleber J.J., Ganzert M.: *Toxinfo* GIZ München (Tel-Auskunft 089-19240) Edition 2005|
29. Kohlmeier L: *Biomarkers of Fatty Acid Exposure and Breast Cancer Risk*. In: *American Journal of Clinical Nutrition*, Vol 66, 1997; 1548-1556

30. Kremer J.M.: *n-3 Fatty Acid Supplements in Rheumatoid Arthritis.* In: *American Journal of Clinical Nutrition*, Vol. 71, No. 1, 349-351, January 2000
31. Labor Schiwara Bremen: Analysenübersicht. http://www.schiwara.de/ 2006
32. Longnecker M.P. ea.: *Selenium in Diet, Blood and Toenails in Relation to Human Health in a Seleniferous Area.* In: *American Journal of Clinical Nutrition* 1991; 53; 1288-94
33. Marshall H. ea.: *Courtroom Toxicology Selenium* (Rel. 4-5/86) Pub. 717
34. Marshall H. ea.: *Courtroom toxicology*. Metthew Bender Vol 5 1999; Manganese (Rel. 14-4/93)
35. Martin M.: *Labormedizin in der Naturheilkunde.* Urban und Fischer, 2. Auflage; München, Jena 2002
36. Moeschlin: *Klinik und Therapie der Vergiftungen.* Thieme 1986
37. Mühlendahl K.E. ea.: *Vergiftungen im Kindesalter.* Enke 1995
38. Müller A. ea.: *Lebensbedrohliche Intoxikation mit α-Liponsäure.* In: *Intensiv und Notfallmedizin* 34, 6, 1997
39. Niestroj I.: *Praxis der orthomolekularen Medizin.* 2. Auflage. Hippokrates, Stuttgart 2000
40. Pfeifer B., Preiß J., Unger C.: *Onkologie integrativ.* Elsevier Urban u. Fischer, München 2006
41. Prasad K.N.: *Antioxidantientherapie.* Aus: Beuth J., *Grundlagen der Komplementäronkologie.* Hippokrates, 2002
42. Rayman M.P.: *The Importace of Selenium to Human Health.* In: *The Lancet*, Vol. 356, July 15, 2000
43. Reid E. ea.: *Selenium Supplementation and Colorectal Adenomas: an Analysis of the Nutritional Prevention of Cancer Trial.* In: *Int. J. Cancer* 118: 1777-1781, 2006
44. Retzek H.: *Vortrag homöopathische Onkologie in der Allgemeinpraxis.* Münchner Hömöopathie-Tage-Krebs, März 2006
45. Rodemann H. et al: *Relevanz der radioprotektiven Wirkung von Na-Se.* In: *Medizinische Klinik*, 1999. Suppl III, 39-41

46. Schacky v C.: *n-3 Fatty Acids and the Prevention of Coronary Atherosclerosis.* In: *American Journal of Clinical Nutrition*, Vol. 71, No. 1, 224-227, January 2000
47. Schmidt E., Schmidt N.: *Leitfaden Mikronährstoffe.* Elsevier München 2004
48. Seeger R., Neumann H.G.: *DAZ Giftlexikon Selen* (221 Literaturangaben ausgewertet). In: *Deutsche Apotheker Zeitung* 131, Nr.9 1991
49. Sieja K.: *Protective Role of Selenium against the Toxicity of Multi-Drug Chemotherapy in Patients with Ovarien Cancer.* Pharmacy 55 (2005), 12
50. Spielmann H ea.: *Arzneiverordnung in Schwangerschaft und Stillzeit.* Gustav Fischer, 1998
51. Stoll G.: *Nahrungsergänzungsmittel in der Onkologie.* Erfahrungsheilkunde, Okt. 2006
52. Yang G. ea.: *Studies of Safe Maximal Daily Dietary Selen Intake in a Seleniferous Area in China.* J. In: T*race Elem. Electolytes Health*; vol. 3, 1989 pp 123-130

3. NATURHEIKUNDLICHE BEHANDLUNG DER NEBENWIRKUNGEN VON ZYTOSTATIKA

3.1 BASISTHERAPIE GEGEN ZYTOSTATIKA-NEBENWIRKUNGEN

Bei jeder Zytostatika-Therapie ist zu empfehlen, durch eine gesunde darmschonende Ernährung mit Beigabe von Milchsäure spaltenden Keimen (z.B. Joghurt mit Bifidusbakterien) und zusätzlich durch die Gabe von orthomolekularen Nahrungsergänzungen und Multi-Enzympräparaten der systemischen Enzymtherapie die Nebenwirkungen zu minimieren. Inwieweit zusätzlich die äußerst wirksame gezielte homöopathische Medikation oder eine spezielle Immuntherapie wie die Mistel-, Thymus- oder eine andere Organpräparate-Therapie angewandt wird, hängt vom einzelnen Therapeuten und/ oder der Art der bestehenden Nebenwirkung ab.

3.1.1 ORTHOMOLEKULARE BASISTHERAPIE WÄHREND ZYTOSTATIKATHERAPIE

Als Basistherapie wird eine Ernährung empfohlen, die reich ist an sekundären Pflanzenstoffen. Soweit verträglich, sollte frisches Obst mit Schale, grünes, rotes oder gelbes Gemüse, vor allem Kohlarten, Tomaten und Karotten, Salate wegen der Verträglichkeit, evtl. kurz blanchiert, verzehrt werden.

Zusätzlich ist gerade während der Zeit der Chemotherapie ein **hoch dosiertes Vitamin- und Spurenelmentpräparat** sinnvoll, wie z.B. *ORTHOMOL COR PLUS* oder ein vergleichbares Präparat, täglich davon zwei Dosen (eine morgens, eine abends) oder *ULTRA ONE DAILY CAPS* oder ein vergleichbares Präparat, jeden zweiten Tag eine Dosis und eventuell zusätzlich ein Aminosäurepräparat (in *ORTHOMOL COR PLUS* teilweise enthalten).

Bei den Mineralien ist es besonders wichtig, *Magnesium* 0,3-0,5g täglich, *Kalzium* 0,5-1g täglich und *Zink* 10-20 mg täglich zu substituieren, und vor allem *Selen* (100-200 µg pro Tag als Dauertherapie bis zu einer Serum-*Selen*-Konzentration 150 µg pro Tag).

Selen: *Selen* nimmt unter den Mineralien eine Schlüsselstellung bei der Vorbeugung und Behandlung von Zytostatika-Nebenwirkungen ein, und zwar wegen seiner antioxidativen Eigenschaften (Abbau der bei der Chemotherapie entstehenden freien Radikale) und als Bestandteil der entgiftenden *Glutathion*-S-Transferase.

Dem *Selenit* wird sowohl eine direkte antioxidative Wirkung zugeschrieben wie auch eine Schlüsselstellung im Radikalabbau nach Einbau in das Enzym *Glutathionperoxidase*.

Dieser Einbau in die selenhaltigen Enzyme soll nach Gabe von *Selenit* viel effektiver und rascher erfolgen als nach Gabe von organischem *Selen* (*Selen-Methionin* oder *-Cystein*). Deshalb ist am Tag der **Chemotherapie**, und an ein bis zwei Tagen danach, eine hochdosierte *Na-Selenit*-Therapie indiziert (z.B 500-1000 µg Selenase am Tag der Chemotherapie, je 200-500 µg die nächste beide Tage).

Um eine *Selenit*-Inaktivierung durch Oxidation zu vermeiden, soll *Na-Selenit* in zwei bis drei Stunden Abstand zu *Vitamin C*-Supplement gegeben werden [18, 24]. Bei hohen *Selen*-Serum-Ausgangskonzentrationen (mehr als 100 µg/l) sollte zwei bis drei Tage nach Ende der *Selen*-Stoßtherapie die *Selen*-Serum-Konzentration bestimmt werden. Kurzfristige *Selen*-Konzentrationsspitzen bis 250 (-300) µg/l als Schutz gegen Zytostatika-Nebenwirkungen sind tolerierbar, langfristig dürfen die *Selen*-Konzentrationen nicht über 150-200 (-250) µg/l steigen. Wenn nötig, reduziere man *Selen*-Gabe zwischen den Chemotherapiezyklen.

Neue Untersuchungen zeigen, dass die *Selen*-Serum-Konzentration während der Chemotherapie stark absinkt, was eine höhere Substitution (bis zu 1000 µg *Selenit*) rechtfertigt. Auch soll *Natrium-Selenit* in der 1. Phase renal offenbar schneller eleminiert werden als organisches *Selen* [18, 24]. Diese steigert die Therapiesicherheit der *Selenit*-Stoßtherapie, wobei jedoch Forschungsarbeiten mit engmaschigen Serum-Konzentrationsbestimmungen bei *Selen*-Therapie während Zytostase diese Beobachtungen erhärten sollten.

Spurenelemente: Wie im Kapitel 2.2.1 über orthomolekulare Basistherapie besprochen, wird empfohlen, zu den in den meisten Multivitaminpräparaten enthaltenen Spurenelementen zusätzlich die Vielzahl der in urzeitlichen Meeresablagerungen enthaltenen Spurenelemente einzunehmen (z.B. *Trace Mins* oder vergleichbare Präparate).

Vitamin C: Da die Chemotherapie und die vom Körper nun zu leistende Entgiftung das antioxidative Potential sehr beansprucht, wird empfohlen, am Tag der **Chemotherapie** und in den Tagen danach zusätzliches *Vitamin C* als Retard-Präparat einzunehmen (2 x 0,5g – je eine Kapsel morgens und abends, am Tag nach der Chemotherapie eventuell auch 2 x 1g).

Aminosäuren: Aminosäuren (z.B. in *ORTHOMOL COR PLUS* oder *AMINO PLUS IMMUN KYBERG)* sind wichtig zur zusätzlichen Kräftigung des antioxidativen Potentials (v.a. *Glutamin*, *Cystein*, *Glycin* für *Glutathion*-Synthese), der Körperabwehr (*Glutamin*, *Lysin*, *Arginin*), der Entgiftung (v.a. *Glutamin*, *Cystein*) und als zusätzlicher Schutz für den Darm (v.a. *Glutamin*) und des Herzens (v.a. *Taurin*, *L-Carnitin*, *Arginin*).

Je nach Schädigungsschwerpunkt der verwendeten Zytostatika kann man bei den Aminosäurepräparaten unterschiedliche Schwerpunkte setzen. Bei hauptsächlich drohender enteraler Schädigung wegen des hohen Glutamingehaltes gebe man eher *AMINO PLUS IMMUN KYBERG* oder vergleichbare Präparate und bei Bedarf *Coenzym Q10* und *l-Carnitin* zusätzlich.

Bei im Vordergrund stehender kardialer Toxizität setzt man eher *ORTHOMOL COR PLUS* oder ein vergleichbares Präparat und *Glutamin* 1-2g (z.B. *AMINOPLUS L-GLUTAMIN*) zusätzlich ein. Das als Schleimlöser bekannte *N-Acetyl-Cystein* (200-600 mg täglich) ist immer ein gutes Zusatzpräparat (Antioxidans, Entgiftung, Leber- und Darmschutz).

Omega-3-Fettsäuren: Die für Krebspatienten generell empfehlenswerte Einnahme von *Omega-3-Fettsäuren* durch Seefischmahlzeiten oder täglich 1-2g Fischöl und zusätzlich Lenöl (siehe hierzu Kapitel 2.1.2.13 über *Omega-3-Fettsäuren*) soll auch **Operation, Chemo- und Bestrahlungstherapie besser vertragen** lassen. Außerdem besserte die Gabe von *Omega-3-Fettsäuren* mit zusätzlich *Arginin* und *Glutamin* Tumorkachexie [40]. Im Tierversuch konnten Nebenwirkungen von Irinotecan gebessert werden [9].

Applikation: Teilweise wird empfohlen, am Tag der **Chemotherapie** außer *Vitamin C*, *Selen* und eventuell *Coenzym Q10* (bei kardiotoxischen Zytostatika) keine Vitamin-Präparate und vor allem keine Aminosäure-Präparate zu geben, um Interferenzen mit den Chemotherapeutika zu vermeiden.

Präparate mit schwefelhaltigen Aminosäuren sollten einen Tag vor und nach Chemotherapien mit Paltinderivaten und Alkylantien nicht gegeben werden [18]. Die empfohlenen Vitamin- und Mineraldosierungen und die Begründung für die jeweilige Indikation und Dosierung sind in dem Kapitel 2.2 über *orthomolekulare Therapiekonzepte* genauer erläutert, besondere Dosierungen bei unterschiedlichen Nebenwirkungen sind in Kapitel 3.2 zur *Behandlung spezifischer Zytostatika-Nebenwirkungen* besprochen.

3.1.2 HOMÖOPATHIE WÄHREND ZYTOSTATIKATHERAPIE

Dr. Spinedi schreibt in seinen Büchern, dass eine homöopathische Therapie bei Krebspatienten während Zytostatikatherapie gut möglich ist, und dass seiner Erfahrung zufolge die Chemotherapie besser vertragen wird, wenn man ein gutes konstitutionelles Mittel gefunden hat. Er meint, dass die Chemotherapie unter richtig angewandter Hömöopathie auch besser wirken würde, und dass deshalb niedrigere Zytostatika-Dosierungen gegeben werden könnten [22, 23].

Auch nach meiner Erfahrung vertrugen homöopathisch behandelte Patienten (die zusätzlich orthomolekulare Substitution erhielten) die Chemotherapie vergleichsweise gut, und bei Beschwerden konnte durch Gabe von Zwischenmitteln (oft *Nux vomica* oder das momentane Simile) meist schnell geholfen werden.

Herr Dr. Wurster fand in Spinedis Klinik als häufig indizierte Mittel gegen die Nebenwirkungen der Zytostatika-Therapie *Nux vomica*, *Arsenicum album*, *Phosphorus*, *Cadmium sulfuricum*, *Sulfur*, *Tabacum*, *Ipecacuanha*, *Okoubaka*, *Chininum sulfuricum* [26].

Frau Dr. Kruse empfiehlt *Okoubaka* C6 dreimal täglich als unspezifisch entgiftende Prophylaxe gegen Nebenwirkungen der Chemotherapie (vor allem bei Magen-Darm-Symptomen) [16], wobei aber m.E. gut gewählte orthomolekulare Unterstützung wirksamer sein könnten.

Homöopatische Mittel für spezifische Nebenwirkungen werden später bei den einzelnen Chemotherapie-Nebenwirkungen besprochen.

3.1.3 ENZYMTHERAPIE WÄHREND ZYTOSTATIKATHERAPIE

Als nebenwirkungsarme, ungefährliche und relativ preiswerte Therapie, die verspricht, eine große Anzahl der Nebenwirkungen der Zytostase zu mildern, sollte auf die Hilfe der systemischen Enzymtherapie nicht verzichtet werden. Genauere Ausführungen zur Enzymtherapie mit entsprechenden Literaturhinweisen findet man im Kapitel 4.2 über *Systemische Enzymtherapie*.

Reduktion der Nebenwirkungen von Chemotherapie: In Studien konnte durch Einnahme von Enzympräparaten eine Reduktion der Chemotherapie-Nebenwirkungen erreicht werden, und zwar vor allem eine Milderung von Mukositis, Übelkeit, Appetitverlust, Schwäche und Leukopenie.

Als Wirkmechanismus wird ein antiinflammatorischer Effekt angenommen, eine Stimulierung der Gewebe-Reperaturmechanismen und der Abbau überschießender Zytokinproduktion. Darüber hinausgehende spezielle Therapieziele sind bei Bleomycin eine Verminderung der Lungenschäden; bei Carboplatin eine Verminderung der Lebertoxizität; bei Tamoxifen eine Senkung der teilweise erhöhten TGF-α-Serumkonzentration – hier besteht die Gefahr von Gewebsfibrosen.

Enzyme-Präparate: Verwendet werden meist Kombinationen von *Trypsin*, *Chymotrypsin*, *Papain* und *Bromelain* (z.B. in *WOBENZYM N* oder vergleichbare Präparate)

3.1.4 DARMSANIERUNG WÄHREND ZYTOSTATIKATHERAPIE

Während der Chemo- oder Strahlentherapie erhofft man sich von der mikrobiologischen Therapie, das Allgemeinbefinden des Patienten zu verbessern, die gesunde Darmflora und dadurch die Darmschleimhaut zu schützen und eventuell sogar das Immunsystem ein wenig zu stabilisieren und stimulieren. Zur Vorbeugung von Schleimhautschäden und gastrointestinalen Nebenwirkungen bei Chemotherapie und Bestrahlung wurden in Studien positive Effekte durch die Gabe eines Präparates mit nicht lebensfähigen lysierten Keimen (*COLIBIOGEN*) gesehen.

Die besten Erfolge lassen sich erhoffen, wenn mit der mikrobiologischen Therapie schon vor der Chemo- oder Bestrahlungstherapie begonnen wird, oder zumindest so lange noch keine Immunstörungen und keine Mukositis vorliegen. Hat die Chemotherapie jedoch das Immunsystem schon geschwächt (Leukopenie), und/ oder ist eine Mukositis nachweisbar, sollten, wie in der oben angeführten Studie, nur Präparate mit nicht vermehrungsfähigen Keimen eingesetzt werden, und bei Verträglichkeit zudem kleine Mengen eines Joghurt mit Bifiduskulturen.

Generell wird bei solchen Beschwerden die Unterstützung durch orthomolekulare Medizin im Vordergrund stehen, um Immunsystem und Darmmukosa wieder aufzubauen.

Präparate, genaues therapeutisches Vorgehen und Literaturhinweise: siehe unter 4.1 *Darmsanierung oder mikrobiologische Therapie.*

3.2 BEHANDLUNG SPEZIFISCHER ZYTOSTATIKANEBENWIRKUNGEN

3.2.1 MYELOSUPPRESSION

Ursache: Die meisten Zytostatika besitzen eine mehr oder weniger starke myelosuppressive Komponente.

Orthomolekulare Medizin: Eine gewisse Schutzfunktion gegen die myelosuppressive Wirkung soll die hochdosierte Gabe antioxidativer und blutbildungsunterstützender Vitamine und *Selen* (siehe oben: *Basistherapie*) geben.

Andere supportive Therapien: Ohne Gefahr von Nebenwirkungen versprechen auch **Enzympräparate** mit *Papain*, *Bromelain*, *Trypsin* und *Chymotrypsin* eine unterstützende Wirkung gegen die Leukopenie (siehe oben).

Weitere Möglichkeiten, wie die **Misteltherapie** oder **Peptide**, können bei stärkerer Leukopenie überlegt werden, bedürfen aber genauer Abwägung und spezieller Indikationen (siehe Kapitel 4.1 über NATUHEILKUNDLICHE KREBSTHERAPIEN IM ÜBERBLICK). Frau Dr. Kruse fand die Gabe von *Glandula Thymi* C30 öfters wirksam [16].

Homöopathie: In jedem Falle ist die Gabe des homöopathischen Simile hilfreich, und dieses wird auch die myelosuppressive Wirkung der Chemotherapie veringern.

Feststehende Mittel mit „organotroper Indikation", wenn das momentan indizierte Simile nicht bekannt ist (oder nicht wirkt), würde ich nur geben, wenn die oben genannten allgemeinen Maßnahmen (Vitamine, Enzymtherapie) nicht ausreichend wirken.

Als organotrope Mittel gegen Leukopenie unter Chemotherapie empfielt Frau Dr. Kruse *Chininum arsenicosum* C6 dreimal täglich. Unter *Chininum arsenicosum* C6 sah sie oft einem schnelleren Anstieg der Leukozyten nach Chemotherapie, sogar einen früheren Beginn der eigenen Blutbildung nach Knochenmarkstransplantation (schnellerer Take).

Zusätzlich empfiehlt sie *Okoubaka* C6, zwei- bis dreimal täglich während der Chemotherapie, als unspezifische Entgiftungshilfe, und einen Therapieversuch mit *Glandula Thymi* C30 [16].

Bei Unwirksamkeit aller bisher genannten Verfahren könnte man isopathisch das oder die jeweils angewandten Chemotherapeutika in Potenzen von C30 bis C200 (wiederholte Gaben) versuchen.

3.2.2 GASTROINTESTINALE NEBENWIRKUNGEN

Ursache: Die meisten Zytostatika verursachen starke gastrointestinale Nebenwirkungen von leichter bis zu schwerster Übelkeit, ja bis hin zu schweren Entzündungen der Schleimhaut des gesamten Gastrointestinaltrakts (Mukositis).

Von den häufiger verwandten Zytostatika können schwere Übelkeit und Mukositis verursachen: Irinotecan, die Platinabkömmlinge (Oxiplatin, Cisplatin, Carboplatin), die Anthracycline (Doxo- und Epirubicin), Cyclophosphamid, Gemcitabin, 5-FU und auch die neuen Tumorantikörper wie z.B. Trastuzumab.

Die Stärke der Nebenwirkungen ist von Patient zu Patient äußerst variabel, sogar von Zyklus zu Zyklus bei dem gleichen Patienten, was die Beurteilung einer erfolgreichen naturheilkundlichen Prophylaxe oder Therapie sehr erschwert. Die Symptome nehmen normalerweise mit der Höhe der Dosierung und bei Kombination mehrerer der oben genannten Zytostatika zu.

Naturheilkundliche Prophylaxe: Wie bei der Myelosuppression versucht man auch gegen die gastrointestinalen Zytostatika-Nebenwirkungen als Prophylaxe die oben genannte Substitution mit Vitaminen, Aminosäuren (*Glutamin*) und Mineralien und die systemische Enzymptherapie.

Zur Mukositis-Prophylaxe ist vor allem auf ausreichend *Vitamin E* (200-400 mg täglich, teilweise auch lokal an der Schleimhaut appliziert) und zusätzlich *Vitamin C* in Retardform zu achten. Falls eine Misteltherapie durchgeführt wird, kann man auch von der Misteltherapie eine Minderung der durch Zytostatika verursachten Schleimhautschädigung und Übelkeit erwarten (bei Kolon-Ca senkte *EURIXOR* in einer Studie Mukositisbeschwerden von 25% auf 18%) [10].

Mukositistherapie: Ist schon eine Mukositis aufgetreten oder kündigen sich erste Anzeichen an, sollte zusätzlich zur obigen Prophylaxe *Vitamin E*, 100-400 mg in 50-100 ml Speiseöl (frisches Traubenkern-, Walnuss-, Raps- oder auch Olivenöl) mehrmals am Tag lokal angewandt werden.

Am besten ist das sogenannte Ölziehen (intensives Saugen des Öls durch die Zähne und Gurgeln mit dem Öl, danach ist das Öl auszuspucken).

Zusätzlich sollte man 2-5 Tropfen *Rescue-Remedy*-Tropfen (Bachblüten-Therapie) aus der Stock-Bottle (= dem Vorratsfläschchen) in diese Öllösung geben, oder eine wässrige *Rescue Remedy*-Lösung zwischen den Ölspülungen anwenden. Wird von den äußerlich an den Schleimhäuten wirkenden Lösungen etwas oder sogar viel verschluckt, ist dies zudem heilend wirksam.

Von *Vitamin E* sollte mindestens 200 mg pro Tag eingenommen werden, und die gesamte enteral aufgenommene *Vitamin E*-Dosis (eingerechnet der verschluckten Gurgellösung) sollte 400-600(-800) mg pro Tag nicht überschreiten.

Verursacht die Mukositis trotz der oben empfohlenen Prophylaxe bzw. Therapie schmerzhafte Schluckstörung, können die Schmerzen mit Mundspülungen aus Salbeitee oder *SALVIATHYMOL* (verdünnt) gelindert werden, oder man versucht eine gezielte homöopathische Therapie.

Homöopathie: Ein gut gewähltes Simile wird auch die gastrointestinalen Nebenwirkungen der Zytostatika zumindest mildern helfen. Grundsätzlich ist immer eine homöopathische Suche gemäß der momentanen Symptomatik indiziert, wobei das gefundene Mittel ein Tumormittel sein kann – in diesem Fall besteht bei Wirksamkeit auch große Hoffnung auf eine heilende Wirkung auf den Tumor.

Oder es kann sich auch um ein sog. „Zwischenmittel" ohne direkten Tumorbezug handeln, das bei Bedarf zusätzlich zu einem tumorspezifischen Mittel gegeben werden kann, aber in anderer Potenz (meist als Tiefpotenz, z.B. in der D12).

Die im folgenden aufgeführten *Mittel gegen Übelkeit oder Mukositis* werden teils nur als symptomatische Zwischenmittel wirken, also ohne Heilwirkung auf den Tumor. In diesem Falle muss aber sichergestellt sein, dass das Mittel nicht routinemäßig, nicht zu lange, nur wenn es benötigt wird und nur solange es deutlich hilft, verabreicht wird.

Zur Behandlung der *Übelkeit* erwiesen sich für Frau Dr. Kruse in der Kinderonkologie – häufig indiziert in der C30 – *Nux vomica* (Würgen, Übelkeit Verschlimmerung deutlich nach dem Essen, reizbar und empfindlich), *Ipecacuanha* (dauernde, durch nichts zu bessernde Übelkeit, dabei jedoch sehr saubere Zunge, viel Speichelfluss), seltener *Morphinum* (tödliche dauernde Übelkeit, schlimmer durch Aufrichten, benommen – hier ist die DD zu *Tabacum* erforderlich), *Veratrum album* (schwerste Übelkeit, kollaptisch und übel beim Aufrichten, blass und kalt) [4, 16]. Gerade von *Nux vomica* sah ich, dass es nach der Chemotherapie wieder die vorher vorhandenen Symptome des Tumor-Simile hervorbrachte, wenn *Nux vomica* aufgrund der vorherigen Symptomsituation indiziert war.

Zur Behandlung der *Mukositis* hat sich für Frau Dr. Kruse in der Kinderonkologie häufig bewährt:

Borax C6, 3x pro Tag (geschwollenes Zahnfleisch, schreckhaft und ängstlich)

Calendula C6, 3x pro Tag (geschwollene, gerötete Mundschleimhaut)

Lachesis C12, 3x pro Tag (Zahnfleisch rötlich braun oder livide, ulzerös, Fieber, brennende Schmerzen)

Mercurius solubilis oder *Mercurius vivus* C12, 3x pro Tag (geschwollenes livides Zahnfleisch, übler Mundgeruch, Zahneindrücke in der Zunge, Schleimhautgeschwüre, starker Speichelfluss, stinkender Mundgeruch)

Nitricum acidum C12, 3x pro Tag (offene Mundschleimhaut, Rhagaden, Fissuren, tiefe Geschwüre, stärkster Schmerz auch bei Stuhlgang, Splitterschmerzen)

Phosphorus (alles blutrot; Speichel wird ausgespuckt; der Patient ist müde, erschöpft, sehr schwach, will nicht allein sein, Brennen besser durch kalte Getränke)

Arsenicum album (vollkommen erschöpft, bewegt sich trotzdem immer ein wenig aufgrund der inneren Unruhe; Brennen besser duch warme Getränke; ängstliche Unruhe) [16].

Viele der hier genannten Mittel (*Lachesis*, *Mercurius*, *Nitricum acidum*, *Phosphorus*, *Arsenicum album*, möglicherweise auch *Borax*) sind hochwirksame Tumormittel und sollten daher nach meiner Meinung nur eingesetzt werden, wenn diese Mittel auch einen Bezug zum momentanen Bild der Tumorerkrankung haben.

Durchaus kann es aber sein, dass die auf das jeweilige Mittel hinweisende Mukositis auch der beste homöopathische Hinweis auf das bisher nicht erkannte Simile ist. Sind Mittel wie *Phosphorus*, *Lachesis*, *Arsenicum album*, *Mercurius*, *Nitricum acidum* aber nur aufgrund der Lokalsymptomatik der Mukositis-Symptome indiziert, muss man stets auch an eine die Tumorkrankheit möglicherweise verschlechternde Unterdrückung denken, zumindest bei längerem Gebrauch.

3.2.3 POLYNEUROPATHIE

Ursache: Eine Polyneuropathie – mit Parästhesien und (oft brennenden) Dysästhesien – kann verursacht werden vor allem durch die Platinabkömmlinge (Oxiplatin, Cisplatin, Carboplatin), durch 5-Fluorouracil, Paclitaxel und Leflunomid (hier kommt es zu Geschmacksstörung, Parästhesien) und eventuell andere neue Zytostatika (siehe jeweilige Produktinformationen).

Naturheilkundliche Prophylaxe und Therapie: Basis für die Prophylaxe beziehungsweise Therapie einer schon eingetretenen Polyneuropathie infolge Chemotherapie ist die Gabe von neurotropen *B-Vitaminen* in hoher Dosis, wie sie in den oben empfohlenen hochdosierten Vitaminpräparaten enthalten sind (*Vitamin B1 Thiamin* 10-25 (-100) mg täglich, *Vitamin B6 Pyridoxin* 10-20 (-50) mg täglich, *Vitamin B12 Cyanocobalamin* (10)-100-(500) µg pro Tag, *Niacin* 50 (-200) mg täglich). Sehr hohen Dosen sollten nur als Therapieversuch bei Polyneuropathie für kürzere Zeit gegeben werden, mit Erfolgskontrolle nach ein bis zwei Wochen.

Führt die Vitamintherapie nicht innerhalb von ein bis maximal zwei Wochen zu einer deutlichen Besserung, was bei schon eingetretener stärker ausgeprägter Polyneuropathie oft nicht der Fall ist, verspricht vor allem die Homöopathie noch gute Aussicht auf Erfolg.

Homöopathie: Wiederum ist es der Königsweg der Homöopathie, aufgrund der Symptomatik das indizierte Mittel zu suchen, das bei Hinweisen auf ein Tumormittel mit Polyneuropathie-Symptomen (z.B. *Arsenicum album*, *Lycopodium*, *Phosphorus*, *Sulfur*) aber nur gegeben werden sollte, wenn es zum gesamten Fall passt. Als ein nur symptomatisch wirkendes Zwischenmittel erwägen wir *Nux vomica*. Dr. Wölfel berichtet bei Zytostatika induzierter Polyneuropathie über Erfolge mit *Hypericum*, *Agaricus* und *Heloderma* in der C200 [25].

Eine schöne, die homöopathische Grundtherapie nicht störend beeinflussende Methode ist das **isopathische Verfahren**. Hier gibt man bei Polyneuropathie das die Beschwerden verursachende Chemotherapeutikum in der C30/200 oder in der D 30/200, wie es Dr. Friedrich empfiehlt, weil er gute Erfolge mit dieser Methode bei von Cisplatin und Paclitaxel verursachter Polyneuropathie in der C30 sah [6].

3.2.4 KARDIOTOXIZITÄT

Ursache: Einige Zytostatika können vor allem bei hoher Dosierung (und zu schneller Infusionsgeschwindigkeit) kardiotoxisch wirken – es kommt zu Herzinsuffizienz und Rhythmusstörungen. Hier sind vor allem die Anthrazykline (Epirubicin, Doxorubicin, Idarubicin) und Trastuzumab (vor allem in Kombination mit Antrazyklinen) zu nennen, aber auch 5-FU, Iphosphamid, Irinotecan, Mitoxantron, Mitomycin und eventuell andere neue Zytostatika (siehe jeweilige Produktinformationen).

Naturheilkundliche Prophylaxe und Therapie: Neben den oben genannten Vitaminen und Mineralien (mit Schwerpunkt auf antioxidativer und entgiftender Wirkung) sind speziell auf das Herz wirksame vitaminähnliche antioxidative Substanzen indiziert, wie:

Taurin – 0,5-1(-2)g pro Tag, wirkt kardiomyoprotektiv

Coenzym Q10 – 50-200 mg täglich, wirkt kardiomyoprotektiv

L-Carnitin – 200-600 mg täglich, wirkt kardiomyoprotektiv

Arginin – soll die kardiale Durchblutung verbessern.

Die *Omega-3-Fettsäuren* – 1-2(-4)g pro Tag – haben rhythmusstabilisierende Eigenschaften. [3, 7, 18].

Unter den Fertigpräparaten beinhaltet *ORTHOMOL COR PLUS* (oder vergleichbare Präparate) all diese Wirksubstanzen (*Taurin* 300 mg, *L-Carnitin* 200 mg, *Coenzym Q10* 15 mg), sollte aber in doppelter Tagesdosis (je ein Beutel morgens und abends) eingenommen werden. Ist bereits eine kardiotoxische Wirkung eingetreten, können die speziell kardial indizierten Mikronährstoffe und vor allem *Coenzym Q10* noch zusätzlich in höherer Dosis gegeben werden (z.B Q10 100-150 mg täglich).

Homöopathie und Phytotherapie: bei Zeichen von Kardiotoxizität kann zusätzlich *Crataegus oxyacantha* gegeben werden: 5-8 Tropfen in der Urtinktur oder D1 bis D4 als Tabletten 2-3x täglich, wie es Pareek generell empfiehlt bei fortgeschrittenen Krebsfällen mit Erschöpfung und geschwächtem Herz. [17]

3.2.5 LEBERTOXIZITÄT

Ursache: Generell ist bei fast allen Arzneimitteln Lebertoxizität möglich (zumindest idiosynkratisch) und bei Zytostatika im besonderen. Wenn auch die Lebertoxizität nie an erster Stelle der Nebenwirkungen bei Zytostatika steht, sollte dies doch jeweils in der neuesten Arzneimittel-Information des entsprechenden Zytostatikums überprüft werden. Speziell lebertoxische Nebenwirkungen sind bekannt unter anderem für Carboplatin, Doxo- und Idarubicin, Irinetecan und Gemcitabin.

Naturheilkundliche Prophylaxe und Therapie: Als generelle Prophylaxe sollte die oben genannte orthomolekulare Substitution mit Schwerpunkt auf antioxidativer Therapie und Entgiftung eingesetzt werden (ein hochdosiertes Vitaminpräparat und *AMINOPLUSIMMUN KYBERG* wegen hoher Dosierung der entgiftungsunterstützenden Aminosäuren).

Leberprotektiv wirken auch zusätzliches *N-Acetyl-Cystein,* 400-600 mg täglich (Leberschutz, Entgiftung, antioxidativ) und *Silibinin,*

300-400 mg täglich (Leberschutz, antioxidativ), das vor allem bei schon erhöhten Leberwerten indiziert ist.

3.2.6 NEPHROTOXIZITÄT

Ursache: Für ihre Nephrotoxizität bekannt sind vor allem die Platinderivate (Cisplatin, Carboplatin, Oxiplatin), in geringerem Maße Gemcitabin, Idarubicin, Imatinib und Irinotecan. Jedesmal und vor allem bei neueren Zytostatika sollte man sich mit Hilfe der jeweils neuesten Arzneimittel-Information noch einmal über die Nephrotoxizität der entsprechenden Zytostatika in Kenntnis setzen.

Naturheilkundliche Prophylaxe und Therapie: Generelle Prophylaxe ist wiederum die oben genannte orthomolekulare Substitution mit einem hochdosierten Vitaminpräparat und einer Aminosäurenkombination zur Verbesserung der Entgiftung und des antioxidativen Schutzes.

Auch die **systemische Enzymtherapie** ist indiziert, und *Silibinin* (300-400 mg täglich) ist nicht nur leber- sondern auch nephroprotektiv wirksam.

Speziell bei den Platinderivaten soll hochdosierte Gabe von *Na-Selenit* (500-1000 µg) vor der Infusion (evtl. i.v.) und in den ersten ein bis zwei Tagen danach die nephrotoxischen Eigenschaften mildern [5, 18, 24].

3.2.7 BLASENTOXIZITÄT

Cylclophospamid wirkt in höheren Dosen durch renale Ausscheidung eines Neben-Metaboliten (Acorlein) stark reizend auf die Blasenschleimhaut bis hin zur hämorrhagischen Zystitis. Neben dem aus der Schulmedizin bekanntem Antidot MESNA (Uromitexan = 2-Mercaptoethansufonsäure) wirkt auch das antioxidative und leberprotektive *N-Acetyl-Cystein* (0,6-2g pro Tag oder höher dosiert) schützend auf die Blasenschleimhaut [14].

3.2.8 SCHWÄCHE-SYNDROM (FATIGUE-SYNDROM)

Ursache: Bei jeder Chemotherapie kann ein generelles Schwächesyndrom mit Adynamie, vermehrter Schläfrigkeit und Lustlosigkeit, bis hin zu ausgeprägter körperlicher Schwäche und Erschöpfung auftreten.

Naturheilkundliche Prophylaxe und Therapie: Die allgemeine Prophylaxe ist wiederum die oben genannte orthomolekulare Substitution mit einem hochdosierten Vitaminpräparat und hier besonders wichtig zusammen mit einer stärkenden Aminosäurenkombination wie *AMINO PLUS IMMUN KYBERG* oder einem vergleichbaren Präparat, das neben den immun- und entgiftungswirksamen Aminosäuren (*Glutamin*, *Cystein*, *Methionin*) auch ausreichend *Arginin* enthält, das sich stimulierend auf das hypophysäre System auswirkt.

Obwohl in den Aminosäurepräparaten *Cystein* enthalten ist (meist ca. 100 mg pro Dosis), soll *N-Acetyl-Cystein* (0,6-2g pro Tag) noch zusätzlich gegeben werden, von dem eine positive Wirkung gegen Kräfteverfall und kachektische Tendenz bei der Chemotherapie mit Carboplatin und Bleomycin gefunden wurde (bei anderen Zytostatika ist wahrscheinlich ähnliche Wirkung zu erwarten) [3]. Auch für *L-Carnitin* konnte in einer Studie mit einer Dosis von 4g pro Tag über sieben Tage eine positive Wirkung gegen ein Fatigue-Syndrom nach Cisplatin und Ifosfamid nachgewiesen werden. [16]

Homöopathie: Gerade für das Allgemeinsymptom Schwäche ist die homöopathische Therapie der Königsweg. Das gefundene Simile sollte aber die Tumorerkrankung symptomatisch miterfassen.

Ist das indizierte Simile nicht klar, hatte Dr. Retzek oft mit *Kalium phosphoricum* D12 Erfolg [20], und Frau Dr. Kruse empfiehlt *Chininum arsenicosum* C6 beim Erschöpfungssyndrom [16].

Phytotherapie: Phytotherapeutisch kann man *PANAX GINSENG* versuchen (z.B *ARDEY-AKTIV KAPSELN* oder *IL HWA*), wenn keine Hitzesymptome (entsprechend TCM) vorliegen.

4. NATURHEILKUNDLICHE BEHANDLUNG von NEBENWIRKUNGEN der STRAHLENTHERAPIE

4.1 NEBENWIRKUNGEN BEI BESTRAHLUNG

Die Nebenwirkungen bei Bestrahlung maligner Tumore wurden durch moderne Bestrahlungstechniken minimiert [18] und sind bis auf Hochdosisbestrahlungen (öfters im HNO-Bereich) normalerweise viel geringer als die Nebenwirkungen der Chemotherapie.

Trotzdem ist eine naturheilkundliche Begleittherapie indiziert. Diese soll die Bestrahlungskrankheit verhüten oder bessern, die in wechselnder Stärke (abhängig von Patienten und der Bestrahlungsdosis) Leistungseinschränkung und Müdigkeit bis hin zur Adynamie verursachen kann. Außerdem soll die Schädigung gesunder Gewebe durch die Bestrahlung, soweit dies denn möglich ist, vermindert werden, ohne dass die den Tumor zerstörende Wirkung beeinträchtigt wird.

Die naturheilkundlichen Methoden zur Vorbeugung und Behandlung der Nebenwirkungen bei Bestrahlung sind in vielen Punkten der *Basistherapie gegen Zytostatika-Nebenwirkungen* ähnlich, da wiederum eine Stärkung der antioxidativen Kapazität und eine antientzündliche Therapie im Vordergrund stehen. Die antientzündliche Therapie mit Mikronährstoffen (Vitamine, *Selen*, Aminosäuren, evtl. *Omega-3-Fettsäuren*) und systemischer Enzymtherapie soll das Gewebeödem, die Haut- und Schleimhautreizung bis hin zur Entzündung und die spätere Fibrosierungstendenz im bestrahlten Bereich vermindern bis verhüten.

4.2 ORTHOMOLEKULARE THERAPIE BEI BESTRAHLUNG

Wie bereits im Kapitel 3.1.1. über *Orthomolekulare Basistherapie während Zytostatikatherapie* ausführlich besprochen, soll ein hochdosiertes Multivitaminpräparat mit Mineralstoffen (*ULTRA ONE DAILY CAPS* oder ein vergleichbares Präparat) und ein Aminosäurepräparat (*AMINOPLUS IMMUN KYBERG* oder ein vergleichbares Präparat) im täglichen Wechsel gegeben werden, um ausreichend antioxidative und immunstabilisierende Mikronährstoffe zuzuführen. Sehr wichtig ist vor allem *Selen* (ödempräventiv, antioxidativ, antientzündlich, psychisch stabilisierend), das während der Bestrahlungszeit zusätzlich als Natrium-Selenit (z.B. Selenase 100-300 µg pro Tag) gegeben werden soll, wenn es die *Selen*-Serum-Konzentration (maximal 150-200 µg/l) erlaubt.

Außerdem soll, wie während der Chemotherapie, zusätzlich *Vitamin C* 0,5-1g als Retard-Kapseln gegeben werden (morgens und abends, in zweistündigem Abstand zum *Na-Selenit*). *Omega-3-Fettsäuren* (1-2g als Nahrungsadditiv und Meeresfisch) und Leinöl kann die antientzündliche Therapie unterstützen.

Mineralien und Spurenelemente: Neben *Selen* sind *Kalzium* (1g pro Tag) wegen seiner antiödematösen Wirkung, *Magnesium* (0,3-0,5g pro Tag) und *Zink* (15-20 mg täglich zur besseren Regeneration von Haut und Schleimhaut) wichtig. Neben den in den Multivitamin-Präparaten enthaltenen Spurenelementen sollte wiederum ein Präparat mit allen Spurenelementen aus urzeitlichen Meeresablagerungen gegeben werden (z.B. *TRACE MINS* oder vergleichbare Präparate).

4.3 SYSTEMISCHE ENZYMTHERAPIE BEI BESTRAHLUNG

Die Enzymtherapie (siehe *4.2 Enzymtherapie systemische)* reduzierte und verkürzte in Studien die Nebenwirkungen der Bestrahlung, vor allem die Schäden an Haut und Schleimhaut. Bei längerer Einnahme der Enzyme (wegen der Tumorkrankheit normalerweise empfohlen) ist eine Verminderung der Fibrosierungs-Komplikationen zu erwarten. Somit wäre die Enzymtherapie vor allem wichtig, wenn wegen der Strahlendosis oder des mitbestrahlten Umgebungsgewebes eine spätere Fibrosierungsgefahr besteht (Lungen-, Nervengewebe), und wenn größere Schleimhautareale mitbestrahlt werden (HNO, Abdomen).

4.4 BACHBLÜTENTHERAPIE RESCUE REMEDY BEI BESTRAHLUNG

Außerordentlich gut bewährt hat sich nach meiner Erfahrung die äußerliche Behandlung des bestrahlten Areals (vor und) nach jeder Bestrahlungsbehandlung mit einer wässrigen Lösung von *Rescue Remedy* (10-20 Tropfen *Rescue Remedy* aus der Vorratsflasche in 20 ml Wasser auflösen, mit dieser Lösung das bestrahlte Areal überall betupfen oder besprühen). *Rescue Creme* eignet sich weniger, da die Creme die Hautmarkierungen für die Bestrahlung verwischen könnte.

Die mit dieser Methode behandelten Hautareale zeigten nach längerer Bestrahlungszeit nicht die sonst übliche sonnenbrandartige Hautreizung. Wurde ein Areal (z.B die Mamillenregion bei Mamma-Radiatio) aus Unachtsamkeit häufig nicht mit der *Rescue*-Mischung behandelt, zeigte sich hier im Gegensatz zum behandelten Areal eine Hautreizung nach 10-15 Bestrahlungen, was die Wirksamkeit der *Rescue*-Behandlung bestätigt.

4.5 HOMÖOPATHIE BEI BESTRAHLUNG

Homöopathische Antidote gegen die Folgen von Bestrahlung sind vor allem *Radium bromatum*, danach *X-Ray* und *Phosphorus*, empfohlen werden auch *Cadmium sulfuricum*, *Cadmium jodatum*, *Calcarea fluorica*, *Silicea*, *Fluoricum acidum*, *Sulfuricum acidum* [22, 23]. Wurster sah oft *Phosphorus*, *Radium bromatum*, *X-Ray* indiziert, seltener *Silicea*, und er erwähnt noch *Fluoricum acidum*, *Cobaltum nitricum*, *Strontium carbonicum*, *Cadmium sulfuricum*, *Kreosotum*, *Lachesis*, *Nux vomica* und *Sol* [26].

Eine routinemäßige Anwendung einer Bestrahlungsnosode halte ich nicht für angebracht, sondern nur als Simile entsprechend der Beschwerden, mit besonderer Berücksichtigung oben genannter Arzneien. Außerdem ist eine Bestrahlungsnosode (*Radium bromatum*, *X-Ray*) angebracht, wenn die geklagten Beschwerden ursächlich als Bestrahlungsfolge anzusehen sind und auf das gewählte Simile nicht ansprechen.

Radium bromatum – Leitsymptome:

Unruhe. Rheumatische Schmerzen bessern sich durch Bewegung. Wunder trockener Mund. Metallgeschmack. Appetitverlust (Abneigung gegen Fleisch).

Strahlendermatitis, mit schuppiger, juckender, nässender Haut. Die Haut brennt wie Feuer. Schlecht heilende Wunden.

Der Patient ist immer schläfrig – bei gutem Schlaf, oder auch bei und infolge Unruhe nachts.

Modalitäten sind: Besserung durch Bewegung, Besserung im Freien, Besserung im Liegen, Besserung nach Schlaf, Besserung durch Druck, Besserung durch heißes Baden.

Verschlimmerung durch Waschen, Verschlimmerung durch Bettwärme; Verschlimmerung durch Rasieren; Verschlimmerung um 3.00, 4.00 Uhr, 7.00 Uhr, 11.00 Uhr.

Verlangen nach frischer Luft [1, 4, 23]

X-Ray – Leitsymptome:

Trockener wunder Mund.

Trockenes juckendes Ekzem. Schmerzhafte Hautrisse (Risse der Fingerspitzen). Verdickte Nägel. Epitheliome. Verbrennungen nach Röntgenbestrahlung

Modalitäten sind: Verschlimmerung im Bett, Verschlimmerung nachmittags, Verschlimmerung abends und nachts, Verschlimmerung im Freien (im Gegensatz zu *Radium bromatum*) [1, 4].

Der Patient ist, im Gegensatz zu *Radium bromatum*, gerne allein und erlebt eine Verschlimmerung durch Bewegung (*Radium bromatum* erfährt eine Besserung durch Bewegung). Suizidale Symptome.

Dysästhesien wie unter Strom [26]

4.6 LITERATUR NEBENWIRKUNGSTHERAPIE

1. Bartel H.: *Charakteristika homöopathischer Arzneimittel.* Band I u. II; Barthel u. Barthel Verlag, Berg 1990 u. 1993
2. Bässler K.H. ea.: *Vitamin-Lexikon.* 3. Auflage, Urban u. Fischer 2002
3. Beuth J.: *Grundlagen der Komplementäronkologie.* Hippokrates 2002
4. Boericke W.: *Materia medica with Repertory.* 1927; Jain Publishers, Indian reprint 1989

5. Francescato H.D.C. ea.: *Effect of Oral Selenium Administration on Cisplatin-induced Nephrotoxicity in Rats.* In: *Pharmacol. Research*, Vol. 43; N 1; 2001
6. Friedrich U.: *Homöopathische Behandlung von Patientinnen mit Mamma-Ca in der Universitäts-Frauenklinik Heidelberg.* Vortrag International Köthen Experience: Homöopathie bei Krebs; 3. Kongress 2003
7. Gianfranco P. ea.: *Cancer and Anticancer Therapy-induced Modifications on Metabolism by Carnitin System.* In: *Journal for Cellular Physiology* 182: 339-50 (2000)
8. Gröber U.: *Orthomolekulare Medizin.* 2. Auflage, WVG Stuttgart 2002
9. Hardman W.E. ea: *Consumption of an Omega-3 Fatty Acids Product, Reduced Side Effect of Irinotecan in Mice.* In: *British Journal of Cancer*, 86 (6): 983-8, 2002
10. Heiny H.: *Komplementäre Therapie mit Mistellektin-1-normiertem Extrakt.* In: *Medizinische Welt* 1997, 48: 419-423
11. Holzhauer P.: *Kann durch die prophylaktische Gabe von NaSe die Inzidenz und der Schweregrad der durch Vinorelbin induzierten lokalen Phlebitis beeinflusst werden?* In: *Deutsche Zeitschrift für Onkologie*, 2002, 34; 14-16
12. Klasco R.K. (Ed): DRUGDEX® System. Thomson MICROMEDEX, Drugconsults Antioxidants Prevention of Cancer. Greenwood Village, Colorado; Levocarnitin (Edition 2002)
13. Klasco R.K. (Ed): POISINDEX® System. Thomson MICROMEDEX, Greenwood Village, Colorado (Edition Feb. 2002) Pyridoxin
14. König G.: Chefarzt im Krankenhaus Memmingen, Innere Abteilung, mündliche Mitteilung 2006
15. Kruse S. ea.: *Zehn Jahre Homöopathie am Dr. von Haunerschen Kinderspital.* In: *AHZ* 2006; 251: 21-26

16. Kruse S.: *Homöopathische Begleitung krebskranker Kinder* (v. Haunersche Universitäts Kinderklinik München). Vortrag bei den Münchner Hömöopathie-Tagen über Krebs, März 2006
17. Pareek A. u. R.S.: *Krebs – heilbar durch Homöopathie.* Kai Kröger Verlag, Groß Wittensee, 2007
18. Pfeifer B., Preiß J., Unger C.: *Onkologie integrativ.* Elsevier, Urban u. Fischer, München 2006
19. Prasad K.N.: *Antioxidantientherapie.* In: Beuth J, *Grundlagen der Komplementäronkologie.* Hippokrates 2002|
20. Retzek H.: H*omöopathische Onkologie in der Allgemeinpraxis.* Vortrag während der Münchner Hömöopathie-Tage über Krebs, März 2006
21. Sieja K.: *Protective Role of Selenium against the Toxicity of Multidrug Chemotherapie in Patients with Ovarien Cancer.* In: *Pharmacy* 55 (2005), 12
22. Spinedi D.: *Die Krebsbehandlung in der Homöopathie.* Band II. Seminarmitschriften; Cheiron 2000
23. Spinedi D.: *Die Krebsbehandlung in der Homöopathie.* Band III. Seminarmitschriften; Cheiron 2003
24. Stoll G.: *Nahrungsergänzungsmittel in der Onkologie.* Erfahrungsheilkunde, Okt. 2006
25. Wölfel A.: *Komplementäre Krebstherapie im Krankenhaus für Naturheilweisen München.* Vortrag während der Münchner Homöopathietage über Krebs. März 2006
26. Wurster J.: *Die homöopathische Behandlung und Heilung von Krebs und metastasierenden Tumoren.* Verlag Peter Irl, Buchendorf 2006

5. NATURHEILKUNDLICHE KREBSTHERAPIEN IM ÜBERBLICK

5.1 DARMSANIERUNG bzw. MIKROBIOLOGISCHE THERAPIE

Die Mikrobiologische Therapie (Darmsanierung oder Symbioselenkung) soll eine gesunde Darmflora schützen oder wiederherstellen und nach bzw. durch Normalisierung der Darmflora das wichtige mit dem Darm assoziierte Immunsystem stimulieren, stabilisieren oder wiederherstellen. Deshalb erwartet man von der mikrobiologischen Therapie bei Krebspatienten nicht nur eine positive Wirkung auf gastrointestinale Störungen, sondern auch einen positiven Einfluss auf die Krebserkrankung über das Immunsystem und eine Unterstützung anderer Immuntherapien.

Außer möglicherweise milden gastrointestinalen Störungen (Völlegefühl, Blähungen, weicherer Stuhl) sind keine weiteren Nebenwirkungen zu erwarten, es sei denn extrem selten auftretende allergische Reaktionen.

Als Basis bei Darmsanierung gilt eine (eventuelle Umstellung der) Ernährung mit pflanzenreicher balaststoffreicher Kost. Bei Verdauungstörungen sollte keine oder nur sehr wenig Rohkost, nur blanchierte oder gekochte Nahrung gegessen werden.

Zu meiden oder nur eingeschränkt zulässig sind schnell spaltbare Kohlehydrate, außerdem sollte nur wenig Fleisch und tierisches Fett, jedoch gerne Produkte mit milchsäurebildenden Kulturen (Joghurt mit Bifidus- und Laktobakterien, Kefir, Brottrunk, Sauerkraut, soweit verträglich) verzehrt werden.

Ist durch die Ernährung ein für die physiologische Darmflora gutes Milieu vorbereitet, kann die Therapie durch Präparate mit lebenden oder abgetöteten Keimen ergänzt werden, die eine physiologische Darmflora erzeugen und/ oder immunstimulierend wirken sollen. Eine Darmsanierung muss langsam beginnen, sowohl bei der Ernährungsumstellung wie auch bei den speziellen Darmpräparaten. Die Dosierungen der zugeführten Kulturen und Bakterienlysate werden dabei gesteigert, und die Darmsanierung dauert drei bis sechs Monate. Die Ernährungsumstellung sollte zum Erhalt der Therapiewirkung auf Dauer beibehalten werden.

5.1.1 MIKROBIOLOGISCHE PRÄPARATE

Es gibt Präparate mit lebenden vermehrungsfähigen Kulturen. Von diesen sollen die bakteriellen Kulturen (Präparate mit Enterobakterien wie z.B. *SYMBIOFLOR I + II*, *MUTAFLOR* oder Laktosespalter wie z.B. in *LACTOBACT OMNI FOS*) den Darm bei der Besiedelung mit physiologischer Darmflora unterstützen. Pilz-Kultur-Präparate (wie z.B. *PERENTEROL*, *OMNIFLORA AKUT*) sollen ein Darmmilieu schaffen, in dem die pathogene Darmflora schlechter überleben kann als die physiologische Darmflora. Ein harmloses und preisgünstiges Präparat mit lebenden Milchsäurebakterien ist Joghurt mit Bifidus- und Laktobakterien.

Weiterhin gibt es auch Präparate ohne vermehrungsfähige Keime, die entweder immunstimulierend wirken sollen durch lysierte sterile Bakterienantigene (wie z.B *URO*- und *BRONCHOVAXOM*), oder die bei bereits stark gestörter Darmflora vor der Gabe lebender Kulturen auf die normale Keimflora vorbereiten sollen – wie z.B. *PROSYMBIOFLOR* (Autolysate aus E. coli und Enterokokken), *COLIBIOGEN* (zellfreie Lösung aus E. Coli-Stoffwechselprodukten) oder *HYLAK PLUS* (Stoffwechselprodukte von Laktobazillen).

Ist das Immunsystem noch intakt und der Darm gesund oder nur gering geschädigt, versprechen breit wirksame Mischpräparate den besten Therapieerfolg, wie z.B. *LACTOBACT OMNI FOS* mit *Lactobacillus acidophilus* (Milchsäurebildner, erzeugt antibakterielle Substanzen), *Enterococcus faecium* (Vancomycin empfindlicher

Milchsäurebildner, erzeugt antibakterielle Substanzen), *Lactobacillus salivarius* (robustes Wachstum, erzeugt antibakterielle Substanzen), *Lactococcus lactis* (starke Damwandhaftung, Nisinproduzent), *Lactobacillus casei* (immunstimulierned, antikanzerogen), Bifid*obacterium* (bereitet Neukolonisation guter Darmbakterien vor) [1].

Es empfehlen sich zusätzliche Gaben von Joghurt mit Bifidus-Kulturen und höher dosierte Vitaminpräparate, da B-Vitamine das Wachstum der physiologischen Darmflora stärken. Überdies gebe man Aminosäurepräparate mit ausreichend Glutamin wie z.B. *AMINOPLUS IMMUN KYBERG – Glutamin* stärkt die Mukosabarriere vor allem im Dünndarm. Diese Maßnahmen unterstützen die Wirkung der mikrobiologischen Therapie.

5.1.2 SYMBIOSELENKUNG

Die klassische Symbioselenkung ist eine besondere Vorgehensweise bei der mikrobiologischen Therapie zur Normalisierung einer stark gestörten Darmflora. In einer **Vorphase** über 4-6 Wochen wird mit nicht lebensfähigen abgetöteten Keimen oder Bakterienautolysaten (z.B. *PROSYMBIOFLOR*, 2x 1 Tropfen pro Tag, langsam ansteigend auf 2-3x täglich 5-20 Tropfen) der Darm vorbereitet, um dann in der **Phase I** dem Darm einen vermehrungsfähigen Keim (z.B. *Symbioflor I*) anzubieten und später in der **Phase II** mehrere vermehrungsfähige Darmkeime (z.B. *SYMBIOFLOR I + II* oder *SYMBIOFLOR I* mit *MUTAFLOR*).

Diese typische Abfolge der Therapie ist mit den das Darmmilieu verändernden Präparaten (*PERENTEROL* = Sacharomyces boulardii) oder dem Mischflora-Präparat *LACTOBACT OMNI FOS* nicht in dieser Weise möglich, jedoch könnten diese Präparate gut in Phase I eingesetzt werden und Phase II eventuell überflüssig machen. Immer sollte darauf geachtet werden, mit kleinen Dosen langsam ansteigend zu beginnen, vor allem wenn gastrointestinale Symptome auftreten.

5.1.3 MIKROBIOLOGISCHE THERAPIE

während ZYTOSTASE und BESTRAHLUNG

Während der Chemo- oder Strahlentherapie erhofft man sich von der mikrobiologischen Therapie, das Allgemeinbefinden des Patienten zu verbessern und die Darmschleimhaut und das Immunsystem zu schützen [2, 3].

Bei den gastrointestinalen Nebenwirkungen und zur Vorbeugung von Schleimhautschäden bei Chemotherapie und Bestrahlung wurden in Studien positive Effekte durch die Gabe eines Präparates mit nicht lebensfähigen Keimen (*COLIBIOGEN*) gesehen [2].

Die besten Erfolge lassen sich erhoffen, wenn mit der mikrobiologischen Therapie schon vor der Chemo- oder Bestrahlungstherapie begonnen wird, oder zumindest so lange noch keine Immunstörungen und keine Mukositis vorliegt. Hat die Chemotherapie jedoch das Immunsystem schon geschwächt (Leukopenie), und/ oder ist eine Mukositis nachweisbar, sollten, wie in oben erwähntem Beispiel, nur Präparate mit nicht vermehrungsfähigen Keimen verwendet werden, und bei Verträglichkeit nehme der Patient kleine Mengen von Joghurt mit Bifidus- bzw. Laktobakterien, um bei Immunsupression nicht dem Vorwurf einer möglichen Superinfektion des Darmes ausgesetzt sein zu müssen.

Generell wird aber bei schon bestehender Mukositis die Unterstützung durch orthomolekulare Medizin im Vordergrund stehen, um Immunsystem und Darmmukosa wieder aufzubauen. Auch eine Stimulierung der Körperabwehr durch mikrobiologische Therapien (z.B. abgetötete Keime in *BRONCHO-VAXOM* oder in *URO-VAXOM*) verspricht erst Erfolg, wenn das zelluläre Immunsystem wieder annähernd restauriert werden konnte.

5.1.4 MIKROBIOLOGISCHE THERAPIE und KLASSISCHE HOMÖOPATHIE

Die Mikrobiologische Therapie ist mit der klassischen Homöopathie sehr gut kombinierbar, und hier handelt es sich auch um eine einfach anwendbare, natürliche und nicht übermäßig teure Therapie.

5.1.5 LITERATUR zur MIKROBIOLOGISCHEN THERAPIE

1. Lactobact omni FOS: Produktbeschreibung von Lactobact omni FOS, HLH Biopharma; 2005
2. Pfeifer B., Preiß J., Unger C.: *Onkologie integrativ.* Elsevier Urban u. Fischer, München 2006
3. Rusch V.: *Mikrobiologische Therapie und Probiotika.* In: Beuth J, *Grundlagen der Komplementäronkologie.* Hippokrates 2002

5.2 ENZYMTHERAPIE, SYSTEMISCHE

5.2.1 ENZYMPRÄPARATE

In der Onkologie werden meist Kombinationen von *Trypsin* mit *Chymotrypsin* (tierische Serin-Endoproteinase) und *Papain* mit *Bromelain* (pflanzliche *Cystein*-Endoproteinasen) eingesetzt [10], z.B. *WOBENZYM N* oder ein vergleichbares Präparate (1 Dragee *WOBENZYM N* enthält eine Protease-Gesamtaktivität von 940 FIP-E, *Trypsin* vom Schwein 24 mg, *Chymotrypsin* 1 mg, *Bromelain* 45 mg, *Papain* 60 mg, *Rutosid* 50 mg). Vor allem die pflanzlichen Enzyme *Papain* und *Bromelain* sollten nicht fehlen, da einige der Wirkuntersuchungen gerade mit diesen Enzymen durchgeführt wurden.

Dosierung: Wirksame Einnahmemengen sind nicht wissenschaftlich gesichert, so dass man sich an den Dosierungs-Empfehlungen der Herstellerfirma orientieren muss. Pfeifer empfiehlt während Chemotherapie und Bestrahlung *Papain* 600 mg, *Trypsin* 240 mg, *Chymotrypsin* 240 mg und *Bromelain* 600 mg und in der Nachsorge die halbe Dosierung, was mit Ausnahme von *Chymotrypsin* in etwa 10 bezw. 5 Tabletten *WOBENZYM N* pro Tag entspricht [8].

Die Einnahme sollte eine halbe Stunde vor dem Essen oder eineinhalb Stunden danach erfolgen. Die empfohlenen Höchstdosen sind nicht sicher nötig, und man soll die Dosis soweit reduzieren oder auf kleinere Einzeldosen verteilen, dass keine stärkeren gastrointestinalen Nebenwirkungen auftreten. Ein bis zwei Wochen vor einer geplanten Operation sollte die Einnahme beendet werden (wegen möglicher Blutgerinnungsstörung).

Metastasen-Prophylaxe: pro Monat 1 Woche lang 3x täglich 2-7 Tabletten, und dies für die Dauer von 3-5 Jahren [10, 8]

Bei Metastasen: 3x täglich 2-7 Tabletten als Dauertherapie [10, 8]; dabei ist noch nicht nachgewiesen, dass eine Dauertherapie tatsächlich einer Intervalltherapie überlegen ist.

Ungefähre Kosten nach IfApIndex3 vom September 2006: z.B. *WOBENZYM N* 800 St. ca. 120,- Euro; das entspricht bei ca. 10 Dragees pro Tag etwa 1,50 Euro pro Tag.

5.2.2 INDIKATIONEN

Reduktion der Nebenwirkungen von Chemotherapie: In Studien konnte durch Einnahme von Enzympräparaten eine Reduktion der Nebenwirkungen infolge Chemotherapie erreicht werden – vor allem geringere Mukositis, Übelkeit, Appetitverlust, Schwäche und Leukopenie. Als spezielle Wirkung fand man bei Enzymtherapie während Bleomycin-Zytostase eine Verminderung der Lungenschäden (evtl. durch Hydrolyse des Bleomycins durch die Cystidin-Endopeptidase *Papain*, oder durch Verminderung von TGF-β) [4, 10]. Bei Carboplatin wurde eine Verminderung der Lebertoxizität erzielt [10].

Reduktion der Nebenwirkungen von Bestrahlung: In Studien konnte durch Gabe von Enzympräparaten eine Reduktion und eine geringere Dauer der Bestrahlungs-Nebenwirkungen nachgewiesen werden, vor allem eine Verminderung der Haut- und Schleimhautschäden [10] – so gab es z.B. deutlich weniger Urogenitalsymptome und vaginale Mukositis bei Bestrahlung von Gebärmutterkrebs unter der Gabe von *WOBEMUCOS* [9]; auch eine deutliche Minderung von Mukositis, Dysphagie und Hautreaktion bei Bestrahlung von HNO-Tumoren ließ sich verzeichnen [6].

Antitumoröse Wirkung: Neben guten Erfolgen bei der Reduktion von Nebenwirkungen schulmedizinischer Krebstherapien besitzt die Enzymtherapie direkte antikanzerogene Indikationen (Modulation und Stärkung des Immunsystems, erhöhte Makrophagenzytotoxizität, multimodale Behinderung von Metastasenabsiedelung) [8]. Beim Plasmazytom wurde in einer mit Enzymtherapie behandelten Gruppe eine um 36 Monate längere Überlebenszeit festgestellt [10].

Immunmodulierende Wirkung: Positive Wirkung bei Viruserkrankungen wie Hepatitis C [10] und Herpes Zoster [3, 5] erscheinen wichtig für den immungeschwächten Patienten bei Chemotherapie und Bestrahlung.

Antifibrosierende Wirkung: Sowohl bei Strahlentherapie als auch bei Chemotherapie (Bleomycin-Lungenfibrose) und chronischen Entzündungen wirkt die systemische Enzymtherapie einer Fibrose-Entstehung entgegen [8].

5.2.3 KONTRAINDIKATIONEN

Wegen der fibrinolytischen Aktivität hochdosierter Enzympräparate sollte die Enzymtherapie ein bis zwei Wochen vor einer geplanten Operation abgesetzt werden und ist kontraindiziert bei schweren Gerinnungsstörungen.

Weitere Kontraindikationen sind: schwere Leber- und Nierenschädigung, Schwangerschaft sowie Allergie auf eines der Enzyme.

Bei jeder Art Erkrankung des Immunsystems (Suppression ebenso wie Allergie oder Autoaggression) ist die Enzymtherapie gleichermaßen indiziert, da Dysfunktionen des Immunsystems ausgeglichen werden durch den Abbau überschießend produzierter Proteine. Überdies wird weder einseitig stimuliert noch supprimiert. Eine Kenntnis über den Funktionszustand des Immunsystems vor Therapiebeginn ist nicht nötig, sondern ist allenfalls hilfreich für die Forschung zum Erwerb neuen Wissens [8].

Nebenwirkungen: Außer eventuell möglichen allergischen Reaktionen und einem für operative Eingriffe unerwünschten Einfluss auf die Blutgerinnung können nur ungefährliche leichte gastrointestinale Nebenwirkungen auftreten – wie Völlegefühl, Blähungen, vereinzelt Übelkeit, Veränderungen von Farbe und Beschaffenheit des Stuhls [7, 8].

5.2.4 PHARMAKOLOGIE

Pharmakokinetik: Dragees mit magensaftresistenter Schutzhülle werden erst im Duodenum aufgelöst, wonach im Dünndarm die Resorption intakter Enzyme nachgewiesen werden konnte (Resorptionsraten von 1-40%). Nach der Resorption sind die Enzyme an Antiproteasen gebunden (Serumproteinase-Inhibitoren, u.a. *α-1-Antitrypsin*, *α-2-Makroglobulin*), und werden durch mononukleäre Zellen eliminiert [8, 11].

Wirkung: Durch Bindung von resorbierten Enzymen an Serumproteinase-Inhibitoren (z.B. an *α-2-Makroglobulin*) wird deren Struktur so verändert, dass z.B. an den *α-2-Makroglobulin*-Proteinase-Komplex Zytokine gebunden werden, wodurch nun eine verminderte Serum-Zytokinkonzentration die Reaktionslage des zellulären Immunsystems verändert. Außerdem wird der Abbau pathogener, an Makrophagen gebundener Immunkomplexe durch die Enzymtherapie beschleunigt und so die Makrophagenfunktion wieder hergestellt [8].

Durch ausgleichende Wirkung auf die Zytokinkonzentrationen, Spaltung von bestimmten Proteinen, durch den Einfluss auf die Rezeptordichte und -verfügbarkeit immunkompetenter Zellen wirkt die systemische Enzymtherapie entzündungshemmend, fibrinolytisch, normalisierend auf die Zytokinfreisetzung, immunzellaktivierend (auch Steigerung der NK-Zell-Aktivität) und durch die Beseitigung von für die Metastasenbildung wichtigen Adhäsionsmolekülen direkt antikanzerogen. Die unterschiedlichen Enzymanteile haben unterschiedliche Wirkungsbereiche, so dass Kombinationspräparate unbedingt vorzuziehen sind [1, 8].

5.2.5 SYSTEMISCHE ENZYMTHERAPIE und KLASSISCHE HOMÖOPATHIE

Die sytemische Enzymtherapie ist mit der klassischen Homöopathie sehr gut kombinierbar. Während der Zeit, in der Chemo- und Bestrahlungstherapie stattfinden, und am Anfang jeder homöopathischen Krebstherapie sollte man auf diese nebenwirkungsarme und relativ preisgünstige zusätzliche Therapieunterstützung nicht verzichten – zumindest solange nicht, bis nach einigen Monaten sicher ist, dass das verordnete Simile wirklich einen auf den Krebs heilenden Einfluss hat. Zu jeder beliebigen Zeit kann die Enzymtherapie auch für kürzere Intervalle von zwei bis zwölf Wochen wieder aufgenommen werden.

5.2.6 LITERATUR zu ENZYMTHERAPIE, SYSTEMISCHE

1. Beuth J. ea: *Impact of Complemantary Oral Enzyme Application on the Postoperative Treatment Results of Breast Cancer Patients.* In: *Cancer Chemotherapy Pharmacology* 47: 45-54; 2001
2. Beuth J.: *Proteolytische Enzyme.* In: Beuth J, *Grundlagen der Komplementäronkologie.* Hippokrates 2002
3. Billigmann P.: *Enzymtherapie – eine Alternative bei der Behandlung des Zoster.* In: *Fortschritte der Medizin* 113/39/48; 1995
4. Desser L. ea: *Die orale Therapie mit proteolytischen Enzymen verringert exzessive TGF-β Spiegel im menschlichen Blut.* In: *Cancer Chemother Pharmacology* 47; 10-15; 2001
5. Inderst R.: *Therapie von Viruserkrankungen mit Enzymen.* In: N*aturheilpraxis* 3; 1989
6. Malook S. ea.: *Wirksamkeit von hydrolytischen Enzymen bei der Prävention von Nebenwirkungen der Strahlentherapie bei Patienten mit Krebs im Kopf und Halsbereich.* In: *Cancer Chemother Pharmacology* 47; 23-28; 2001
7. Marshall M.; Kleine M.W.: *Wirksamkeit und Verträglichkeit einer oralen Enzymtherapie bei der schmerzhaften akuten Thrombophlebitis.* In: *Phlebologie* 23, 36-43; 2001
8. Pfeifer B., Preiß J., Unger C.: *Onkologie integrativ.* Elsevier Urban u. Fischer, München 2006
9. Prakash S.D. ea: *Zusatztherapie mit hydrolytischen Enzymen in der Strahlentherapie bei Gebärmutterhalskarzinom.* In: *Cancer Chemotherapie Pharmakology* 47, 29-34, 2001
10. Saller R.: *Systhemic Enzyme Therapy in Oncology.* In: *Drugs* 59 (4): 769-780; 2000
11. Wrba H.: *Krebstherapie mit proteolytischen Enzymen.* In: Wrba H: *Kombinierte Tumortherapie.* 2. Auflage, Hippokrates. Stuttgart 1995

5.3 MISTELTHERAPIE

Gerade bei der Fülle der Literatur über die unterschiedlichen Arten der Misteltherapie kann hier nur ein rudimentärer Überblick gegeben werden, und jeder, der Misteltherapie anwenden will, muss sich in die spezielle Anwendung des von ihm gewählten Präparates einlesen.

5.3.1 MISTELPRÄPARATE

Phytotherapeutische *Mistel-Lektin* normierte Präparate: Diese Mistelpräparate (z.B. *EURIXOR*, *CEFALECTIN*, *LEKTINOL*) enthalten einen Mistelgesamtextrakt, sind aber auf *Mistel-Lektin 1* normiert. Das bedeutet, dass in 1 ml Injektionslösung eine definierte Menge *Mistel-Lektin 1* enthalten ist, die anderen Mistelbestandteile (z.B. *Mistel-Lektin 2* und *3*, Viscotoxine, Oligosaccharide u.s.w.) sind auch enthalten, aber nicht in definierter Menge. Die Normierung auf *Mistel-Lektin 1* erlaubt es, eine wichtige Wirkkomponente (nämlich das *Mistel-Lektin 1*) in definierter Menge anzuwenden.

Außerdem sind diese phytotherapeutischen Mistel-Präparate alle einheitlich aus Misteln gewonnen, die auf Pappeln wachsen. Inzwischen gibt es auch *Mistel-Lektin 1* -normierte Präparate anthroposophischer Hersteller (*ISCADOR M/ Q SPEZIAL*), bei denen die Misteln auf Apfel (M) oder Eichen (Q) wachsen. [9]

Anthroposophische Mistelpräparate: Bei diesen Präparaten (z.B. *ISCADOR, HELIXOR, VYSOREL, ABNOBAVISCUM*) gibt es typischerweise Präparate aus Mistelpflanzen, die auf unterschiedlichen Wirtsbäumen wachsen. Nach der anthroposophischen Lehre sind Extrakte aus Misteln von unterschiedlichen Wirtsbäumen für unterschiedliche Tumore geeignet [9]. Einen publizierten Erklärungsversuch für diese Behauptung konnte ich in der wissenschaftlichen Literatur zur Misteltherapie nicht finden.

Überdies sind einigen Präparaten der *ISCADOR*-Reihe Metalle (Ag, Cu, Hg) zugesetzt, was für einen klassisch homöopathisch arbeitenden Therapeuten nicht akzeptabel wäre. Bei diesen Präparaten ist meist die verwendete Menge des Mistelauszugs als Standard verwandt, bis auf die oben erwähnten *Mistel-Lektin 1*-standardisierten Präparate *ISCADOR W/ Q SPEZIAL*.

5.3.2 APPLIKATIONSART UND DOSIERUNG

Mistelpräparate sollten normalerweise streng subkutan (z.B. in die Bauchdecke oder die Oberschenkel) injiziert werden. Die Injektionsstellen sollen jedesmal gewechselt werden. Eine tumornahe Injektion oder Injektion in Headsche Zonen wird teilweise empfohlen. Über weitere Arten der Anwendung (i.v., intrapleural, in den Tumor) sollte man sich aus der speziellen Mistel-Literatur informieren.

Dosis: Bei der ersten Injektion soll mit 0,1 ml eine subkutane Vortestung auf Allergie erfolgen. Bei Verträglichkeit soll dann in einer **Einleitungsphase** mit 2-3 Injektionen pro Woche eine langsame Steigerung der Dosis erfolgen bis zur optimalen Wirkung. Diese ist erreicht bei leichter Lokalreaktion mit Rötung mit einem Durchmesser von 0,5-1(-2,5) cm, einem leichten Temperaturanstieg um maximal 0,5 Grad.

Ist die Menge Mistelextrakt mit der gewünschten Reaktion bekannt, so wird in der Erhaltungsphase bei den phytotherapeutischen Präparaten empfohlen, zwei- bis dreimal pro Woche die gefundene Dosis (angestrebt sind 0,5-1 ng *Mistel-Lektin* pro kg Körpergewicht) weiterhin zu geben.

Bei der anthroposophischen Misteltherapie wird empfohlen, Serien mit ansteigender Konzentration zu verabreichen, bei denen die höchste Konzentration jeweils der gefundenen optimalen Dosis entspricht. Diese dauernde Dosisänderung soll den immunogenen Reiz besser erhalten als gleichbleibende Dosierungen.

Nach jeweils ein bis drei Monaten wird bei allen Misteltherapien eine Therapiepause von ein bis acht Wochen (unterschiedlich je nach Präparat und Erkrankungsstadium) empfohlen. Nach jeder Therapiepause ist eine überschießende Reaktion oder Allergie beim Wiederbeginn möglich.

Ungefähre Kosten nach IfApIndex3 September 2006: 1 Ampulle kostet ca. 6,- bis 7,- Euro.

5.3.3 KONTRAINDIKATIONEN

Mistelpräparate dürfen nicht angewandt werden **bei Allergie auf irgendein Mistelpräparat**. Eine teilweise empfohlene Desensibilisierung mit speziell niedrig dosierten Zubereitungen ist bei einer nicht als sicher wirksam einzustufenden Therapie problematisch zu sehen.

Nicht angewandt werden darf jede Art von Misteltherapie **bei akuten oder chronisch entzündlichen Erkrankungen** (z.B. fieberhafte Erkrankungen mit einem Temperaturanstieg über 38°, TBC, Phlebitis, Thrombose, Morbus Crohn u.s.w).

Auf Anwendung im **ersten Trimenon der Schwangerschaft** soll aus Sicherheitsgründen verzichtet werden, ebenso bei Lymphomen und Leukämien (oder nur mit ausdrücklichem Einverständnis des Onkologen).

Früher als Kontraindikation genannte Hirntumore (wegen möglichem Hirnödem) gelten nach einer erfolgreichen Mistelstudie mit *EURIXOR* bei Glioblastom nicht mehr als kontraindiziert [8].

Als therapiebehindernd während einer Misteltherapie gelten **alle Antiphlogistika, Antirheumatika**, da diese die gewünschte immunstimulierende Wirkung bremsen können. Auch andere **Immunstimulantien** wie **Organopeptide** und **Interferone** sollen im allgemeinen nicht mit der Misteltherapie kombiniert werden, um überschießende Wirkungen zu vermeiden [6].

5.3.4 NEBENWIRKUNGEN

Erwünschte Nebenwirkungen sind leichte Lokalreaktionen: Rötung bis 2,5 cm Durchmesser, Schwellung, evtl. ein leichter Juckreiz, was typischerweise nach ein bis drei Tagen einsetzt und spätestens nach ein bis zwei Wochen abklingt.

Bei zu starker Lokalreaktion – wenn also die Rötung größer als (2,5-) 4-5 cm ist, sollte eine Therapiepause eingelegt werden, bis die Reaktion abgeklungen ist. Man gebe möglichst keine Antiphlogistika. Möglicherweise kann *Rescue-Remedy*-Creme aus der Bach-Blüten-Therapie Abhilfe schaffen.

Erwünscht ist auch eine leichte Temperaturerhöhung (etwa um 0,5°). Bei stärkerer Temperaturerhöhung (ab 38°) und bei grippalen Symptomen wie Frösteln, allgemeinem Krankheitsgefühl, Kopf- und Gliederschmerzen soll die Therapie ausgesetzt werden, bis die Reaktion abgeklungen ist. Danach sollte mit deutlich reduzierter Dosis wieder begonnen werden. Erwünscht ist initial eine Leukozytose mit Linksverschiebung und später ein Anstieg der absoluten Lymphozytenzahl (um etwa 1300-3000) und/ oder eine Eosinophile von 5-10%. [1]

Unerwünschte Nebenwirkungen, die zur Beendigung der Misteltherapie führen sollen, sind jede Allergie gegen Mistelpräparate. Sehr selten wurde berichtet über allergischen Schock, Delirium und Krämpfe (wahrscheinlich durch allergischen Schock ausgelöst), Gastroenteritis, Halluzinationen, Kopfschmerz, Hepatitis, Mydriasis, Miosis, Pankreashämorrhagie [4]. Dabei wurde bei den großen neuen Studien nie über derart schwere Nebenwirkungen berichtet [1, 3, 11, 12].

5.3.5 WIRKUNG

Die Wirkung der phytotherapeutischen und der anthroposophischen Präparate ist vergleichbar. Angesichts der gewaltigen Menge von Publikationen zu Mistelwirkungen wird hier nur eine kurze Zusammenfassung gegeben.

Die Misteltherapie zeigte in vielen Studien (Therapiestudien, Tierversuche und In-Vitro-Versuche) eine **immunstimulierende Wirkung** (Aktivierung von Monozyten, NK-Zellen, T-Lymphozyten, Vermehrung neutrophiler Granulozyten, Freisetzung etlicher Zytokine, Stabilisierung der Immunzellen bei Chemotherapie), teilweise **Apoptose-Induktion** (nur in vitro) und in hohen Konzentrationen, die nur bei intratumoraler Gabe erreicht werden könnten, auch **zytotoxische Effekte** (mehr durch Viscotoxine) [2, 7]. Die gefundene Endorphinfreisetzung [5] könnte das teilweise unter Misteltherapie **gebesserte Allgemeinbefinden** erklären.

Klinische Ergebnisse: Während die älteren Studien den modernen wissenschaftlichen Anforderungen meist nicht genügen und noch 1998/99 zu recht publiziert wurde, dass trotz Anwendung der Misteltherapie seit siebzig Jahren bei mehr als 80.000 Krebspatienten noch keine Studien mit sicher nachgewiesenem klinischen Nutzen für Krebspatienten vorliegen – bei gleichzeitigen Hinweisen auf die gute biologische Antikrebs-Wirkung im Laborversuch [4, 7] – scheinen neuere Studien zumindest einen Nutzen der Misteltherapie in bezug auf die Milderung von Nebenwirkungen der Chemotherapie und Besserung des Allgemeinbefindens bei Krebspatienten zu zeigen.

Eine Studie an Patienten mit Glioblastom ergab für die Gruppe, die nach Operation und Radiatio eine Therapie mit Mistel (*EURIXOR*) bekam, ein verlängertes rückfallfreies Intervall, eine verlängerte Überlebenszeit, eine bessere Erholung der Lymphozytenzahl und ein besseres Allgemeinbefinden im Vergleich zur nicht mit Mistel behandelten Gruppe [8].

Eine weitere Studie erbrachte bei Mamma-Karzinom-Patientinnen (insgesamt 689 Patientinnen) ein gebessertes Allgemeinbefinden – bei weniger Übelkeit, weniger Müdigkeit, Mattigkeit und Depressionen und einer besseren Konzentrationsfähigkeit – in der mit *EURIXOR* behandelten Patientengruppe (219 Patientinnen) [14].

Zwei neuere retrolektive Mistelstudien (mit *ISCADOR*), eine bei Mamma-Karzinom-Patientinnen (insgesamt 1442 Patientinnen) [3] und eine bei Melanom-Patienten (ingsgesamt 686 Patienten) [1] zeigten ebenfalls verminderte Nebenwirkungen unter Chemotherapie bei gleichzeitiger Misteltherapie. In der Melanom-Patientenstudie konnte auch die Häufigkeit von Metastasierungen in der Mistelgruppe gesenkt werden (Hirnmetastasen bei 3% anstatt 4,2% und Lungen-Metastasen 5,5% anstatt 10,4%).

Dagegen verstarben bei der Mamma-Karzinom-Studie im Beobachtungszeitraum von den 710 Patientinnen der Misteltherapie-Gruppe 13,7% und von den 732 Patientinnen der Kontrollgruppe nur 6,7% [1, 3]. Beide Abweichungen in bezug auf die Tumorwirksamkeit der Mistel (positiver Mistel-Effekt bei Melanomstudie, negativer Mistel-Effekt bei Mamma-Karzinomstudie) kann man mit unterschiedlichem Patientenkollektiv in der Mistel- und der Kontrollgruppe erklären.

Eine kontrollierte prospektive Studie bei Patienten mit Mamma-, Ovarial- oder Lungen-Karzinom und Chemotherapie (insgesamt 224 Patienten) zeigte auch eine bessere Lebensqualität für die mit Mistel (*HELIXOR A*) behandelte Gruppe. Dagegen zeigte eine gut durchgeführte prospektive Studie mit Misteltherapie (*EURIXOR*) bei den schwierig zu behandelnden HNO-Karzinomen (insgesamt 477 Patienten) unter Misteltherapie keine Vorteile der behandelten Gruppe im Vergleich zur Gruppe ohne Misteltherapie in bezug auf Rezidive, Metastasen, Allgemeinbefinden und zelluläre Immunreaktionen [12].

Zusammenfassung: Trotz guter glaubhafter Einzelfallberichte über Tumorremissionen bis Heilungen der Tumorerkrankungen nach Misteltherapie, und trotz einzelner Studien mit Hinweisen auf eine lebensverlängernde Wirkung der Misteltherapie lassen sich wohl nach der momentanen Studienlage für die Misteltherapie nur „Hinweise auf günstige Auswirkung auf Lebensqualität und Verträglichkeit antitumoraler Therapien erkennen“ (Saller, Melzer in *Mistelgesamtextrakt* S. 276 in [9]). Zudem lässt sich leider bis heute „... nicht vorhersagen, welcher Patient auf eine Misteltherapie ansprechen wird“ und welcher nicht (Pfeifer, Stoll in *Lektin-normierte Mistelextrakt-Therapie* S 221 in [9]).

Bei der klinischen Anwendung jeder Art von Misteltherapie steht die immunmodulierende Wirkung im Vordergrund und nicht die zytotoxische Wirkung. In Studien wurde öfters eine Verbesserung des Allgemeinbefindens gefunden (Appetitsteigerung, Gewichtszunahme, weniger Infektanfälligkeit, allgemeines Wärmegefühl, besserer Schlaf, Verbesserungen der Stimmungslage). Die Verbesserung der Verträglichkeit der Chemotherapie (weniger Erbrechen, weniger Inappetenz, reduzierte Nausea, weniger Leukopenie) konnte bei den meisten Studien durch Misteltherapie erreicht werden, jedoch nicht bei allen.

5.3.6 MISTELTHERAPIE und KLASSISCHE HOMÖOPATHIE

Wird ein Krebspatient erfolgreich klassisch homöopathisch behandelt (ein richtig gewähltes Simile wirkt positiv auf die Symptomatik und auf den Tumor), wird sich eine Misteltherapie erübrigen und wahrscheinlich keinerlei weiteren Vorteil bringen. Auch der aufwendige Einsatz, die entstehenden Kosten und die möglichen Nebenwirkungen lassen bei erfolgreich homöopathisch behandeltem Patienten nicht an eine zusätzliche Misteltherapie denken.

Ist die homöopathische Therapie aber (eventuell auch nur vorübergehend) nicht erfolgreich, sollte jede Möglichkeit genutzt werden und bei Wunsch des Patienten nicht von einer Mistherapie abgeraten werden. Eine stärkere Beeinträchtigung der homöopathischen Mittelwirkung oder nicht kalkulierbare Verfälschung der Symptomatik würde ich nicht befürchten, vor allem nicht, wenn der Behandler über oben erwähntes Grundwissen über die Misteltherapie verfügt.

5.3.7 LITERATUR MISTELTHERAPIE

1. Augustin M. ea.: *Sicherheit und Wirksamkeit der komplementären Langzeitbehandlung von malignem Melanom mit mittlerem bis hohem Risisko mittels standardisertem fermentiertem Mistelextrakt.* In: *Arzneimittel-Forschung/ Drug Research* 55, Nr. 1, 38-49; 2005
2. Beuth J.: *Grundlagen der Komplementäronkologie.* Hippokrates 2002
3. Bock P.R. ea.: *Wirksamkeit und Sicherheit der komplementären Langzeitbehandlung mir einem standardisierten Extrakt aus europäischer Mistel zusätzlich zur konventionellen adjuvanten onkologischen Therapie bei primärem, nicht metastasierendem Mammakarzinom.* In: *Arzneimittel-Forschung/ Drug Research* 54, No 8 456-466; 2004
4. Ernst E.: *Misteltoe for Cancer*; 37 (2001) 9-11. In: *Eur. J. Cancer* Vol 37; 2001
5. Heiny B.M. ea.: *Korrelation zellulärer immunologischer Parameter und β-Endorphin-Plasmaspiegel unter Lektin-normierter Misteltherapie.* In: *Onkol.* 29, 4 (1997) 100-106
6. Helixor: *Richtlinien für die Therapie mit Helixor*; Stand April 2000
7. Kaegi E.: *Unconventional Therapies in Cancer: 3. Iscador*; In: *Canadian Breast Cancer Research*; CMAJ 158 (9) 1157-59, 1998
8. Lenartz D. ea.: *Survival of Glioma Patients after Complementary Treatment with Galactoside-Spezific Lectin from Mistletoe.* In: *Anticancer Research* 20:2073-2076 (2000)
9. Pfeifer B., Preiß J., Unger C.: *Onkologie integrativ.* Elsevier Urban u. Fischer, München 2006

10. Schierholz ea.: *Komplementäre Tumortherapie mit standardisiertem Mistelgesamtextrakt.* In: *Deutsche Zeitschrift für Onkologie*, 2003; 35: 186-94
11. Schumacher K. ea.: *Postoperative komplementäre Therapie des primären Mammakarzinoms mit lektinnormiertem Mistelextrakt – eine epidemiologische kontrollierte multizentrische retrolektive Kohortenstudie.* In: *Deutsche Zeitschrift für Onkologie*; 3/ 2002
12. Steuer-Vogt M.K. ea.: *Disease-free Survival in Head and Neck Cancer Patients with and without Adjuvant Misteltoe Treatment.* In: *European Journal of Cancer*, 37 (2001) 23-31; auch publiziert in: *Deutsches Ärzteblatt* 98 46, 2393-2398; 2001

5.4 ORGANOPEPTIDE

Bei der Therapie mit Organopeptiden werden aus tierischen Leber-, Milz-, oder Thymusgeweben gewonnene *Oligo-* oder *Polypeptide* meist s.c. oder i.m. injiziert, um die Immunabwehr zu stimulieren. Es gibt Frischextrakte (ähnlich der Frischzellentherapie) mit der allerdings potentiellen Gefahr der Übertragung infektiöser Erreger bis zu BSE, sowie Frischextrakte von durch größere Hersteller aufbereitete Fertigarzneimittel, die mit Qualitätssicherung und Herstellerhaftung gereinigte Peptide enthalten (hier garantiert der Hersteller Sicherheit gegen infektiöses Material).

Einzelne in den Präparaten enthaltene Peptide sind oft bekannt und sogar in der Aminosäuresequenz definiert. Zusätzlich sind aber meist zahlreiche bisher noch nicht charakterisierte Peptide enthalten, die wahrscheinlich auch zur Wirksamkeit beitragen [12]. Eine neuere, aber sehr teure Form der Peptid-Therapie ist das standardiserte humane Leukozytenultrafiltrat.

Auf genaue Darstellung muss hier aus Platzgründen verzichtet werden, und der interessierte Leser wird auf spezielle Übersichts-Literatur [2, 12] und andere Literatur aus dem Literaturverzeichnis verwiesen.

5.4.1 THYMUS- UND MILZPEPTIDE

Thymus- und Milzpeptide nehmen Einfluss auf die Entwicklung, Vermehrung und Reifung immunkompetenter Zellen. Klinisch soll ihre Anwendung bei Krebspatienten die Metastasierung verzögern, günstigstenfalls das Immunsystem zur Eliminierung kleiner Tumore befähigen, den Allgemeinzustand verbessern und während der Chemotherapie die Nebenwirkungen vermindern (weniger Leukozytenabfall, weniger Erbrechen und Haarausfall, geringere Tumorkachexie).

Die Milzpeptide (z.B. Splenopentin) stimulieren die Knochenmarksstammzellen, haben Einfluss auf die B-Zell-abhängige humorale Abwehr und aktivieren Makrophagen und NK-Zell-Zytotoxizität. Die Thymuspeptide (z.B. Thymopentin) wirken mehr auf die zelluläre Immunabwehr (T-Zell-Antwort, IL2-Synthese und NK-Zellaktivität). Mischungen von Leber- und Milzpeptiden sollen die Phagozytose-Aktivität fördern und immunstimulierende und roborierende Wirkung haben [12, 17].

Im Thymus sind mehrere Polypeptide identifiziert worden (auch in anderen Organen sezerniert), wobei *α- und β-Thymosine* besser untersucht sind.

Tymosin-α-1 stimuliert die Lymphokinproduktion (migration-inhibiting-faktor, Interferon α und γ, IL-2), moduliert die T-Zellaktivität, die T-Zell-Zytotoxizität und die NK-Zell-Aktivität. *Thymosin-α-1* hat aber auch großen Einfluss auf die Migration endothelialer Zellen und die Angiogenese [4].

β-Thymosin-Peptide stimulieren das Zellwachstum, die Zellmigration, die Angiogenese und regulieren die Endothelzellen-Differenzierung. Sie sind in hoher Konzentration in Granulozyten und mononukleären Zellen vorhanden [4, 8].

Thymosine wirken auch antientzündlich und stimulieren die Wundheilung und die Exprimierung von Oberflächen-Rezeptoren, auch den MHC (major histocompatibility complex) an Krebszellen (macht diese für Immunzellen erkennbarer) [8].

Während die immunmodulierenden Eigenschaften der Thymosin-Peptide und die Verbesserung der Immunerkennbarkeit der Krebszellen bei der Krebstherapie sicher erwünscht sind, sind die wachstumsstimulierenden und Angiogenese induzierenden Eigenschaften nur erwünscht, wenn sie das Immunsystem betreffen, nicht aber, wenn sie auch auf die Tumorregion wirken. In klinischen Studien zeigten sich aber bisher öfters positive Effekte in der Krebsabwehr und nie tumorstimulierende Eigenschaften.

Trotzdem bleibt eine gewisse Unsicherheit, da in unterschiedlichsten Krebsgeweben ohne therapeutische Eingriffe eine hohe Konzentrationen von α-*Thymosinen* gefunden wurde, wobei Hemmung der *Pro-Thymosin-*α-Exprimierung das Tumor-Wachstum verlangsamte [4]. Auch etliche β-*Thymosine* wurden in Krebsgeweben (Melanom, Mamma-, Schilddrüsen-Karzinom) in erhöhter Konzentration gefunden [8]. Die Gefahr besteht, dass die Thymosine im Tumorbereich Angiogenese induzieren. Oder die hohe Thymosin-Konzentration ist Ausdruck des Versuchs der Körperabwehr, durch eingewanderte Immunzellen den Tumor zu bekämpfen.

So lange wissenschaftlich nicht geklärt ist, was die beobachteten hohen Thymus-Peptid-Konzentrationen im Tumorgewebe bewirken und größere Studien den Nutzen der Thymuspeptide in der Tumortherapie noch deutlicher belegen, ist die Anwendung von Thymuspeptiden bei der Krebstherapie mit gewissen Unsicherheiten behaftet.

Nebenwirkungen: Allergien sind möglich, aber selten, trotzdem wird intrakutane Vortestung empfohlen (nach Erfahrungen aus der Schlangenbiss-Serumtherapie ist diese Vortestung nicht immer aussagekräftig). In Deutschland hergestellte registrierte Fertigpräparate sind auf BSE-Risiko überprüft. [12, 17]

Kontraindikationen: Aus Vorsichtsgründen sollte bei **Leukämien** und **Lymphomen** ***keine*** **Organopeptid-Therapie** durchgeführt werden [12], ebenso ***keine*** **Thymuspeptide** bei **Myasthenia gravis**. Den Vorbehalt für Thymus-Peptide in der Tumortherapie: siehe oben.

Anwendung und Dosierung: Typischerweise werden die Peptide nach intrakutaner Vortestung (gegen allergische Reaktion) bevorzugt s.c. oder i.m. appliziert. Meist wird eine Dosierung zwei- bis dreimal pro Woche für die Dauer von drei bis sechs Monaten empfohlen [12]. Es sind aber immer die speziellen Hinweise des jeweiligen Herstellers zu beachten.

5.4.2 ÜBERSICHT über die PRÄPARATE

FACTOR AF2: Fertigpräparat mit hochgereinigten Polypeptiden und Nukleiden aus Milz- und Leberextrakt junger Schweine. Wird bei Tumorpatienten vor allem während und nach der Chemotherapie empfohlen. Die empfohlene Dosis beträgt während Chemo- und Strahlentherapie bis zu (10)-20 (-40) ml pro Tag (auch als Infusionszusatz) und als Erhaltungstherapie ein- bis zweimal pro Woche 2ml i.m. oder s.c. für ca. sechs Monate.

Wirkung: angestrebt wird die **Stimulierung der Knochenmarkstammzellen**, außerdem die Aktivierung von Granulozyten, Makrophagen und zytotoxischen T-Lymphozyten und die Steigerung der Phagozytose-Aktivität von Makrophagen und Granulozyten und die Steigerung der Interferon-γ-Synthese und Hämatopoese [14, 15]. Bei Tumorpatienten zeigte sich bei Gabe von *FACTOR AF2* während der Chemotherapie antiemetische Wirkung (vor allem weniger spätes Erbrechen), Knochenmarks-Protektion und Reduktion von Infekten [14]. In einer prospektiven randomisierten Studie (während Chemotherapie) zeigte sich in der *FACTOR-AF2*-Gruppe nur die Hälfte der Leukopenie-Rate im Vergleich zu den nicht behandelten Patienten (Dosis 500mg s.c. am Tag vor und am Tag der Chemotherapie und noch zwei Tage danach) [10].

Ungefähre Kosten nach IfApIndex3 September 2006: 1 Ampulle zu 2ml mit 100mg Leber/Milzpeptidextrakt kostet ca. Euro 10,80

LEUCONORM CYTOCHEMIA: Dies ist ein humanes Leukozyten-Ultrafiltrat, das als wirksamen Bestandteil Ribonukleopeptide enthält. Die Dosierungsempfehlung ist unterschiedlich je nach Chemotherapieschema, aber meist eine Woche täglich 1 Ampulle und dann Erhaltungstherapie mit 1 Ampulle pro Woche.

Wirkung: Leukozyten-Ultrafiltrat konnte bei Patienten die Chemotherapie induzierte Immunsuppression verhindern, die Nebenwirkungen der Chemotherapie um 50% vermindern und die Überlebenszeit verbessern [18].

Ungefähre Kosten nach IfApIndex3 September 2006: 1 Ampulle mit 5 E Leukozyten-Ultrafiltrat kostet ca. Euro 400,00

POLYERGA: Oligopeptide aus Schweinemilzextrakt. Dosierungsempfehlung ist normalerweise 3x 1 ml pro Woche. Bei Chemotherapie in einer Studie in den ersten beiden Wochen täglich 1ml s.c., dann 3x 1ml pro Woche [3].

Wirkung: Therapieziel ist die Immunstärkung und die Verbesserung des Allgemeinzustandes. In einer Studie mit Patientinnen mit Mamma-Karzinom zeigte die mit *POLYERGA* behandelte Gruppe eine verbesserte Immunreaktion im Hauttest und ein verbessertes Allgemeinbefinden, im Vergleich zur mit Vitaminen behandelten Gruppe (die Lymphozytenzahl war in beiden Gruppen gleich) [1].

Eine andere Studie mit Patienten mit HNO-Karzinomen unter Chemotherapie (Cisplatin/Carboplatin, 5-FU) zeigte für die mit

Polyerga behandelte Gruppe einen geringeren Abfall der Lymphozyten (ab der 17. bis zur 37. Woche nach Chemotherapiebeginn), dies blieb ohne Einfluss auf die Gesamtzahl der Leukozyten und der Granulozyten. Außerdem war die Schwäche und Gewichtsabnahme in der *POLYERGA*-Gruppe geringer [3].

Ungefähre Kosten nach IfApIndex3 September 2006: 1 Ampulle zu 1 ml mit 0,03 mg Schweinemilz-Oligopeptiden kostet ca. Euro 9,20

THYMOJECT: Fertigpräparat mit chromatographisch gereinigten Polypeptiden aus Kälber-Thymusextrakt. Die Dosierungsempfehlung ist i.m., s.c. oder i.v. (nach i.c.-Vortestung zu Beginn) über zwei Wochen 0,5-1,5 mg Thymusextrakt je kg Körpergewicht jeden Tag, dann setzt die Erhaltungstherapie mit derselben Dosis von 2-3 Injektionen pro Woche für die Dauer von ca. sechs Monaten ein.

Wirkung: Als Thymuspräparat bei Krebs mit den oben erwähnten Einschränkungen zur Indikation. Erreicht wird Immunstimulierung und Besserung des Allgemeinbefindens. Besser gesicherte Indikationen sind Antiaging-Kuren, Viruserkrankungen, Wundheilung (insbesondere auch nach Operation), wenn die Wachstumsstimulierung für Gewebe und Gefäße erwünscht ist.

Ungefähre Kosten nach IfApIndex3 September 2006: 1 Ampulle zu 2 ml mit 100 mg Thymusdrüsentrockenextrakt kostet Euro 13,40.

NEYSOL L66 (früher *NEYTUMORIN SOL*): Es enthält in hoher Verdünnung (D2) ein Gemisch von Peptiden und Proteinen aus verschiedenen tierischen Organen (Diencephalon, Epiphyse, Nabelschnur, Testes, Nebenniere, Thymus, Lunge, Leber, Milz, Darm-Mucosa) [19]

NEYDIL 66 (früher *NEYTUMORIN*): Es besitzt dieselbe Zusammensetzung wie *NEYSOL L66*, aber in Verdünnungen in D4 bis D10 [19].

Anwendung und Wirkung: Die hochverdünnten Organextrakte sollen nach speziellem Schema in der ersten Wochen in ansteigender Konzentration (Potenz fallend von D10 auf D4) s.c., i.m. oder i.v. gegeben werden, und später in D2 ca. einmal pro Woche. Die Therapie soll die Immunabwehr aktivieren und unspezifisch Leukozytopoese und Phagozytose fördern (Paraimmunitätsinducer) [19].

Ungefähre Kosten nach IfApIndex3 September 2006: 1 Ampulle kostet ca. Euro 70,-

THYM-UVOCAL: Enthält niedermolekulare Thymuspeptide vom Kalb. Die Dosierungsempfehlung ist 3x pro Woche 1-2 Ampullen zu je 2 ml i.m oder s.c. für mindestens acht Wochen. Eine orale Applikationsform steht ebenfalls zur Verfügung [9].

Wirkung: Als Thymuspräparat bei Krebs mit den oben erwähnten Einschränkungen zur Indikation. Besser gesicherte Indikationen sind Antiaging-Kuren, Viruserkrankungen, Wundheilung (vor allem auch nach Operation), wenn die Gewebe- und Gefäß-Wachstumsstimulierung erwünscht ist. In älteren Studien wird über einen positiven Einfluss auf die T4/T8-Ratio und über eine Besserung des Allgemeinbefindens berichtet [7]. Eine GCP-konforme, bislang noch nicht veröffentlichte Studie soll zeigen, dass bei Patienten unter Chemotherapie in der mit *THYM-UVOCAL* behandelten Gruppe ein stabilerer Krankheitsverlauf und eine deutlich höhere Rate an Tumorremissonen auftritt [13]

Ungefähre Kosten nach IfApIndex3 September 2006: 1 Ampulle zu je 2 ml mit 22 mg Thymuspeptiden kostet ca. Euro 8,75

THYMOPHYSIN: Dieses Fertigpräparat enthält eine niedermolekulare Thymuspeptidfraktion vom Kalb mit 25 oder 50 mg Thymostimulin pro Ampulle.

Wirkung: Als Thymuspräparat ist es indiziert bei Krebs mit den oben erwähnten Einschränkungen. Besser gesicherte Indikationen sind Antiaging-Kuren, Viruserkrankungen, Wundheilung (insbesondere auch nach Operation), wenn die Gewebe- und Gefäß-Wachstumsstimulierung erwünscht ist.

Ungefähre Kosten nach IfApIndex3 September 2006: 1 Ampulle mit 50 mg Thymophysin kostet ca. Euro 71,-

5.4.3 LITERATUR über ORGANOPEPTIDE

1. Berressem P., Frech S., Hartleb M.: *Zusätzliche Therapie mit POLYERGA verbessert die Immunreaktion und Lebensqualität bei Patientinnen mit Mammakarzinom während der Rehabilitation.* In: *Tumordiagn. u. Ther.* 16: 45-48; 1995
2. Beuth J.: *Thymuspeptide.* In: Beuth J., *Grundlagen der Komplementäronkologie.* Hippokrates 2002
3. Borghardt J. ea.: *Effects of a Spleen Peptide Preparation as Supportive Therapy in Inoperable Head and Neck Cancer Patients.* In: *Arzneim.-Forsch./ Drug Res.* 50 I, 178-184; 2000
4. Chen C. ea.: *Roles of Thymosisn in Cancers and other Systems.* In: *World J. Surg.* 29, 264-270: 2005
5. Dechant K.L., Bryson H.M.: *Thymostimulin – A Review of its Pharmacology and Prospective Role in Immunotherapy.* In: *Clin. Immunotherapy* 1 (5); 1994
6. Ernst E.: *Thymustherapy for Cancer? A Criteria-based Systematic Review.* In: *European Journal of Cancer* Vol. 33 No 4; 531-35; 1977
7. Fellermeier J., Hahn K.: *Immunmodulierender Einfluss von Thymuspeptiden (THYM-UVOCAL) auf unterschiedliche Ausgangsverhältnisse von T4- und T8-Lymphozyten.* In: *Forum Immunologie* 6/92.

8. Goldstein A.L., Badamchian M.: *Thymosins: Chemistry and Biological Properties in Health and Disease.* In: *Expert Opin. Biol. Ther.* 4 (4); 2004
9. Gottschalck T., Westphal J.: *Revitalisierungskur mit Thymuspeptiden-Immunstatus und subjektive Parameter bei rezidvierenden Infektionen und Befindlichkeitsstörungen.* In: *Med Welt* 1998; 49. 426-8
10. Krege S. ea.: *Bewertung des Komplementärtherapeutikums Factor AF2 als Supportivum in der Behandlung des fortgeschrittenen Urothelkarzinoms; prosepktive randomisierte Multicenterstudie.* In: *Urologe* 41: 164-168; 2002
11. Mayer G ea.: *Erste placebokontrollierte Doppelblindstudie mit Thymuspeptiden bei Patienten mit metastasiertem kolorektalem Karzinom in Deutschland.* In: *Z Onkol. / J of Oncol* 31,1 1999
12. Pfeifer B., Preiß J., Unger C.: *Onkologie integrativ.* Elsevier, Urban u. Fischer, München 2006
13. Schöne K., Möckel C.: Schriftliche Mitteilung Fa. Strahtmann zu *THYM-UVOCAL* 21.09.2006
14. Schumacher K., Stoll G.: *Das integrative Konzept Onkologie.* In: *Deutsche Zeitsch. Onkologie*, 2003; 35:37-51
15. Singh V.K. e.a.: *Thymopentin and Splenopentin as Immunmodulators.* In: *Immunol. Res.* 17, 345-368, 1998
16 Stoll G.: *Oligopeptide – eine neue Perspektive zur Stimulation des Darm-assozierten Immunsystems.* In: *biosynthesen* 2/2001 biosy
17. Stoll G.: *Nahrungsergänzungsmittel in der Onkologie.* In: *Erfahrungsheilkunde*, Okt. 2006
18. Tittel R. ea.: *Immunrekonstitution mit humanem Leukozytenultrafiltrat (HLU) bei Patientinnen mit gynäkologischen Tumoren unter und nach Strahlen- sowie Chemotherapie.* In: Metzner G., Wissler J.H. (Hrsg.): *Erkrankungen mit Immunpathogenese: Neue Therapiemöglichkeiten.* München, Bern, Wien, New York: Zuckschwerdt; 1993: 43–54.
19. vitOrgan Arzneimittel: Produktbeschreibung zu *NEYSOL* 166 und *NEYDIL* 66; übersandt September 2006

5.5 EIGENBLUTTHERAPIE

Es gibt verschiedene Methoden der Eigenbluttherapie. Die Therapie mit potenziertem Eigenblut und die i.m. (seltener s.c.) Injektion von frischem, aus der Vene entnommenem Blut.

Bei der Injektion von Venenblut kann dieses unverändert verwendet werden oder vor der Injektion mit Phytopharmaka vermischt werden oder auch physikalisch verändert werden.

Wirkung: Nach der Injektion des Eigenblutes kommt es an der Injektionsstelle zu einem lokalen Entzündungsreiz und zur Steigerung der Immunabwehr (Anstieg von Zytokinen, T- und B-Zellzahl und Anstieg von Makrophagen, Abfall zirkulierender Immunkomplexe). Klinisch kann eine Besserung des körperlichen Allgemeinzustandes, der Stimmungslage, des Schlafs, des Appetits und eine Verminderung chronischer Schmerzen erreicht werden. [3]

Nebenwirkungen: Aufflammen von chronischen Entzündungen (Prostatitis, Adnexitis, Sinusitis, Zahnherde), Erstverschlimmerung von Hauterkrankungen. Bei kleinen Injektionsmengen (0,5-2ml) können leichtes Fieber (für zwei bis drei Stunden), Müdigkeit, Schlappheit, Krankheitsgefühl sowie lokale Entzündungszeichen (Rötung, Schwellung, Schmerz am Einstichort) auftreten. Bei größeren Injektionsmengen (10-30 ml) ist Kreislaufkollaps möglich [3].

Kontraindikationen: Kontraindiziert ist eine Eigenbluttherapie mit Injektion von Venenblut bei jeder Gerinnungsstörung wegen Hämatomgefahr (auch Antikoagulation), bei tuberkulösen Prozessen (Gefahr der Exazerbation), bei Thrombose und Thrombophlebitis (Gefahr der Hyperkoagulation) und im Endstadium von Tumorerkrankungen [3]. Wegen möglicher Immunaktivierung ist auch große Vorsicht bei Autoimmunerkrankungen v.a. bei Kolitis ulzerosa geboten.

5.5.1 VERSCHIEDENE EIGENBLUTTHERAPIEN

Eigenblut hämolysiert: 1,5 ml Venenblut wird mit 0,5 ml sterilem Aqua dest. hämolysiert und i.m. injziert. Therapie bis zu zweimal wöchentlich. Kommt hauptsächlich in Frage bei dermatologischen Erkrankungen [3].

Eigenblut mit *Echinacea*: 0,5-1 ml Venenblut wird mit 1-1,5 ml sterilem *Echinacea*-Auszug (z.B. *PASCOTOX FORTE INJEKTOPAS*) vermischt und davon 0,5-2ml i.m. verabreicht. Dies soll die Immunabwehr aktivieren.

Eigenblut mit *Ozon* behandelt: z.B. mit Hämaktivator nach Höveler wird 2 ml Venenblut nach Hämolyse mit 1ml sterilem Aqua dest. in einem Apparat in physilogischer NaCl-Lösung und 0,5 ml H_2O_2 mit UV-Licht bestrahlt und tief i.m. injziert. In der Krebstherapie wird dies über einen Zeitraum von sechs Wochen ca. 12-15 mal gemacht [3].

Potenziertes Eigenblut: Von Venen- oder Kapillarblut wird 1 Tropfen in 5ml (ca. 100 Tropfen) 30-40%igen Äthanol gegeben und mit 10 kräftigen Schüttelschlägen potenziert. Diese Art der Potenzierung (je 1 Tropfen auf 5 ml 30-40%iges Äthanol) kann acht- bis zwölfmal durchgeführt werden bis zu einer D8 bis D12. Diese Eigenblut-Nosode kann dann täglich oder einmal wöchentlich eingenommen werden.

Fortier-Bernoville sah sowohl Verschlechterungen, aber auch wundervolle Besserungen im Verlauf von Krebstherapien nach der Gabe von potenziertem Eigenblut [1].

5.5.2 EIGENBLUTTHERAPIE und KLASSISCHE HOMÖOPATHIE

Grundsätzlich ist die Therapie mit Eigenblut gut mit klassischer Homöopathie vereinbar. Sie sollte allerdings nicht routinemäßig angewandt werden, sondern nur bei dringend gewünschter Immunstimulation. Da nach Pareeks Erfahrung *Echinacea* in der Urtinktur bei Karzinompatienten öfter die Zahl der Leukozyten erhöhte [2], würde ich die Eigenblutinjektion mit *Echinacea* vorziehen, aber vor einer Wiederholung im Blutbild den Erfolg kontrollieren.

5.5.3 LITERATUR EIGENBLUTTHERAPIE

1. Fortier-Bernoville: *Die homöopathische Behandlung von Krebs.* Deutsche Übersetzung Tippett A. Schriftenreihe der Clemens von Bönninghausen-Akademie, Band 17. Müller & Steinicke, München, 1996
2. Pareek R.S. u. Pareek A.: *Krebs – Heilbar durch Homöopathie.* Kai Kröger Verlag. Groß Wittensee, 2007
3. Pfeifer B.., Preiß J., Unger C.: *Onkologie integrativ.* Elsevier, Urban u. Fischer, München 2006

5.6 WEITERE NATURHEILKUNDLICHE ARZNEI-EMPFEHLUNGEN GEGEN KREBS

In der Laienpresse und im Internet werden immer wieder neue und andere Präparate zur Behandlung von Krebs empfohlen. Etliche dieser Empfehlungen sind wissenschaftlich nicht sinnvoll begründet und wurden teils in Studien in ihrer Wirksamkeit widerlegt, oder sie sind zumindest nie überprüft. Besonders bei hohem Preis und keiner wissenschaftlichen Überprüfung liegt der Verdacht der Geschäftemacherei nahe (was dem Patienten das Geld für eine sinnvollere Therapie nimmt).

Bei pflanzlichen Produkten ist auch immer die Gefahr von (seltenen) schweren Nebenwirkungen mit zu berücksichtigen (vor allem Leberschäden und idiosynkratische Lebernekrose), die wegen ihres seltenen Auftretens oft unerkannt und unbekannt bleiben.

Angesichts der vielen Wirkstoffe (siehe unten), die durch Studien, Fallberichte oder wissenschaftliche Untersuchungen eine Wirkung gegen die Krebserkrankung wahrscheinlich erscheinen lassen, und die lange genug bekannt sind, um einen gewissen Schutz vor unerwarteten Nebenwirkungen erwarten lassen, kann man und sollte man auf ausgefallene und neue „Wunderheimittel" verzichten.

Im folgenden wird versucht, möglichst viele gegen Krebs empfohlene Mittel und Naturprodukte in kürzester Form darzustellen und bei besser untersuchten sinnvollen Arzneien auch kurz die Wirkung, Einnahmedosis und gegebenenfalls die Therapiekosten anzugeben.

5.6.1 ALGENPRÄPARATE

Meeresalgen-Präparate sind aus Braunalgen (ca. 1500 Arten sind bekannt) gewonnen, meist aus Blasentang (Fucus vesiculosus), Knotentang (Ascophyllum nodosum), Japantang (Laminaria japonicum) und Birnentang (Macrocystis integrifolia oder pyrifera).

Die Bezeichnung Kelp wird meist für Birnentang verwendet, jedoch auch für Laminaria-Arten. Medizinisch angewandt werden die getrockneten blattartigen Abschnitte (das Phalloid). Diese Tangpräparate haben einen typischen meeres- bzw. fischartigen Geschmack, der nicht immer dem europäischen Gaumen entspricht.

Inhaltsstoffe sind Aminosäuren, Vitamine (speziell B2 und B12), Chlorophyll und eine breite Palette von Spurenelementen (vor allem auch F, Br, J). [8]

Wirkung: antioxidative Eigenschaften, Bildung von Schwermetallkomplexen (evtl. durch *Selen*-Gehalt). Macrocystus pyrifera kann Arsen anreichern. In Japan sind Algen ein tägliches Nahrungsmittel (ca. 5-7,5g pro Tag).

Beurteilung homöopathisch: Zusammen mit Homöopathie jederzeit kombinierbar. Wegen der Verunreinigungsgefahr des Meeres und wegen der unsicheren Inhaltsstoffe würde ich die Einnahme von orthomolekularen Vitaminpräparaten und einem Spurenelementpräparat aus urzeitlichen Meeresablagerungen (da hier keine Verunreinigungen vorliegen) bevorzugen (siehe 2.2.1 über orthomolekulare Basistherapie).

5.6.2 ALOE VERA

Beschaffenheit: Innerlich zu verwenden ist nur der Schleim aus dem Inneren des Aloe-Blattes, da der Saft aus den der Blattoberfläche nahen Zellen (Aloe-Latex) kolonreizende *Anthrachinon*-Derivate enthält und eine schwere Gastroenteritis verursachen kann. Aloe-Gel-Kapseln enthalten ca. 50-200 mg des Gels. [5]

Wirkung: Polysaccharide und andere Bestandteile des Gels sind antibakteriell, antientzündlich, wundheilend und abwehrstimulierend wirksam (daher in der Volksmedizin äußerliche Anwendung bei Wunden und Verletzungen). [5]

Beurteilung homöopathisch: Ein eventueller Nutzen für eine Krebserkrankung steht zumindest nicht im Vordergrund der Inhaltsstoffe von Aloe vera, so dass andere Präparate absolut vorzuziehen sind. Eine störende Beeinflussung einer homöopathischen Behandlung ist eher nicht zu erwarten.

5.6.3 AVEMAR

Beschaffenheit: standardisierter Trockenextrakt aus fermentierten Weizenkeimen (Triticum vulgaris) [8].

Dosierung: 1 Beutel Granulat à 17g in 100 ml Wasser pro Tag [8]

Wirkung: Soll entzündungshemmende antimetastatische antioxidative und immunmodulierende Eigenschaften haben und die Nebenwirkungen von Chemotherapie und Bestrahlung vermindern [8].

Beurteilung homöopathisch: Ist mit Homöopathie jederzeit kombinierbar. Eine Wirksamkeit scheint gemäß Studien glaubhaft zu sein [8].

Ungefähre Kosten nach Internet September 2006: 30 Beutel *AVEMAR* kosten ca. Euro 86,-

5.6.4 BACHBLÜTEN-THERAPIE BLÜTENESSENZEN

Die Therapie mit den 38 Blütenessenzen nach Dr. Bach soll helfen, psychische Blockaden zu lockern und behindernde Lebenseinstellungen zu verändern (z.B. Hoffnungslosigkeit, die Schuld bei anderen suchen, Schuldgefühle, Entscheidungsschwierigkeit, generelle Ängstlichkeit u.s.w.). Dieser Therapieansatz kann gerade bei Tumorpatienten sehr wichtig sein, am besten zusammen mit psychotherapeutischem oder lebensberatendem Gespräch.

Ähnliches gilt auch für Therapien mit neuen Blütenessenzen (z.B. kalifornische Blütenessenzen). Der Therapeut muss selbstverständlich die Indikationen („Arzneimittelbilder“) der von ihm verwendeten Essenzen kennen und möglichst ein vorurteilsfreies Einfühlungsvermögen besitzen. Da bei kurzzeitiger Einnahme (über ein bis zwei Wochen) im Gegensatz zu falsch verordneten homöopathischen Arzneien keine schweren oder länger dauernden negativen Effekte möglich sind, können diese Therapien auch vom Patienten selbst versucht werden, wenn dies auch wegen oft mangelnder Objektivität sich selbst gegenüber meist nicht anzuraten ist. [6]

Immer ist zu fordern, dass die anvisierten Probleme oder Fehlhaltungen sich innerhalb von Tagen bis zu einer Woche auch deutlich bessern oder verändern. Kriterium für eine Besserung sind mindestens 50% Besserung in wesentlichen Gesichtspunkten. Über eine Woche erfolglose Therapie oder nur leichte Verbesserung (Placebo-Wirkung) zeigt, dass die Einnahme unwirksam ist und abgebrochen werden sollte, oder dass die Mischung geändert werden muss, um nicht bei langzeitig falscher Einnahme vielleicht doch Schäden zu setzen. [6]

Beurteilung homöopathisch: Ist der behandelnde Homöopath mit einer Bachblütentherapie einverstanden, und wird diese nur in besonderen Situationen kurzzeitig (über ein bis drei Wochen) angewandt, sind beide Verfahren durchaus ergänzend, besonders in Kombination mit Psychotherapie. *RESCUE-TROPFEN* oder *RESCUE-CREME* haben sich in allen starken Belastungs- und Schocksituationen sehr bewährt (nach und vor Operation oder Bestrahlung, schockierende Mitteilung über die Bildung eines Rezidivs, jeder Unfall usw.). Manchmal wirkt das Homöopathikum nach meiner Erfahrung erst nach der Einnahme von *RESCUE* (z.B. nach Trauma zuerst *RESCU,* dann *Arnica*). [6]

5.6.5 C-STATIN

Beschaffenheit: Pflanzenextrakt aus den Blättern von der Winde *Convolvulus arvensis*; enthält ein Gemisch von Proteinen und Polysacchariden (250 mg pro Kapsel) [8]

Wirkung: Wirkt im Tierversuch Angiogenese hemmend und bei oral 200 mg/kg pro Tag oder parenteral 50 mg/kg pro Tag Hemmung des Fibrosarkomwachstums.

Beim Menschen bei täglich 3-4 Kapseln *C-STATIN* kommt es zu einem starken Abfall des VEGF (vascular endothelial growth factor), besonders bei vorher erhöhten Werten.

Ist in den USA populär als Nahrungsergänzung bei Krebspatienten. Bisher gibt es keinen Wirksamkeitsnachweis in Studien, scheint aber sinnvoll. Es gibt **keine Nebenwirkungen** bei einer Tagesdosis von 3-4 Kapseln.

Kontraindikationen sind: Schwangerschaft, Erholungsphase nach Operation, wegen möglicher Behinderung der Gefäßsprossung [8].

Dosierung: Die empfohlene Dosis ist 2-6 Kapseln täglich, solange Metastasen vorhanden sind [8]

Beurteilung homöopathisch: Ist wahrscheinlich mit Homöopathie gut und sinnvoll kombinierbar, vor allem, wenn die homöopathische Therapie keine Tumorremission bewirkt [8].

Ungefähre Kosten nach Internet 2006: 120 Kapseln à 250 mg kosten US$ 105,-, also ca. Euro 3,- pro Tag.

5.6.6 ESSIAC oder FLOR ESSENCE

Beschaffenheit: *ESSIAC* ist normalerweise eine Mischung aus den vier Teedrogen *Arctium lappa*, *Rheum palmatum*, *Rumex acetosella*, *Ulmus fulva* und manchmal auch *Echinacea* [1]. Die Teezusammensetzungen variieren, und es können auch zusätzlich oder stattdessen noch enthalten sein: *Cnicus benedictus*, *Laminaria digitata*, *Nasturtium officinale* und *Trifolium pratense*. Es ist nicht immer genau bekannt, welche der Teedrogen enthalten sind. Eine ähnliche Mischung mit den oben genannten Drogen wird auch unter dem Namen *FLOR ESSENCE* vermarktet. [8]

Dosierung: Angewandt soll die Teemischung werden als wässriges Dekokt (10-20 Minuten die pulverisierte Mischung abkochen in einem Liter Wasser, dies kann drei Wochen im Kühlschrank aufbewahrt werden). Von diesem Dekokt sind täglich zwei bis maximal vier EL einzunehmen [8].

Wirkung: Einige der oben aufgeführten Teedrogen enthalten Phytoöstrogene (*Genistein*, *Daidzein* – wie in Soja), oder auch andere Isoflavone. Grundsätzlich können die Wirkstoffe der unterschiedlichen Teedrogen antikanzerogene, antioxidative, antiinflammatorische oder auch immunstimulierende Eigenschaften haben [8].

Beurteilung homöopathisch: Da es sich um eine medizinal wirkende Teemischung handelt, ist die gleichzeitige Behandlung in Kombination mit Homöopathie eventuell problematisch. Bei der unklaren Zusammensetzung und äußerst unsicheren Wirkung gibt es zweifelsohne bessere Alternativen mit den oben angegebenen Therapiezielen.

Ungefähre Kosten nach Internet 2006: Es gibt unterschiedlichste Angebote – z.B. *ESSIAC-LIQUID EXTRACT* für 14 Tage für US$ 58,-; oder *FLOR ESSENCE* von *Floressa*, 500 ml für Euro 22,90

5.6.7 GLUTATHION

Glutathion (L-Glutamyl-Cystein-Glycin) ist eine Aminosäureverbindung mit zentraler Stellung im antioxidativen System und wird im Körper aus den Aminosäuren *Glutaminsäure*, *Cystein* und *Glycin* gebildet. Wichtig ist vor allem das Vorhandensein von genügend *Cystein* (Zufuhr z.B. als *N-Acetyl-Cystein*)

Beurteilung: Eine ausgewogene orthomolekulare Supplementierung mit Vitaminen, Mineralien **und Aminosäuren** (wie z.B. in *AMINOPLUS IMMUN KYBERG*) macht die teure Substitution mit *Glutathion* (z.B. *CUR-ANTOXCAPS* mit 200 mg reduziertem *Glutathion* – 90 Kapseln kosten laut Internet um Euro 107,-) überflüssig und stärkt noch andere wichtige Funktionen – wie z.B. das Immun- und Entgiftungssystem.

5.6.8 HAIFISCHKNORPEL

Verwandt wird ein Pulver aus Haifischknorpel, das Glycoproteine, Eiweißkomponenten und Kollagenfasern enthält und in einigen Präparaten auch bakterielle Verunreinigungen. Es soll antikanzerogen wirken durch Hemmung der Angiogenese, was aber wissenschaftlich nicht belegt werden konnte [8]. In einer Studie mit täglicher Einnahme von 100g Haifischknorpel-Pulver soll ein positiver Effekt auf die Lebensqualität beobachtet worden sein [1].

5.6.9 IMMUNOCYANIN MEERESSCHNECKENEXTRAKT (KLH)

Beschaffenheit: Der blaue Blutfarbstoff aus der kalifornischen Meeresschnecke wird in zwei Untereinheiten aufgespalten zum *Immunocyanin* (Handelsname *IMMUCOTHEL*) [8].

Wirkung: *Immunocyanin* wird beim **Blasen-Karzinom** (besonders bei oberflächlichem Blasen-Ca-Rezidiv) zur Instillationstherapie eingesetzt mit gleich gutem Erfolg wie Mithomycin.

Kommt auch zum Einsatz als Hapten bei der Tumor-Impfstoff-Herstellung (Vacmune). Es besitzt immunmodulatorische (biological response modifier) und antitumorale Wirkung und bewirkt eine Makrophagen-Invasion am Ort der Anwendung.

Als **Nebenwirkung** treten selten auf: kurzzeitiges Fieber, Hautrötung bei Injektion, selten Allergien

Kontraindiziert bei immunsuppressiver Therapie [8].

Beurteilung homöopathisch: Ist mit Homöopathie jederzeit kombinierbar. Zur Zeit hauptsächlich im Einsatz als schulmedizinisch anerkannte Therapie zur intravesikalen Instillation bei **Blasen-Karzinom** für den schulmedizinischen Onkologen. *Im-*

munocyanin erscheint aussichtsreich zur Verwendung bei der Herstellung für Tumorvaccine (Vacmune).

5.6.10 KOMBUCHA

Beschaffenheit: Bekannt in China seit über 2000 Jahren. Das Getränk entsteht durch die Vergärung eines gesüßten Tees (50-150g Zucker auf einen Liter schwarzen oder grünen Tee) durch eine symbiotische Mischkultur säurefester Hefen und Essigsäurebakterien. Bei unsauberer Zubereitung besteht die Gefahr der bakteriellen Verunreinigung.

Kombucha enthält 0,5-4% *Alkohol*, 2-3% *Essigsäure*, 2-12% *Kohlensäure*, *Glucuronsäure* (ab ca. 6. Gärtag). Als Hefe meist *Brettanomyces* und/ oder *Saccharomyces*, und als Bakterien *Acetobacter xylinum*, *Bacterium gluconicum* und *Bacterium katogenum* [8].

Wirkung: antimikrobielle und antioxidative Effekte. Eventuell gibt es einen positiven Einfluss der Milchsäure und antimikrobieller Substanzen auf die Darmflora (siehe hierzu das Kapitel 5.1 zu Darmsanierung)

Nebenwirkungen: Bei zu großer Trinkmenge (Erwachsene schon ab 400ml) sind wegen des Säuregehalts gefährliche Elektrolytstörungen möglich (es gibt den Bericht eines Todesfalls) [8].

Kontraindikationen: Für Kleinkinder und bei Kachexie wegen des hohen Säuregehalts, bei Diabetes wegen des Zuckergehalts, bei Alkoholismus wegen des Alkoholgehalts. [8]

Dosierung: Ein normalgewichtiger Erwachsene sollte die Einnahme von 100-200 ml pro Tag nicht überschreiten [8].

Beurteilung homöopathisch: Kombucha ist grundsätzlich mit Homöopathie verträglich. Wegen der Gefahr der bakteriellen Verunreinigung und wegen der Gefahr der Säure-Überdosierung sind andere Methoden der Darmsanierung vorzuziehen (siehe hierzu das Kapitel 5.1 zu Darmsanierung).

5.6.11 LAPACHO-TEE

Beschaffenheit: Wird aus der Rinde des südamerikanischen Baumes *Tabebuia impetiginosa* gewonnen. Lapacho-Tee enthält Saponine, Flavonoide, *Lapachol*, *b-Lapachol* (*Naphtochinon*-Derivate) und *Tabebuin* (*Anthrachinon*-Derivat) [5, 9].

Wirkung: In vitro und im Tierversuch wurden antitumorale, zytotoxische, antimikrobielle und entzündungshemmende Effekte beobachtet [8]. Im Tierversuch bei hoher Dosis zeigt sich aber auch schwere Organtoxizität des *b-Lapachon* (LD 50 bei 80 mg pro kg) [5]

Dosierung: 2 TL geschnittene Droge in 1 Liter kochendem Wasser fünf Minuten lang kochen, dann 15 Minuten ziehen lassen und über den Tag verteilt trinken. Diese Kur wird für sechs Wochen empfohlen [8].

Beurteilung: Bei ungesicherter Wirkung, aber möglicher Toxizität in hoher Dosis und auch wenig untersuchter chronischer Toxizität ist von der Verwendung eher abzuraten, zumal es genug andere, besser untersuchte und ungiftige Alternativen gibt.

5.6.12 LAETRILE

LAETRILE ist ein Extrakt aus zermahlenen Aprikosen- oder Pfirsichkernen und enthält das giftige *Amygdalin* (mögliche tödliche Dosis für den Erwachsene ab 1 Aprikosenkern pro kg Körpergewicht). Der Name ist abgeleitet von der chemischen Bezeichnung für *Amygdalin* (**lae**vo-mandeloni**trile**-β-glucuronosid). [7]

LAETRILE wurde von dem Arzt Ernst Krebs ab den 1920er Jahren in Amerika aus Aprikosenkernen isoliert und aus theoretisch epidemiologischen Erwägungen für die Krebstherapie empfohlen.

In tierexperimentellen Studien fanden sich widersprüchliche Ergebnisse, in drei klinischen Studien konnte keinerlei Nutzen für die Krebstherapie gefunden werden. Von einem Fallbericht ist eine lebensbedrohliche Vergiftung bei einer Krebspatientin bekannt, die wahrscheinlich auf *LAETRILE* (oral 3g *Amygdalin*, empfohlen sind 1,5-2g) zurückzuführen ist. [1, 8]

Synonyme: Gleichwertig benutzte Namen für *LAETRILE* sind *Amygdalin*, *Amygdalosid*, *Vitamin B17* [8]

Beurteilung homöopathisch: Die Einnahme dieser Präparate oder entsprechender Natursubstanzen (Aprikosenkerne) ist **absolut abzulehnen** wegen der hohen Vergiftungsgefahr und der Wirkungslosigkeit gegen Krebs in praktischen Studien und nicht wissenschaftlich nachvollziehbaren Wirkhypothesen.

5.6.13 LENTIN PLUS (Biobran; MGN-3)

Beschaffenheit: Mit einem kohlehydratspaltenden Enzym aus Shiitake-Pilzen fermentierter Heißwasserextrakt aus Reis-Hemizellulose. Enthält Zellulose, Maisstärke und als Wirksubstanz das kurzkettige Polysacharid *Arabinoxylan* (250 mg in 1 Tablette *LENTIN PLUS*)

Dosierung: 1-3g pro Tag [8]

Wirkung: *Arabinoxylan* stimuliert NK-Zellen, zytotoxische T-Zellen und B-Zellen und erhöht die Sekretion von TNF und γ-Interferon. Dieser Effekt zeigte sich nach oral 2g pro Tag, für die Dauer einer Woche eingenommen.

Toxizität oder Nebenwirkungen sind nicht bekannt, aber es ist **kontraindiziert** bei immunsupressiver Therapie, Malabsorption, Zöliakie, Arabinose- und Xylose-Intoleranz [8].

Beurteilung homöopathisch: mit Homöopathie jederzeit kombinierbar. Wirksamkeit scheint nach [8] nicht schlecht belegt.

Ungefähre Kosten nach Internet September 2006: 60 Tabletten à 500 mg kosten US$ 100,-

5.6.14 MELATONIN

Beschaffenheit: Es handelt sich um ein menschliches, im Körper in den Darmzellen und der Zirbeldrüse aus Serotonin synthetisiertes Hormon (*5-Methoxy-N-Acetyltryptamin*) [8].

Dosierung: Gegen Tumorkachexie und zur Verminderung der Nebenwirkungen von Chemotherapie 20-40 mg täglich. Zur Schlafverbesserung und psychischen Stabilisierung 20 mg täglich [8].

Wirkung: Modulation der Östrogen-Rezeptor-Expression, Unterdrückung des epidermalen Wachstumsfaktor-Rezeptors, Angiogenesehemmung, Steigerung der Sekretion etlicher Zytokine und dadurch Steigerung der Tumorabwehr, Verminderung der Immunsupression bei Chemotherapie und Stress, Besserung von Tumorkachexie; im seelischen Bereich die Regulation des Schlaf-Wachrhythmus. Melatonin besitzt eine stark antioxidative Wirkung.

Nebenwirkung: In hohen Dosen kommt es zu Müdigkeit, evtl. Ovulationshemmung, Blutdruckerhöhung, Diabetesverschlechterung.

Kontraindiziert sollte Melatonin vorsichtshalber bei **Lymphomen** sein [8].

Beurteilung homöopathisch: Melatonin ist mit Homöopathie jederzeit kombinierbar. Eine positive Wirkung ist durch Studien bislang noch nicht gesichert, aber wahrscheinlich [8].

Ungefähre Kosten nach Internet 2006: es gibt kein Präparat deutscher Herkunft. Im Internet kosten z.B. 120 Tabletten Melatonin à 3 mg Euro 32,-

5.6.15 NONI (Morinda citripholia)

Die Früchte, Wurzel, Blätter und Rinde des indischen Maulbeerbaumes *Morinda citripholia* (Fam. Rubiaceae) sind ein altes Heilmittel in der hawaianischen Kultur und in der Ayurveda-Medizin.

Die hier (und den USA) angebotenen Produkte sind üblicherweise hergestellt aus dem aus den Früchten gewonnenen Nonisaft, wobei viele der pharmakologisch wirksamen Bestandteile (und somit auch die eventuell bedenklichen und nebenwirkungsbehafteten Substanzen) in Blättern und Stengeln enthalten sind.

Der Saft soll gegen Müdigkeit und Erschöpfung wirken (passend zur Pflanzenfamilie der Rubiaceae), außerdem werden immunmodulatorische und zytostatische Eigenschaften diskutiert. Wissenschaftliche Prüfungen liegen nicht vor [7, 8].

Beurteilung homöopathisch: Eine mögliche Störung einer homöopathischen Behandlung ist nicht zu erwarten, aber es gibt für die supportive Krebstherapie viele Substanzen, für deren Wirksamkeit bessere Belege vorhanden sind.

5.6.16 PILZE, MEDIZINISCHE

Pilzinhaltstoffe allgemein: Von den ca. 140.000 bekannten Pilzarten sind etwa 14.000 genauer erforscht, und bei ca. 700 werden zur Zeit therapeutisch relevante Inhaltsstoffe vermutet. Viele sind giftig (nur etwa 7000 werden als essbar eingestuft). Dies weist auf mögliche Gefahren nicht gut bekannter, eventuell neu beworbener Pilze hin.

Für die Krebstherapie sind zur Zeit nur wenige Pilze bekannt, so dass diese hier übersichtlich dargestellt werden können. Die pharmakologisch bedeutenden Inhaltsstoffe sind oft Polysaccharide (z.B. *Lentinan* aus Shiitake) oder Polysaccharid-Proteinkomplexe (z.B. PSK und PSP aus Maitake).

In Zusammenarbeit mit anderen Inhaltsstoffen (wie Nukleosiden, aromatischen Phenolen, Terpenen u.s.w.) wirken einige Pilzextrakte immunmodulatorisch (Stimulation von T-Lymphozyten, NK-Zellen, Makrophagen und Granulozyten, Zytokin-Exkretion), teilweise antioxidativ.

Da die pharmakologisch aktiven Bestandteile aus Heißwasserextrakten gewonnen werden, darf bei der Zubereitung das Kochwasser nicht abgegossen werden. Etliche der hier aufgeführten Pilze werden in der traditionellen chinesischen Medizin (TCM) und/ oder japanischen (Kampo) Medizin verwandt [8].

AGARICUS BLAZEI: Ein Pilz, der in der Gegend um Sao Paulo gegessen wird, wobei die dortigen Anwohner wenig Tumor- und Viruserkrankungen aufweisen und überdurchschnittlich alt werden. Experimentell fand man immunmodulatorische Effekte und einen positiven Einfluss auf etliche Tumore. [8]

CORIOLUS VERSICOLOR: enthält PSK (*poly-Saccharid-Kureha*) und PSP (*poly-Saccharo-Peptid*). Dieser Pilz stimuliert die peritumorale Infiltration von Abwehrzellen: er ist gut verträglich bei gleichzeitiger Anwendung von Chemo- oder Radiotherapie.

Die Dosierung ist: täglich eine Abkochung aus 3-15g Pilz, 3-6g pro Tag vom getrockneten Pilz oder ca. 3g pro Tag von den Einzelsubstanzen *PSK* oder *PSP* [8].

GANODERMA LUCIDUM (Lackporling, chin. Lingzhi): Verwendet wird der Heißwasserauszug aus dem Pilzkörper (jeden Tag eine Abkochung aus 1,5-3g Pilzen). Die Anwendung ist aus der Volksmedizin heraus entstanden [8].

MAITAKE (Grifolia frondosa): als Pilzzubereitung (15-30g pro Tag) oder als Heißwasserextrakt (aus 4-6g Pilzen). Da medizinisch wirksame Stoffe bei *Maitake* im Kulturmedium gebildet werden, sollte man besser isolierte Einzelsubstanzen verwenden (*Maitake*-D-Fraktion 35-100 mg täglich oder *Maitake*-MD-Fraktion bis 6g pro Tag).

Besitzt eine immunstimulierende Wirkung ähnlich *Shiitake*. Bei Einnahme der *Maitake*-D-Fraktion in Anwendungsstudien werden Remissionen häufig bei Leber-, Mamma- und Lungen-Karzinom beschrieben, weniger bei Leukämien, Magenkrebs und Hirntumoren. [8]

SHIITAKE (Lentinula edodes, Lentinan, chin. Shiang Gu): als Pilzzubereitung (etwa 90g pro Tag) oder als Heißwasserextrakt (6-12g pro Tag) oder als isoliertes *Lentinan* (1-2 mg oral oder i.v. alle 1-4 Tage).

Lentinan aktiviert Makrophagen, TH-1-Lymphozyten, erhöht die Zytokin-Exkretion (IL-2, Interferon-Γ, TNF-alpa); es steigert die peritumorale Infiltration mit Granulozyten. *Lentinan* besitzt eine lange Verweildauer im Körper, so dass eventuell auch einige *Shiitake*-Mahlzeiten pro Woche wirksam sind.

Als **Nebenwirkung** werden Allergien und Magendarmstörungen beschrieben. [8].

Beurteilung aus homöopathischer Sicht: mit klassischer Homöopathie gut kompatibel; empfehlenswert vor allem, wenn die Einnahme als Nahrungsmittel möglich ist (z.B. *Shiitake*).

5.6.17 PROSTASOL

Beschaffenheit: Pflanzliches Kombinationspräparat mit Extrakten aus Ginseng, Zingiber, Sägepalme (*Serenoa repens*), Reishi-Pilz (*Ganoderma lucidum*), *Scutelleria baicaliensis*, *Urtica dioica*, *B-Sisterol*, *Camposterol*, *Brassicasterol*, *Quercetin* [8, 9]

Wirkung: Für einzelne Bestandteile sind antioxidative, antitumoröse, antientzündliche und immunmodulatorische Effekte bekannt. Klinisch werden Remissionen bei hormonrefrakterem Prostata-Karzinom behauptet.

Nebenwirkungen: empfindliche Brustwarzen, Magenbeschwerden, Darmbeschwerden [8].

Dosierung: anfangs 3x 3 Kapseln pro Tag für die Dauer von sechs Wochen, danach sollte man reduzieren auf 3x 2 (für die Dauer von sechs Wochen) zu 2x 2 (für die Dauer von sechs Wochen) auf 2-3x 1 Kapsel pro Tag [8].

Beurteilung aus homöopathischer Sicht: *PROSTASOL* ist mit Homöopathie wahrscheinlich kombinierbar, bei wirksamer homöopathischer Therapie aber sicher überflüssig, vor allem wenn zusätzlich orthomolekular behandelt wird und eine Ernährung mit reichlich Sojaprodukten stattfindet.

Ungefähre Kosten nach Internet 2006: 80 Kapseln kosten ca. Euro 70,- – was Anfangstherapiekosten von fast Euro 10,00 pro Tag bedeutet.

5.6.18 RESVERATROL

Beschaffenheit: *Resveratrol* findet sich vor allem in der **Schale** von Weintrauben (als Schutz vor Pilzbefall), aber auch in Himbeeren, Maulbeeren, Erdnüssen (es wurde insgesamt in 72 Pflanzenarten gefunden). Der Gehalt an Resveratrol in frischem Traubensaft beträgt bis zu 200 µg/l, in Rotwein bis 0,1-15(-50) mg/l [2, 11].

Wirkung: antioxidativ und antientzündlich durch Senkung der Sekretion von Prostaglandin E. *Resveratrol* hat im Laborversuch auf Krebs präventive und kurative Eigenschaften, denn es wirkt sich hemmend auf die Tumorinitiierung, die Tumorpromotion und ebenso die Tumorprogression aus [2, 3, 10].

Beurteilung aus homöopathischer Sicht: Vor allem als Nahrungsmittel (Trauben mit Schale, roter Wein) ist *Resveratrol* absolut verträglich mit Homöopathie und äußerst empfehlenswert [8].

Ungefähre Kosten nach Internet 2006: z.B. kosten 60 Kapseln *Resveratrol* 40 mg von *BIOVEA* ca. Euro 30,00.

5.6.19 ROOIBOS TEE

Beschaffenheit: Hat auch die Bezeichnung Rotbush- oder Massai-Tee. Wird gewonnen aus den fermentierten und getrockneten Blättern von *Aspalatus linearis*-Bäumen (beheimatet in Südafrika). Ist ohne Stimulantien (koffeinfrei), aber mit antioxidativ wirkenden Flavonen und Flavonolen, sauren Polysacchariden und Mineralien (Ca, Cu, F, Fe, K, Ma, Mg, Na, Zn) [8].

Wirkung: leicht antioxidative, antimutagene, antikarzinogene und Osteoporose hemmende Wirkung [8]

Dosierung: ca. 2g Teedroge auf 150 ml heißes Wasser [8]. Es gibt keine Mengenbeschränkung, da es zu keiner aufputschenden Wirkung kommt.

Beurteilung aus homöopathischer Sicht: mit Homöopathie am besten vereinbares Teegetränk mit hervorragenden biologischen Eigenschaften.

5.6.20 TEE (schwarzer und grüner Tee)

Beschaffenheit: Schwarzer Tee besteht aus getrockneten und dann bei 100% Luftfeuchtigkeit fermentierten Blättern des Teestrauches (*Camellia sinensis*). Grüner Tee besteht aus zur Konservierung erhitzten und dann getrockneten Blättern des Teestrauches. Beide Teesorten enthalten Koffein, Theobromin und Theophyllin, außerdem antioxidativ wirksame Polyphenole (u.a. Gallate), Flavonole, Aminosäuren und Mineralien (v.a. Al, F, K, Mn) [8].

Wirkung: Tee wirkt durch die Methylxanthine anregend und leicht diuretisch (wie Kaffee). Durch die polyphenolischen Bestandteile wirkt Tee antioxidativ (wie Kaffee auch), zusätzlich hat Tee antimutagene und antikarzinogene Effekte (im Tierversuch apoptotisch, Angiogenese hemmend, Hemmung der Tumorinvasion). Grüner und schwarzer Tee war gleich wirksam (ebenso Oolong Tee und roter oder Pu-Erh-Tee), entkoffeinierter Tee erwies sich als weniger wirksam [8].

Dosierung: Normales Trinken von Tee (2-4g Teeblätter mit einer Brühzeit von 3-4 Minuten wegen der Polyphenole). Da eine Tasse Tee 20-70 mg Koffein enthält (1 Tasse Kaffee ca. 50 mg) sind 2-3 Tassen pro Tag anzuraten. Wegen der Koffeinwirkung sind teils empfohlene hohe Dosen – bis zu 20 Tassen pro Tag – als Krebsprophylaxe nicht empfehlenswert.

Beurteilung aus homöopathischer Sicht: Tee ist in mäßiger Dosierung meistens mit Homöopathie gut verträglich. Bei Erschöpfungssyndrom ist die anregende und tonisierende Wirkung des Tees nur erwünscht, wenn das Erschöpfungssyndrom homöopathisch nicht behandelt werden kann, d.h. wenn das Simillimum nicht gefunden wurde. Wenn das Simillimum diese Beschwerden allerdings geheilt hat, wird mäßiger Teekonsum sicher nicht schaden.

5.6.21 WEIHRAUCH (Boswellia serata)

Beschaffenheit: Zubereitungen aus indischem Weihrauch (*Boswellia serata*) werden aus dem Harz des Boswellia-Baumes gewonnen, die wesentlichen Bestandteile sind Triterpensäuren (Boswellia- und Tircucallensäuren), außerdem ätherische Öle und andere Bestandteile.

Dosierung 1,2 bis 3,6g pro Tag [8]

Wirkung: Der Trockenextrakt aus dem Weihrauchharz hat antiinflammatorische, antiproliferative, dosisabhängig Apoptose induzierende und antiödematöse Wirkungen und scheint wirksamer zu sein als isolierte einzelne Boswellia-Säuren. In der Tumortherapie wird die Substanz vor allem zur (evtl. zusätzlichen) Hirnödemtherapie oder -Prophylaxe mit evtl. antiproliferativem Effekt auf **Glioblastom**-Zellen eingesetzt. Klinisch zeigte sich teilweise eine Besserung der neurologischen Symptomatik, bei **Hirntumor** bei 3,6g pro Tag kam es zu einer Ödemreduktion um 30%. Als Nebenwirkungen können selten leichte Magenprobleme auftreten [8].

Beurteilung aus homöopathischer Sicht: mit Homöopathie eventuell kombinierbar (wegen ätherischem Öl auf Antidotierung achten, bei täglicher Homöopathiegabe unproblematisch)

Ungefähre Kosten nach Internet 2006: stark unterschiedliche Preise von 120 Kapseln à 620 mg zu 21,- Euro bis 100 Kapseln à 400 mg zu 72,- Euro (wobei die Qualität bei diesen Produkten nicht namhafter Hersteller schwer beurteilbar ist). Die Tages-Therapiekosten liegen bei Gabe von ca. 3,6g pro Tag bei ca. 1 bis 7 Euro.

5.6.22 UKRAIN

Beschaffenheit: Dies ist eine halbsynthetische Verbindung des Alkaloids *Chelidonin* (aus *Chelidonium majus*) mit dem alkylierenden Zytostatikum Thiotepa und wirkt immunsuppressiv und kardiotoxisch [7, 8].

Wirkung: wirkt als Zytostatikum, in Studien wurde Wirksamkeit nachgewiesen, in der BRD nicht zugelassen [8]

Beurteilung: als Zytostatikum gehört *Ukrain* in die Hände des schulmedizinischen Onkologen [8].

5.6.23 LITERATUR zu WEITEREN KREBSARZNEIEN

1. Ernst E., Cassileth B.R.: *How Useful are Unconventional Cancer Treatments?* In: *Eur. J. Cancer* Vol.35; No.11 1608-1613; 1999
2. Fremont L.: *Biological effects of Resveratrol.* In: *Life Sci.* 2000 Jan 14; 66 (8): 663-73
3. Jang M. ea.: *Cancer Chemopreventive Activity of Resveratrol, a Natural Product Derived from Grapes.* In: *Science* 1997, Jan 10; 275 (5297): 218-20;
4. Klasco R.K. (Hrsg.): DRUGDEX® System. Thomson MICROMEDEX, Greenwood Village, Colorado (Edition 2002); Thitepa + plants Aloe
5. Klasco R.K. .(Hrsg.): POISINDEX® System. Thomson MICROMEDEX, Greenwood Village, Colorado (Edition 2002-2004); Lapacho und Hydrochinon, Chinon-Intoxikation
6. Kleber J.J.: *Bach-Blütentherapie.* In: *Naturheilverfahren und unkonventionelle medizinische Richtungen.* Herausgeber: Bühring M., Kemper H., Springer Verlag 1996
7. Kleber J.J., Ganzert M.: *Aloe vera, Bosswellia, Cyanogene Glycoside; Haifischknorpel, Noni; Ukrain.* In: *Toxinfo GIZ* München, Edition 2005
8. Pfeifer B., Preiß J., Unger C.: *Onkologie integrativ.* Elsevier Urban & Fischer, München 2006
9. *Prostasol*: http://www.healthy.co.uk/products/prostasol.html
10. Subramaniah K. ea.: *Resveratrol Inhibits Cyclooxygenase-2 Transcription and Activity in Phorbol Ester-Treated Human Mammary Epithelial Cells.* In: *Biol Chem.*, Band 273, Folge 34, 21875-21882, August 21, 1998
11. Wikipedia: zu *Resveratrol*;
    http:/pro Tage.wikipedia.org/wiki/Resveratrol

HOMÖOPATHISCHES REPERTORIUM

Abdominale Tumoren – *Actea racemosa, Calendula, Carbo animalis, Crocus sativa, Iris versicolor, Lobelia inflata, Ornithogalum umbellata, Spirea ulmaria, Stannum*

Abends schlimmer, v.a. bei verhärteten Schleimhäuten – *Alumen*

Abmagerung – *Arsenicum album, Carduus marianus, Hippozaenium, Hydrastis, Hydrocotyle, Mezereum, Stannum*

Abmagerung, Appetitlosigkeit, Verstopfung und klebrige Absonderung bei Krebs – *Hydrastis canadensis*

Abmagerung, v.a. bei verhärteten Schleimhäuten – *Alumen, Alumina, Argentum metallicum*

Abmagerung, mit Verstopfung, großer Lebenswärme, bei Brustkrebs – *Plumbum jodatum*

Absonderungen, die braune Krusten bilden, mit Schwellung der Lymphknoten, bei hartem, sehr durckschmerzhaftem Tumor – *Arsenicum jodatum*

Absonderungen, dicker, gelber, zäher bis krustig werdender Schleim oder Eiter – *Hydrastis*

Absonderungen, stinkend, faulig riechend – *Carbo animalis, Kalium phosphoricum, Kreosotum, Matthiola annua*

Absonderungen, stinkend, aus fungoidem Geschwür, bei Brustkrebs, der schnell wächst, bei jungen Mädchen – *Psorinum*

Absonderungen, stinkend, scharf, wundmachend – *Nitricum acidum*

Absonderungen, stinkend, welche das umliegende Gewebe stark reizen – *Kreosotum*

Absonderung, stinken jauchig, sind klebrig – *Cistus canadensis*

Absonderungen, stinkende, aus Geschwür und Gangrän – *Carbo animalis*

Absonderungen, stinkend, bei Tumorulzera, v.a. in epithelialen Tumoren im Bereich von Haut, Schleimhaut, Magen, Darm – *Arsenicum album*

Absonderungen, stinkende, bei Zungenkrebs – *Carbolicum acidum*

Absonderungen, vaginal, faulig riechend, bei Krebs des Zervix uteri – *Kalium arsenicosum, Kreosotum*

Absonderungen, vaginal, gelb und schleimig, bei fibroidem Uterus-Karzinom, mit Verhärtung des Zervix –*Aurum muriaticum natronatum*

Absonderungen, vaginal, jauchig riechend – *Silicea*

Absonderungen, vaginal, scharfe und wundmachende, bei Krebs des Uterus – *Murex purpurea*

Absonderungen, vaginal, scharfer und wundmachender, dicker grünlicher Ausfluss nach der Menses, bei Krebs von Uterus, Mamma, Ovar – *Bovista*

Absonderungen, vaginal, stinkend, bei Krebs des Uterus – *Bufo, Kreosotum*

Absonderungen, vaginal, stinkend, blutig, bei Krebs des Uterus – *Cinnamonum, Kreosotum*

Absonderungen, wundmachend, scharf, stinkend – *Nitricum acidum*

Absonderungen, zäh, verkrusten – *Graphites, Hydrastis*

Abszesse, alte, in der Brust, führen dort zu Knoten und Verhärtung – *Graphites*

Abszesse, und Karbunkel, mit geschwollenen entzündeten Lymphknoten – *Hippozaenium*

Abszesse, schmerzhaft, berührungsempfindlich. Verschlimmerung der Beschwerden durch Druck – *Hekla lava*

Achsel, Tumor im Achselbereich – *Scrophularia marylandica*

Achsellymphknoten, harte, fixierte, bei Brustkrebs im fortgeschrittenen Stadium – *Asterias rubens*

Achsellymphknoten, harte, bei Brustkrebs; Schmerz und Schwellung der Lymphknoten verschlimmern sich vor der Menses – *Conium*

Achsellymphknoten sind hart, knotig und verbacken. Der Arm ist schmerzhaft, gerötet; bei Brustkrebs im fortgeschrittenen Stadium – *Asterias rubens*

Adhäsionen nach Operation – *Graphites*, *Staphisagria*, *Thiosinaminum*

Ängstliche Unruhe, bei Krebs – *Arsenicum album*

Ätzende Magenschmerzen, steigen auf bis hoch in die Kehle, bei Magenkrebs – *Mezereum*

Alleingelassen, fühlt sich, wie außenstehend. Er wünscht sich Gesellschaft, Unterhaltung. Die Stimmung reicht von fröhlich bis gleichgültig und sogar menschenfeindlich – *Hydrocotyle*

Alte Krebsfälle, als Zwischenmittel bei – *Ferrum picrinicum*

Anämie, nach Bestrahlung – *X-Ray*

Anämie, aplastische, nach Bestrahlung – *X-Ray*

Anämie, bei hartem Tumor, vor allem im Halsbereich – *Baryta jodata*

Anämie, mit Schwäche, bleichem gedunsenem Aussehen, nach Blutverlusten (z.B. nach Operation) – *China*

Anämie, mit wächserner Blässe, v.a. bei Magenkrebs – *Aceticum acidum*

Angiom (Hirntumor) – *Baryta carbonic*a

Anstrengung verschlimmert bei Schmerzen, wie zerschlagen, und Wundheitsgefühl, wie nach Überanstrengung, in Knochen und Periost. Schlimmer auch durch Ruhe, schlimmer durch Kälte; besser durch Reiben – *Ruta*

Antibiotikum, homöopathisches, in niedriger Potenz (D3 bis D6) drei- bis viermal täglich zu geben, bei Hautkrebs mit infiziertem Geschwür – *Arsenicum jodatum*

Aphthen, bei Zungengeschwür – *Sempervivum tectorum*

Appetitlosigkeit, bei Krebs – *Aurum muriaticum natronatum, Carduus marianus, Cholesterinum, Sedum repens*

Appetitlosigkeit, und leeres Aufstoßen, bei Krebs – *Carduus marianus*

Appetitlosigkeit, bei Magenkrebs – *Carbolicum acidum*

Appetitlosigkeit, Abmagerung, Verstopfung und klebrige Absonderung bei Krebs – *Hydrastis canadensis*

Arbeitssucht, der Patient ist unruhig und getrieben, die vorgenommene Arbeit erfolgreich zu Ende zu bringen; Bewegung bessert, bei Ruhelosigkeit – *Radium bromatum*

Arthritische Erkrankungen zusammen mit Krebs – *Bryonia*

Asthma, chronisches, mit langer Kortisontherapie in der Krankengeschichte – *Thuja*

Astrozytom (Hirntumor) – *Baryta carbonic*a, *Plumbum, Plumbum jodatum*

Aszites, bei Krebs – *Aurum metallicum*

Atonische Dyspepsie mit Verstopfung – *Hydrastis canadensis*

Aufstoßen, Flatulenz, bei Magenkrebs – *Carbolicum acidum*

Aufstoßen, leeres – *Hydrastis canadensis*

Aufstoßen, leeres, ohne Appetit, bei Krebs – *Carduus marianus*

Aufstoßen, übelriechendes – *Ornithogalum umbellatum*

Auftreibung des Bauchs – *Hydrastis canadensis*

Auftreibung des Bauchs, und Druckgefühl im Bauch und, infolge Blähungen, v.a. bei Kolonkrebs u. Rektumkrebs – *Aloe*

Auftreibung des Bauchs, das Duodenum ist durch Blähungen aufgetrieben, bei Pylorus-Krebs; der Patient muss die zu enge Kleidung lockern (*Lycopodium*) – *Ornithogalum umbellatum*

Augenlid, Krebs am – *Condurango*

Augenwinkel, Geschwür, Riss, Fissur mit stechenden Schmerzen, wie von Splittern – *Nitricum acidum*

Aussehen ist erdig-gelblich – *Hydrastis*

Basaliom – *Scrophularia nodosa*

Bauch aufgetrieben – *Hydrastis canadensis*

Bauch, Berührung, empfindlich gegen – *Carduus marianus*

Bauch, Druckgefühl im Bauch und Auftreibung des Bauchs, infolge Blähungen, v.a. bei Kolonkrebs u. Rektumkrebs – *Aloe*

Benommen und müde – *Conium*

Berührung, empfindlich gegen, im Bauchbereich – *Carduus marianus*

Berührung und eng anliegende Kleidung über der Magenregion sind unerträglich, bei Magenkrebs – *Causticum*

Berührung, empfindlich gegen, v.a. bei zystischen Tumoren – *Apis*

Berührung verursacht Schmerzen bei Geschwür, tiefem, mit harten Rändern – *Kalium bichromicum*

Beruhigung, zur, und für besseren Schlaf bei Krebs – *Avena sativa*, *Passiflora*,

Besserung infolge Blutung aus dem Karzinom (auch durch jede andere Ausscheidung) – *Lachesis*

Besserung durch saure Dinge, bei Leberkrebs oder Gallenblasenkrebs – *Chelidonium*

Besserung nach warmem Getränk, bei Leberkrebs oder Gallenblasenkrebs – *Chelidonium*

Besserung durch Luft, kühle Luft bessert, v.a. bei Kolonkrebs u. Rektumkrebs – *Aloe*

Bestrahlung, Verletzungen nach Radium-Verbrennung – *Cadmium jodatum*, *Fluoricum acidum*, *Radium bromatum, Silicea*, *X-Ray*

Bewegung bessert – *Kalium sulfuricum*

Bewegung bessert, bei Ruhelosigkeit. Eventuell auch Arbeitssucht, der Patient ist unruhig und getrieben, die vorgenommene Arbeit erfolgreich zu Ende zu bringen – *Radium bromatum*

Bewegung bessert die Schmerzen in den Knochen – wie *Rhus toxicodendron* (aber im Gegensatz zu *Rhus toxicodendron* bessern kalte Umschläge) – *Euphorbium*

Bindegewebe, Krebs des – *Silicea*

Bindegewebe, Verhärtung des – *Hydrocotyle, Silicea*

Bindegewebe, Verhärtung und Schwäche des – *Calcarea fluorica*

Bissverletzung führt zu Krebs – *Bellis perennis*

Blähungsabgang und Aufstoßen, bei Magenkrebs – *Carbolicum acidum*

Blähungsabgang bei Stuhlentleerung, v.a. bei Kolonkrebs und Rektumkrebs – *Aloe*

Blässe des Gesichts, wächserne, mit Anämie, v.a. bei Magenkrebs – *Aceticum acidum*

Bleiches gedunsenes Aussehen, nach Blutverlusten (z.B. nach Operation) – *China*

Blumenkohlartige Tumore – *Thuja*

Blumenkohlartige Tumore der Harnblase – *Terebinthina, Thuja*

Blumenkohlartige Tumore des Uterus – *Graphites*

Blut im Stuhl, v.a. bei Kolonkrebs und Rektumkrebs – *Aloe*

Blutungen beim Berühren des Ulkus – *Kreosotum*

Blutungen, aus Geschwüren – *Argentum nitricum*

Blutungen, aus der Harnblase (mit sexueller Reizung – hier ist die DD zu *Cantharis* erforderlich), bei Harnblasenkrebs – *Terebinthina*

Blutungen, aus der Haut, flächige – *Sulfuricum acidum*

Blutungen, aus dem Karzinom – *China, Kalium cyanatum, Lachesis, Phosphorus, Radium bromatum, Sanguinaria canadensis*

Blutungen, bringt die Blutung bei Krebs zum Stillstand (DD *Sanguinaria*) – *Phosphorus*

Blutungen, hellrote, bei Karzinom – *Millefolium, Phosphorus*

Blutungen, aus dem Karzinom (auch jede andere Ausscheidung) erleichtert – *Lachesis*

Blutungen, Magenbluten, mit Erbrechen von Substanz, die wie Kaffeesatz aussieht oder von gelber Farbe ist – *Cadmium sulfuricum*

Blutungen, Neigung zu, bei Krebs von Uterus, Mamma, Ovar – *Bovista*

Blutungen, Neigung zu, bei Krebs der Zunge – *Crotalus horridus, Kreosotum*

Blutungen, passive – *Carbo vegetabilis*

Blutungen, aus dem Uterus – *Argentum nitricum, Cinnamonum, Phosphorus*

Blutungen des Zervix uteri – *Aurum muriaticum natronatum, Kreosotum*

Brennender Magenschmerz nach dem Essen, gebessert durch warmes Essen, bei Magenkrebs – *Kreosotum*

Brennender Magenschmerz, er steigt auf bis hoch in die Kehle, bei Magenkrebs – *Mezereum*

Brennender schießender stechender Schmerz erkrankter Teile – *Lapis albus*

Brennender, stechender, ziehender Schmerz – *Kalium arsenicosum*

Brennender, stechender Schmerz im Geschwür – *Kalium sulfuricum, Mercurius*

Brennender stechender Schmerz im Abdomen – *Aurum muriaticum natronatum*

Brennender Schmerz, bei Brustkrebs, die Schmerzen kommen und gehen plötzlich, als gingen sie von einem bestimmten Punkt aus – *Phytolacca*

Brennender Schmerz, bei Brustkrebs, mit rotblauer Mammaverfärbung – *Kreosotum*

Brennender stechender Schmerz in den Achsellymphknoten, harten, bei Brustkrebs; Schmerz und Schwellung der Lymphknoten verschlimmern sich vor der Menses – *Conium*

Brennender Schmerz, in Fissuren, rissigen Zungenrändern und rissigen Schleimhäuten (*Condurango*, *Graphites*) – *Hydrastis canadensis*

Brennender Schmerz und Juckreiz der Haut, Nekrosen oder Schorfe der Haut, Trockenheit, infolge Strahlentherapie – *Radium bromatum*

Brennender Schmerz, bei Krebs – *Carbo vegetabilis, Kreosotum, Sanguinaria canadensis*

Brennender Schmerz, seitlich in der Leber, (rechtes Hypochondrium), schlimmer beim Gehen – *Cholesterinum*

Brennender Schmerz, seitlich in der Leber, (rechtes Hypochondrium), besser durch Druck der Hand auf die Lebergegend – *Cholesterinum*

Brennender Schmerz in den Lymphbahnen, mit Schwellung der Lymphknoten, bei hartem, sehr durckschmerzhaftem Tumor – *Arsenicum jodatum*

Brennender Schmerz, bei Magenkrebs – *Arsenicum album, Cadmium sulfuricum, Carbo animalis, Geranium maculatum*

Brennender Schmerz, bei Magenkrebs, Brennschmerz bessert sich durch Essen – *Carbo animalis*

Brennender Schmerz, in Narben und Lymphknoten – *Graphites*

Brennender Schmerz tritt regional auf– *Carbo animalis*

Brennender Schmerz überall, mit Entzündungen, bis hin zu Krebs von Uterus, Mamma, Ovar – *Bovista*

Brennender Schmerz überall, Kälte bessert bemerkenswert – *Euphorbium*

Brennender Schmerz, beim Urinieren (mit sexueller Reizung – hier ist die DD zu *Cantharis* erforderlich), mit wenig Urin, bei Harnblasenkrebs – *Terebinthina*

Brennender Schmerz im Tumor, der sich durch Wärme bessert, v.a. in epithelialen Tumoren im Bereich von Haut, Schleimhaut, Magen, Darm – *Arsenicum album*

Brennender Schmerz, bei Hautkrebs – *Arsenicum bromatum*

Brennender Schmerz, v.a. in verhärteten Schleimhäuten – *Alumen*

Brennender Schmerz in der Kehle, v.a. bei Magenkrebs – *Aceticum acidum*

Brennender Schmerz, an kleinen umschriebenen Stellen – *Kalium bichromicum*

Brennender Schmerz, aufgrund von (Knochen)-Metastasen als Palliativum – *Euphorbium*

Brennender Schmerz im Magen, bei Magenkrebs – *Bismuthum metallicum*, *Bismuthum oxidatum, Carbolicum acidum*

Brennender Schmerz im Magen, bei einer Empfindung von Schwere im Magen, bei Magenkrebs – *Carbolicum acidum*

Brennender Schmerz im Mastdarm, v.a. bei verhärteten Schleimhäuten – *Alumen*

Brennender Schmerz in Ovar und Mamma, bei Krebs von Uterus, Mamma, Ovar – *Bovista*

Brennender Schmerz mit Entzündung, bei Krebs des Uterus – *Bufo*

Brennender Schmerz, bei Krebs von Uterus – *Bufo*

Brennender Schmerz, v.a. bei zystischen Tumoren – *Apis*

Brüste sind groß oder atrophiert, bei Brustkrebs – *Chimaphila umbellata*

Brust, Entzündung und Verhärtung – *Cistus canadensis, Phytolacca*

Brust, Fibroadenome werden durch diese Arznei gelöst – *Scrophularia nodosa*

Brust, hart und infiltriert – *Szirrhinum*

Brust, Knoten, und Verhärtung, vor allem nach alten Abszessen – *Graphites*

Brustkrebs – *Antimonium crudum, Apis; Argentum nitricum, Arsenicum jodatum, Asterias rubens, Bellis perennis, Bovista, Bryonia, Bufo rana, Calcarea carbonica, Calcarea jodata, Calcarea fluorica, Calcarea phosphorica, Carbo animalis, Calendula, Carcinosinum, Carduus marianus, Causticum, Chimaphila umbellata, Cistus canadensis, Clematis, Colchicum autumnale, Condurango, Conium, Ferrum picrinicum, Graphites, Hepar sulfuris, Hydrastis, Kalium carbonicum, Kalium jodatum, Kalium muriaticum, Lac caninum, Lachesis, Lapis albus, Laurocerasus, Lycopodium, Matthiola annua, Murex, Natrium muriaticum, Nitricum acidum, Phosphorus, Phytolacca, Platina, Pulsatilla, Ranunculus bulbosus, Ruta graveolens, Sanguinaria, Sarsaparilla, Scrophularia nodosa, Sedum repens, Sepia, Silicea, Staphisagria, Sulfur, Szirrhinum, Thuja, Tuberculinum*

Brustkrebs, zur äußerlichen Anwendung – *Celastrus scandens*

Brustkrebs, besonders bei arthritischen Beschwerden – *Bryonia*

Brustkrebs, besonders mit Entzündungsproblemen – *Sanguinaria*

Brustkrebs, mit herpetischer Genese – *Graphites*

Brustkrebs, mit Knoten – *Scrophularia nodosa* (die Knoten von *Lapis albus* sind weicher; *Phytolacca* und *Lac caninum* haben Verschlimmerung durch Menses, alternierend; *Conium* hat verhärtete Knoten)

Brustkrebs, v.a. bei sekundärem Befall der Lymphknoten im Nacken – *Cistus canadensis*

Brustkrebs, mit Ovarialproblemen – *Murex purpurea*

Brustkrebs, mit mit rotblauer Mammaverfärbung und Brennschmerz – *Kreosotum*

Brustkrebs, Schmerzen in der Brust, lanzinierend, verbunden mit einer Empfindung von „wie hineingezogen"; bei Brustkrebs im fortgeschrittenen Stadium – *Asterias rubens*

Brustkrebs, an dem fleischige Personen, die ein rotes Gesicht haben, erkrankt sind – *Asterias rubens*

Brustkrebs im fortgeschrittenen Stadium, mit harten, fixierten Lymphknoten in der Axilla – *Asterias rubens*

Brustkrebs und Gebärmutterkrebs – *Arsenicum jodatum*

Brustkrebs, mit Geschwürsbildung – *Clematis*

Brustkrebs, harter – *Calcarea fluorica*

Brustkrebs, harte Schwellung der Lymphknoten und Drüsen bei Mamma-Ca, Uterus-Ca, Schilddrüsen-Ca, Lymphknoten-Ca (*Jodum* muss sich durch DD v.a. gegenüber *Bromium* und *Conium* bestätigen lassen) – *Jodum*

Brustkrebs, Knoten, multiple – *Phytolacca*

Brustkrebs, Knoten sind sehr weich und gespannt – *Kalium muriaticum*

Brustkrebs, lange bestehender – *Baryta jodata*

Brustkrebs, Mittel ist zu geben vor einer Mamma-Operation – *Bellis perennis*

Brustkrebs mit Mundwinkelrhagaden – *Condurango*

Brustkrebs, nodulär, hart – *Calcarea fluorica*

Brustkrebs, Rezidiv, tritt bald auf der anderen Seite auf (DD zu *Lachesis*, wo das Rezidiv von links nach rechts geht) – *Lac caninum*

Brustkrebs, Rezidiv nach Karzinom-Operation – *Fluoricum acidum, Lac caninum*

Brustkrebs, Schmerzen bei – *Belladonna, Bryonia, Bufo, Bufo sahytiensis, Rhus toxicodendron*

Brustkrebs, berührungsempfindlicher Tumor – *Kalium muriaticum*

Brustkrebs, mit Schmerzen bei jeder Bewegung – *Bryonia*

Brustkrebs, schnell wachsend, bei jungen Mädchen – *Psorinum*

Brustkrebs, mit Schweregefühl in der Brust – *Bryonia*

Brustkrebs, der Tumor sitzt im Drüsenkörper – *Chimaphila umbellata*

Brustkrebs, szirrhös – *Apis, Clematis*

Brustkrebs, szirrhös und hart – *Apis, Clematis*

Brustkrebs, mit Verhärtung der Achseldrüsen, Schmerz und Schwellung verschlimmern sich vor der Menses – *Conium*

Brustkrebs, mit Verhärtung der Brust – *Bryonia*

Brustkrebs, nach Verletzung oder Stoß (DD zu *Conium*!) – *Bellis perennis*

Brustkrebs, mit Verstopfung, großer Lebenswärme, Abmagerung – *Plumbum jodatum*

Brustkrebs, ulzerierend, will nicht heilen – *Hippozaenium*

Brustkrebs, zystisch – *Aurum metallicum*

Brust, Schmerzen, lanzinierend, vor allem in der Nacht, verbunden mit einer Empfindung von „wie hineingezogen"; bei Brustkrebs im fortgeschrittenen Stadium – *Asterias rubens*

Brust, Schmerzen sind links, Ovarschmerz ist rechts – *Asterias rubens*

Brust, Schmerzen, vor Menses – *Kalium muriaticum*

Brust, Schmerzen sind scharf-stechend – *Chimaphila umbellata*

Brust, Verhärtung und Entzündung – *Cistus canadensis*

Brustwarze eingezogen, bei Brustkrebs im fortgeschrittenen Stadium – *Asterias rubens, Chimaphila umbellata, Sarsaparilla*

Brustwarze, Risse und Geschwüre um die – *Phytolacca*

Chemotherapie, Leukopenie und Schwäche unter Chemotherapie (das Mittel unterstützt schnelleren Take nach Knochenmarkstransplantation und macht weniger Leukopenie bei Chemotherapie) – *Chininum arsenicosum*

Chemotherapie, nach – *Cadmium sulfuricum, Chininum arsenicosum, Okoubaka*

Darmkrebs – *Cadmium sulfuricum*, *Lycopodium, Szirrhinum*

Darmkrebs mit Durchfall – *Aloe*, *Podophyllum*

Dermatitis, trockene Haut, Nekrosen oder Schorfe, mit Brennen und Juckreiz, infolge Strahlentherapie – *Radium bromatum*

Diabetes mit Krebs – *Arsenicum bromatum*

Diabetes mellitus infolge Strahlentherapie – *Radium bromatum*

Diabetische Gangrän, indiziert aufgrund der infektiösen Masse – *Arsenicum album*

Druck enger Kleidung, empfindlich gegen den Druck zu enger Kleidung – *Kreosotum*

Druck, geringster Druck verschlimmert lanzinierende Schmerzen im Magen, bei Magenkrebs – *Causticum*

Druckschmerzhafter harter Tumor – *Arsenicum jodatum*

Drüsen sind entzündet und geschwollen – *Mercurius*

Drüsenkrebs – *Hoang nan, Jodum, Phytolacca*

Drüsenverletzung, nach (hier ist *Bellis perennis* dem *Arnica* überlegen) – *Bellis perennis, Conium*

Drüsen sind steinhart, oft unverschieblich, verwachsen – *Conium*

Drüsen, Verfärbung, blau, schmerzhaft auf Druck – *Conium*

Drüsenverhärtung – *Arsenicum bromatum, Conium, Kalium carbonicum, Silicea*

Drüsenverhärtung, harte Drüsenschwellungen bei Mamma-Ca, Uterus-Ca, Schilddrüsen-Ca, Lymphknoten-Ca (*Jodum* muss sich durch DD v.a. gegenüber *Bromium* und *Conium* bestätigen lassen) – *Jodum*

Drüsenkrebs – *Conium, Lapis albus, Phytolacca, Silicea*

Durchfall bei Darmkrebs – *Aloe, Mercurius, Podophyllum*

Durchfall bei Darmkrebs, blutig, schleimig – *Mercurius*

Durst, großer, v.a. bei Magenkrebs – *Aceticum acidum*

Durstlos, v.a. bei zystischen Tumoren – *Apis*

Dyspepsie, atonische, mit Verstopfung – *Hydrastis canadensis*

Dysurie bei Harnblasen-Karzinom – *Uva ursi*

Eindickung und Verhärtung der Körpersäfte (z.B. Gallensteine) – *Matthiola annua*

Einsamkeit, wünscht sich die, ist traurig und schweigsam – *Carbo animalis*

Eisenmangel und Krebs – *Ferrum picrinicum*

Eiter, dick, gelb, eventuell übelriechend – *Silicea*

Eiter, grünlich und jauchig, bei Krebs – *Aurum metallicum*

Eiter, hellgelb, v.a. bei zystischen Tumoren – *Apis*

Eiter ist reichlich, sieht milchig-weiß aus, bei Furunkelbildung und Krebs – *Calcarea carbonica*

Eiterung (der Eiter ist dick, gelb, eventuell übelriechend) – *Silicea*

Eiterung, drohende – *Calcarea fluorica, Hepar sulfuris*

Eiterungen und Fisteln, nach Strahlentherapie – *Silicea*

Eiterungen und Fisteln, tiefsitzende und chronische – *Hekla lava*

Elephantiasis – *Hippozaenium*

Empfindung, als ob ein Leberlappen oder ein Lungenlappen mit dem umliegenden Gewebe verklebt sei – *Euphorbium*

Enchondrom – *Calcarea fluorica*

Enge Kleidung, empfindlich gegen den Druck zu enger Kleidung – *Kreosotum*

Entzündungen, bei Krebs – *Tarantula cubensis*

Entzündungen, zusammen mit Ausschlägen auf der Haut, bei Hautkrebs, Zungenkrebs, Magenkrebs – *Carbolicum acidum*

Entzündungen, interstitielle – *Hydrocotyle*

Entzündungen in der Umgebung des Tumors, mit heftigsten Krebsschmerzen, als Palliativum – *Belladonna*

Epigastrium, Krebs im – *Carduus marianus*

Epitheliom – *Scrophularia nodosa*

Epitheliom im Gesicht – *Arsenicum jodatum, Condurango, Kalium sulfuricum*

Epitheliom im Gesicht, mit dünner, wässriger, gelblich seröser Sekretion – *Kalium sulfuricum*

Epitheliale Tumore, besonders am Übergang von Haut zu Schleimhaut (Lippe, Larynx, Zunge, Uterus, Rektum) – *Condurango, Nitricum acidum*

Epitheliale Tumore, im Bereich von Haut, Schleimhaut, Magen, Darm – *Arsenicum album, Condurango*

Epitheliom der Lippe – *Arsenicum jodatum, Condurango, Kalium sulfuricum, Nitricum acidum*

Epitheliale Tumore, im Bereich von Mund und Zunge – *Kalium muriaticum, Nitricum acidum*

Erbrechen, schon beim Anblick von Speisen, bei Magenkrebs – *Arsenicum album, Cadmium sulfuricum, Colchicum, Sepia*

Erbrechen, bei Magenkrebs – *Carbolicum acidum, Eucalyptus*

Erbrechen blutiger Massen, bei tödlicher Übelkeit, und Empfindung wie von einem Knoten im Epigastrium, bei Magenkrebs – *Mezereum*

Erbrechen, von Blut, bei Magenkrebs – *Geranium maculatum*

Erbrechen, von Blut und saurer Flüssigkeit, bei Magenkrebs – *Eucalyptus*

Erbrechen, von kaffeesatzartiger Substanz – *Cadmium sulfuricum, Ornithogalum umbellatum*

Erbrechen großer Mengen Nahrung, die Tage im Magen lag, bei Magenkrebs – *Bismuthum metallicum*

Erbrechen von Nahrung, die viele Tage im Magen lag, bei Magenkrebs – *Bismuthum oxidatum*

Erbrechen von saurer dunkler Flüssigkeit, mit Völlegefühl, bei Magenkrebs – *Kreosotum*

Erbrechen, schweres saures Erbrechen – *Arsenicum album,* , *Bismuthum, Ornithogalum umbellatum*, *Phosphorus*

Erbrechen von Substanz, die wie Kaffeesatz aussieht oder von gelber Farbe ist, und Magenblutung – *Cadmium sulfuricum, Ornithogalum umbellatum*

Erbrechen, sofortiges, nach Trinken von Wasser (jedoch feste Nahrung wird vertragen), bei Magenkrebs – *Bismuthum metallicum*

Erbrechen, unstillbares, v.a. bei Magenkrebs – *Cadmium sulfuricum*

Erkältlichkeit, große, v.a. bei verhärteten Schleimhäuten – *Alumen, Alumina*

Erschöpfung, große – *Kalium arsenicosum*

Erschöpfung, mit schweren Depressionen – *Ornithogalum umbellatum*

Erschöpfung, mit Fieber, mit Pharyngitis und mit Lymphadenopathie (hier ist nach DD unter der *Epstein-Barr*-Nososde, *Baptisia*, *Ailanthus* zu wählen.) – *Hippozaenium*

Erschöpfung, mit geistiger Stumpfheit. Traurigkeit – *Carbo animalis*

Erschöpfung, bei Krebs und Skrophulose– *Hippozaenium*

Erysipel – *Euphorbium*

Erysipelartige Umgebungsentzündung, v.a. bei zystischen Tumoren – *Apis*

Erythem – *Hydrocotyle*

Essen bessert brennenden Schmerz im Magen, bei Magenkrebs – *Carbo animalis*

Essen bessert Schmerzen bei Magen-Karzinom, besser auch durch den Genuss warmer Milch, besser durch Niederlegen – *Graphites*

Essen, geringste Mengen verschlimmern lanzinierende Schmerzen im Magen, bei Magenkrebs – *Causticum*

Ewing-Sarkom – *Hekla lava*

Exkoration, mit stinkenden Absonderungen, welche das umliegende Gewebe stark reizen – *Kreosotum*

Exostose – *Hekla lava*

Exostosen jeder Körperregion, besonders aber, wenn sie im Unterkieferknochen (Epulis) und im Gesicht auftreten – *Hekla lava*

Exotisches Essen, Verlangen nach – *Carcinosinum*

Fallhand, Lähmung der Muskeln, v.a. der Extensoren (Fallhand, Spitzfuß), bei Krebs – *Plumbum*

Feuchtigkeit, kalte, verschlimmert, bei Krebs – *Calcarea silicata*

Fibroadenome der Mamma, löst – *Scrophularia nodosa*

Fibro-Myome – *Kalium carbonicum*

Fieber, mit Erschöpfung, bei Pharyngitis und bei Lymphadenopathie (hier ist nach DD unter der *Epstein-Barr*-Nososde, *Baptisia*, *Ailanthus* zu wählen.) – *Hippozaenium*

Fieberschübe, die mit häufigen Antibiotikakuren behandelt wurden, in der Krankengeschichte – *Thuja*

Fissuren, und brennende Schmerzen, rissige Zungenränder und rissige Schleimhäute (*Condurango*, *Graphites*) – *Hydrastis canadensis*

Fissuren, Geschwür, Risse, der Mundwinkel, der Lippe – *Condurango* (DD zu *Graphites*, *Hydrastis*, *Nitricum acidum* ist wichtig, denn sie haben mehr Bluten, *Condurango* neigt mehr zur Geschwürsbildung)

Fissuren, Geschwür, Risse, mit stechenden Schmerzen, wie von Splittern, an Mundwinkel, Augenwinkel, Zunge, Rektum – *Nitricum acidum*

Fissuren, der Haut und Schleimhäute – *Graphites, Sedum acre*

Fissuren, der Haut und in den Mundwinkeln (*Condurango*, *Hydrastis*, *Graphites*) – *Silicea*

Fissuren, tiefe, der Zunge, bei Zungenkrebs – *Benzoicum acidum*

Fisteln – *Nitricum acidum, Silicea*

Fisteln, und Eiterungen, tiefsitzende und chronische – *Hekla lava*

Flächige Blutungen, aus der Haut – *Sulfuricum acidum*

Flatulenz und Unwohlsein in den Gedärmen und sinkendem Schwächegefühl, schlimmer infolge Essen; dabei Müdigkeit – *Hydrastis canadensis*

Fötor ex ore bei blutenden Geschwüren – *Hoang nan*

Fraktur heilt schlecht (möglicher Hinweis auf Leukämie) – *Symphytum*

Furcht, Fehler zu machen – *Carcinosinum*

Fungoide Ulzerationen mit stinkendem Sekret, bei Brustkrebs, der schnell wächst, bei jungen Mädchen – *Psorinum*

Furunkelbildung, Neigung zu, bei Krebs – *Calcarea carbonica, Hepar sulfuris*

Gallenblasenkrebs, Leberkrebs – *Chelidonium, China, Cholesterinum*

Gallestau, dunkler Urin, bei Leberkrebs oder Gallenblasenkrebs – *Chelidonium*

Gallensteine, als Eindickung und Verhärtung der Körpersäfte – *Matthiola annua*

Leberkrebs, Gallenblasenkrebs – *Chelidonium, China, Cholesterinum*

Gallengangs-Krebs – *Chelidonium, China, Chininum sulfuricum, Cholesterinum*

Gangrän – *Euphorbium, Hydrocotyle, Lachesis*

Gangrän, stinkende Absonderungen – *Carbo animalis*

Gangrän, diabetische, indiziert aufgrund der infektiösen Masse – *Arsenicum album*

Gaumen, Krebs am – *Condurango*

Gaumen, Krebs am, geschwüriges Karzinom des Gaumens – *Kalium bichromicum*

Gebärmutterkrebs und Brustkrebs – *Arsenicum jodatum*

Geistige Stumpfheit und Erschöpfung, mit Traurigkeit – *Carbo animalis*

Gelbsucht, wiederkehrende Ikterus-Attacken mit Angstträumen – *Ferrum picrinicum*

Gelbsucht mit Verdauungsstörung – *China*

Gelbsucht, schwerer (Verschluss-)Ikterus – *Cholesterinum*

Gelenkentzündung (möglicher Hinweis auf Leukämie) – *Symphytum*

Gelenkschmerzen, rheumatische, bei Krebs – *Aurum metallicum*

Gelenkschmerzen, bei Leukämie – *Hekla Lava*, *Symphytum*

Gequetscht, Schmerz wie gequetscht, bei Magenkrebs – *Cadmium sulfuricum*

Geruch, übel, des geschwürigen Karzinoms, Verfärbung rot – *Asterias rubens*

Geschmack, bitter, bei Krebs – *Carduus marianus*

Geschmack, salzig, bei Magenkrebs – *Cadmium sulfuricum*

Geschmack, schlecht, bei Magenkrebs – *Carbolicum acidum*

Geschmack, (Nach-) Geschmack bestimmter Speisen hält noch tagelang an – *Carbo animalis*

Geschwür, alt – *Silicea*

Geschwür blutet, Magengeschwür – *Kreosotum*

Geschwür blutet beim Berühren des Ulkus – *Kreosotum*

Geschwür blutet leicht, hellrotes Blut – *Phosphorus*

Geschwür schlimmer durch Berühren des Ulkus – *Lachesis*

Geschwür blaurot verfärbt – *Lachesis*

Geschwür blutet, mit Fötor ex ore – *Hoang nan*

Geschwür, bösartig, schlecht heilend, mit verhärteten Rändern, stinkenden Absonderungen – *Hippozaenium*

Geschwür, um die Brustwarze, und Risse um die Brustwarze – *Phytolacca*

Geschwür, frisst sich in die Tiefe, brennender Schmerz – *Hydrastis canadensis*

Geschwür, fungoid, mit stinkendem Sekret, bei Brustkrebs, der schnell wächst, bei jungen Mädchen – *Psorinum*

Geschwür, fungoid, bei Zungenkrebs – *Benzoicum acidum*

Geschwür, Gangrän, stinkende Absonderungen – *Carbo animalis*

Geschwür mit grauem Schorf, besonders bei zystischen Tumoren – *Apis*

Geschwür der Haut – *Condurango, Euphorbium, Hydrocotyle*

Geschwür ohne Infektion, bei Hautkrebs – *Arsenicum bromatum*

Geschwür des Karzinoms, Verfärbung rot, mit üblem Geruch – *Asterias rubens*

Geschwür der Kieferlymphknoten, bei Zungenkrebs – *Benzoicum acidum*

Geschwür, Krusten an den Geschwürsrändern, die nach Ablösung bluten – *Kreosotum*

Geschwür, im Mund, mit aufgeworfenen Rändern bei verhärteter Basis – *Aurum muriaticum natronatum*

Geschwür, nicht heilen wollendes Karzinom-Ulkus – *Radium bromatum*

Geschwürige Lymphknoten im Nacken – *Cistus canadensis*

Geschwür, Risse, Fissuren der Mundwinkel, an der Lippe – *Condurango* (DD zu *Graphites*, *Hydrastis*, *Nitricum acidum* wichtig, denn sie haben mehr Bluten, *Condurango* neigt mehr zur Geschwürsbildung)

Geschwür, Risse, Fissuren mit stechenden Schmerzen, wie von Splittern, an Mundwinkel, Augenwinkel, Zunge, Rektum – *Nitricum acidum*

Geschwür, schmerzlos – *Calcarea jodata*

Geschwür, mit speckiger Basis, hat ein graues Aussehen, ohne Granulationstendenz – *Mercurius*

Geschwüriges Karzinom von Tonsillen, Gaumen, Rachen, Magen – *Kalium bichromicum*

Geschwüriges Karzinom des Skrotum – *Fuligo ligni*

Geschwür, schmerzhaft, wie von Splittern – *Nitricum acidum*

Geschwür, tief, am Hals – *Kalium jodatum*

Geschwür, tief, mit harten Rändern, schmerzhaft bei Berührung – *Kalium bichromicum*

Geschwür, tief und unterminierend – *Cistus canadensis*

Geschwür, verhärtet – *Alumina*

Geschwür, verhärtet, kalzifiziert – *Aurum muriaticum natronatum*

Geschwür, verhärtet, akut und chronisch, im Bereich von Wange, Zunge, Gaumen, bei Krebs der Mundhöhle, Zungenkrebs – *Aurum muriaticum*

Geschwür auf Knorpel – *Argentum metallicum*

Geschwür bei Krebs, Operationswunden – *Calendula officinalis*

Geschwür mit aufgeworfenen Rändern und indurierter Basis, bei Krebs – *Aurum muriaticum*

Gesellschaft, möchte, und Unterhaltung. Fühlt sich alleingelassen, außenstehend. Die Stimmung reicht von fröhlich bis gleichgültig und sogar menschenfeindlich – *Hydrocotyle*

Gesicht, Ausschlag, trocken, schuppig, bei Krebs im fortgeschrittenen Stadium – *Corydalis formosa*

Gesicht, bleich, fahl, erdig, mit Augenringen – *Corydalis formosa*

Gesicht, Epitheliom im – *Arsenicum jodatum, Condurango, Kalium sulfuricum*

Gesicht, Krebs im – *Arsenicum jodatum, Condurango, Hepar sulfuris, Hydrastis, Kalium sulfuricum, Phytolacca*

Gesicht, Hautkrebs im, mit dünner, wässriger, gelblich seröser Sekretion – *Kalium sulfuricum*

Gespannte Wucherung bei weicher Geschwulst – *Calcarea jodata*

Gewichtsabnahme, schnelle, trotz guten Appetits; Hungergefühl bessert sich nicht durch Essen – *Jodum*

Gingivitis, chronische – *Hekla lava*

Gleichgültig. Menschenfeindlich. Möchte Gesellschaft und Unterhaltung. Fühlt sich alleingelassen, außenstehend. Die Stimmung reicht von fröhlich bis gleichgültig und sogar menschenfeindlich – *Hydrocotyle*

Gliom (Hirntumor) – *Baryta carbonica*, *Plumbum, Plumbum jodatum*

Glossitis, rezidivierend, bis hin zu Krebs der Mundhöhle, Zungenkrebs – *Aurum muriaticum*

Granulationen – *Argentum nitricum*

Hals, Entzündung, chronische – *Cistus canadensis*

Hals, Geschwür, tief – *Kalium jodatum*

Hals, harte Schwellung der Lymphknoten, besonders im Halsbereich – *Calcarea fluorica*

Hals, Tumor im Halsbereich – *Scrophularia marylandica, Thuja*

Harn, Blut im (mit sexueller Reizung – hier ist die DD zu *Cantharis* erforderlich) bei Harnblasenkrebs – *Terebinthina*

Harnabgang, unfreiwillig (mit sexueller Reizung – hier ist die DD zu *Cantharis* erforderlich), bei chronischer Zystitis – *Terebinthina*

Harnblasenkrebs – *Terebinthina, Thuja*

Harte Lymphknoten – *Brom, Conium*

Harte Lymphknoten, im Bereich des Unterkiefers – *Brom*

Harte, fixierte Lymphknoten in der Axilla, bei Brustkrebs im fortgeschrittenen Stadium – *Asterias rubens*

Harte Schwellung der Lymphknoten, besonders im Halsbereich – *Calcarea fluorica*

Harte Schwellung der Lymphknoten und Drüsen (wichtig ist die DD zu *Conium* !) – *Carbo animalis*

Harte Schwellung der Lymphknoten und Drüsen bei Mamma-Ca, Uterus-Ca, Schilddrüsen-Ca, Lymphknoten-Ca – *Jodum* (*Jodum* muss sich durch DD v.a. gegenüber *Bromium* und *Conium* bestätigen lassen)

Harte Teile in der Mamma, wenn die Narbe oder die Wundumgebung nach Operation sehr hart sind – *Calcarea fluorica*

Harter Tumor – *Conium, Silicea*

Harter Tumor, infiziertes Stadium, vor allem im Halsbereich – *Baryta jodata, Brom*

Harter Tumor, sehr druckschmerzhaft – *Arsenicum jodatum*

Harte, vergrößerte Lymphknoten – *Calcarea silicata*

Harnblasen-Karzinom – *Arsenicum album, Carcinosinum, Conium, Cantharis, Szirrhinum, Terebinthina, Thuja, Uva ursi*

Harnblasen-Karzinom mit Dysurie – *Uva ursi*

Haut, Affinität zu Haut und Knochen – *Euphorbium*

Haut, Ausschlag begleitet Entzündungen, bei Hautkrebs, Zungenkrebs, Magenkrebs – *Carbolicum acidum*

Haut, Ausschlag, Bläschen – *Graphites, Hydrocotyle*

Haut, Ausschlag, Bläschen, brennend, juckend, schlimmer nachts – *Clematis*

Haut, Ausschlag, im Gesicht, trocken, schuppig, bei Krebs im fortgeschrittenen Stadium – *Corydalis formosa*

Haut, Ausschlag, herpetisch – *Thuja*

Haut, Ausschlag, Krusten – *Graphites*

Haut, Ausschlag, rissig, nach Bestrahlung – *X-Ray*

Haut, Blutungen, flächige Blutungen aus der – *Sulfuricum acidum*

Haut, Café-au-Lait-Flecken – *Carcinosinum*

Haut, entzündlich, leicht entzündlich – *Hepar sulfuris*

Haut, Entzündung, trockene Haut, Nekrosen oder Schorfe, mit Brennen und Juckreiz, infolge Strahlentherapie – *Radium bromatum*

Haut, Furunkel – *Hepar sulfuris*

Haut, Geschwüre – *Condurango*

Haut, Nekrosen oder Schorfe, Trockenheit, mit Brennen und Juckreiz, infolge Strahlentherapie – *Radium bromatum*

Haut, pigmentierte Nävi und Male – *Carcinosinum*

Haut, Trockenheit, Nekrosen oder Schorfe, mit Brennen und Juckreiz, infolge Strahlentherapie – *Radium bromatum*

Haut, Verfärbung, blau, über Tumor oder Entzündung – *Lachesis*

Haut, Verfärbung, blau, schmerzhaft auf Druck – *Conium*

Haut, Verfärbung, blau, über dem Tumor im späten Stadium – *Phytolacca*

Haut, Verfärbung, blau bis purpurrot, über dem Tumor – *Carbo animalis*

Haut, Verfärbung, blaue Venennetze, venöse Stauung bis hin zur Plethora – *Carbo animalis*

Haut, Verfärbung, braun – *Hydrocotyle*

Haut, Verfärbung dunkelviolett, v.a. über zystischen Tumoren – *Apis*

Haut, Verfärbung, pupurrot, bei Krebs – *Argentum nitricum*

Haut, Verfärbung, purpurrot bis blau, über dem Tumor – *Carbo animalis*

Haut, Verfärbung, rot, bei Krebs – *Arsenicum bromatum*

Haut, Verfärbung, rot, wie entzündet, über dem Tumor – *Bellis perennis*

Haut, Verfärbung, rot, bei Ulzeration des Karzinoms, mit üblem Geruch – *Asterias rubens*

Haut, Verfärbung, rotblau, der Mamma bei Brustkrebs – *Kreosotum*

Haut, Verfärbung, alte Narbe sieht dunkel-pupur aus, v.a. bei zystischen Tumoren – *Apis*

Hautkrebs – *Arsenicum album*, *Arsenicum bromatum*, *Arsenicum jodatum*, *Carbolicum acidum, Carcinosinum*, *Cinnabaris*, *Conium*, *Condurango*, *Euphorbium*, *Fuligo ligni, Kalium arsenicosum*, *Kalium sulfuricum*, *Lapis albus*, *Petroleum*, *Radium bromatum*, *Szirrhinum*, *Scrophularia nodosa*, *Silicea*, *Sulfur*, *Thuja*, *X-Ray*

Hautkrebs, Basalzell-Ca – *Arsenicum bromatum*

Hautkrebs, nach Bestrahlung – *Arsenicum bromatum*

Hautkrebs, brennender Schmerz – *Arsenicum bromatum*

Hautkrebs, Epitheliom der Lippe – *Arsenicum jodatum*

Hautkrebs im Gesicht – *Hepar sulfuris*

Hautkrebs, infiziert, nekrotisch – *Arsenicum jodatum*

Hautkrebs, infiziertes Geschwür – *Arsenicum jodatum*

Hautkrebs, Melanom – *Arsenicum bromatum*

Hautkrebs, Melanom, nach Bestrahlung – *Arsenicum bromatum*

Hautkrebs, Squamas-Zell-Ca – *Arsenicum bromatum*

Hautkrebs und tuberkulöser Haut-Lupus ohne Ulzeration – *Hydrocotyle*

Hautzysten, vor allem hydrämische – *Argentum nitricum*

Heftige, plötzliche Schmerzen; als Palliativum bei heftigsten Krebsschmerzen, bei Entzündungen in der Umgebung des Tumors – *Belladonna*

Herabdrängen der Unterleibsorgane, Empfindung von, wie bei *Sepia*, aber sexuell aktiver, mit religiös geprägten Schuldgefühlen, bei Krebs der weiblichen Genitalorgane – *Lilium tigrinum*

Herzschwäche bei Krebs – *Crataegus oxyacantha*

Hinlegen, warme Milch, Essen: all dies bessert die Schmerzen bei Magen-Karzinom – *Graphites*

Hirntumor – *Aethusa cynapium* (bei Krampfanfällen v.a. mit rollenden Augen), *Baryta carbonica*, *Baryta jodata*, *Carcinosinum*, *Conium*, *Plumbum*, *Plumbum jodatum*, *Silicea*, *Zincum*, *Zincum sulfuricum*

Hitze bessert – *Magnesium phosphoricum*

Hitze verschlimmert – *Kalium jodatum*

Hitze verschlimmert, v.a. bei Kolonkrebs u. Rektumkrebs – *Aloe*

Hitze verschlimmert, v.a. bei zystischen Tumoren – *Apis*

Hodenkrebs – *Conium, Kreosotum, Pulsatilla*

Hoden-Schwellung, bei Krebs – *Aurum metallicum*

Hodgkin-Lymphom – *Aurum*, *Arsenicum bromatum, Baryta jodata, Calcarea fluorica, Carcinosinum*, *Jodum*, *Lapis albus*, *Szirrhinum*, *Scrophularia nodosa*, *Spongia*, *Thuja*

Hodgkin, Non-Hodgkin – *Scrophularia nodosa*

Husten, schmerzhafter, bei reaktiver Perikarditis – *Spongia*

Husten, trocken; schlimmer beim Hinlegen; bei Krebs von Lungen, Mediastinum, Schilddrüse – *Spongia*

Hyperkeratose, nach Bestrahlung – *X-Ray*

Ichtyosis – *Hydrocotyle*

Infiziertes Geschwür bei Hautkrebs: homöopathisches Antibiotikum, in niedriger Potenz (D3 bis D6) drei- bis viermal täglich – *Arsenicum jodatum*

Infiziertes Stadium des harten Tumors, vor allem im Halsbereich – *Baryta jodata*

Interstitielle Entzündung – *Hydrocotyle*

Iris, Reizung der – *Radium bromatum*

Juckreiz der Haut und brennender Schmerz, Nekrosen oder Schorfe der Haut, Trockenheit, infolge Strahlentherapie – *Radium bromatum*

Juckreiz der Haut, heftiger (mit Ekzem oder auch ohne Ekzem), der sich nachts in der Bettwärme verschlimmert, infolge Strahlentherapie – *Radium bromatum*

Juckreiz, v.a. bei zystischen Tumoren – *Apis*

Juckreiz und Brennen, mit Schwellung der Vulva, bei Krebs des Unterleibs – *Kreosotum*

Kachexie, als Adjuvans bei, steigert den Appetit – *Alfalfa*

Kachexie, mit wenig Lebenswärme – *Cadmium sulfuricum, Carbo animalis, Nitricum acidum*

Kachexie, bei szirrhösen Tumoren – *Gaultheria hispidula*

Kachexie, im Terminalstadium – *Arsenicum album*

Kälte bessert bemerkenswert den brennenden Schmerz – *Euphorbium*

Kälteempfindlichkeit, große – *Formicicum acidum, Hepar sulfuris, Kalium carbonicum, Nitricum acidum*

Kälteempfindlichkeit bei großer Schwäche, mit Ruhebedürfnis (DD: *Arsenicum album* ist unruhig), bei Magenkrebs – *Cadmium sulfuricum*

Kältegefühl – *Carbo vegetabilis*

Kältegefühl in einzelnen Körperteilen – *Carbo animalis, Cistus canadensis*

Kälte verschlimmert, aber auch Wärme verschlimmert (im Gegensatz dazu hat *Arsenicum album* zwar eine Verschlimmerung durch Kälte, jedoch eine Besserung durch Wärme) – *Nitricum acidum*

Kälte verschlimmert, bei Schmerzen wie zerschlagen, und Wundheitsgefühl wie nach Überanstrengung, in Knochen und Periost. Schlimmer auch durch Ruhe; besser durch Reiben – *Ruta*

Kalte Feuchtigkeit verschlimmert, bei Krebs – *Calcarea silicata*

Kaltes Wasser, Verlangen nach, bei Magenkrebs – *Cadmium sulfuricum* (DD zu *Phosphorus*!)

Kalte Umschläge bessern die Schmerzen in den Knochen, Besserung der Schmerzen auch durch Bewegung – wie *Rhus toxicodendron* (aber im Gegensatz zu *Rhus toxicodendron* bessern kalte Umschläge) – *Euphorbium*

Karbunkel, und Abszesse, mit geschwollenen entzündeten Lymphknoten – *Hippozaenium*

Kardia-Ulkusnarben – *Condurango*

Katarrhe, chronische, greifen den Knorpel an – *Argentum metallicum*

Katarrhe mit dicken gelben, zähen bis krustigen Absonderungen von Schleim oder Eiter – *Hydrastis*

Kehlkopf, Schmerz, brennend, besonders bei Magenkrebs – *Aceticum acidum*

Kehlkopfkrebs – *Hepar sulfuris, Kreosotum*

Kehlkopf- und Stimmband-Krebs – *Argentum metallicum*, *Argentum nitricum*, *Arsenicum album*, *Carcinosinum*, *Cistus canadensis*, *Hepar sulfuris, Kalium bichromicum, Kreosotum, Lachesis*, *Nitricum acidum*, *Phosphorus*, *Sanguinaria*, *Szirrhinum, Thuja*

Kehlkopfkrebs, v.a. bei sekundärem Befall der Lymphknoten im Nacken – *Cistus canadensis*

Kehlkopfpolypen – *Argentum nitricum*

Keloid – *Alumen, Arsenicum album, Badiaga, Bellis perennis, Calcarea carbonica, Calcarea fluorica, Carbo vegetabilis,* CARCINOSINUM, *Causticum, Crotalus horridus, Fluoricum acidum,* GRAPHITES, *Hypericum, Jodum, Juncus, Kalium bichromicum, Lachesis, Mercurius, Nitricum acidum, Phosphorus, Phytolacca, Psorinum, Radium bromatum, Rhus toxicodendron, Sabina,* SILICEA, *Sulfuricum acidum, Sulphur, Tuberculinum, Vipera* – und vor allem THIOSINAMINUM

Keloidartige Narbe, Operationsnarbe, mit Rötung und Jucken – *Fluoricum acidum*

Keloidartige Narbe, Operationsnarbe, schmerzhaft auf Druck – *Fluoricum acidum*

Keloidartige Narbe, wird aufgelöst durch diese Arzneien – *Fluoricum acidum, Graphites, Silicea, Thiosinaminum, Thuja*

Kieferknochenkrebs – *Hekla lava*

Klopfende Schmerzen (auch schneidend, lanzinierend, wie verwundet), bei Uterus-Karzinom, mit starker Depression – *Murex purpurea*

Knochen, Affinität zu Haut und Knochen – *Euphorbium*

Knochenmarkstransplantation, das Mittel unterstützt schnelleren Take nach Knochenmarkstransplantation und macht weniger Leukopenie bei Chemotherapie – *Chininum arsenicosum*

Knochenmark, erkranktes, bei Leukämie, wenn die Vorgeschichte Hinweise auf Gelenkschmerzen und Gelenksentzündung, schlecht heilende Frakturen oder Osteoporose liefert – *Symphytum (*DD zu *Hekla lava)*

Knochenkrebs – *Aurum arsenicosum, Aurum jodatum, Aurum muriaticum natronatum, Calcarea carbonica, Carcinosinum, Conium, Hekla lava, Phosphorus, Ruta, Silicea, Symphytum, Szirrhinum*

Knochenkrebs, v.a. des Periosts – *Ruta*

Knochenkrebs (v.a. nach Unfall und nach Entzündung des Periosts) – *Ruta*

Knochenkrebs, palliativ bei Schmerzen – *Asa foetida*

Knochenhaut-Tumor, mit Metastasen – *Euphorbium*

Knochen-Metastasen, eher bei Knochen-Metastasen als für primären Knochenkrebs –*Symphytum*

Knochen-Metastasen, mit brennendem Schmerz, als Palliativum – *Euphorbium*

Knochenschmerzen – *Magnesium phosphoricum*

Knochenschmerzen, und Schmerzen im Periost. Wundheitsgefühl und die Empfindung wie zerschlagen, wie nach Überanstrengung. Schlimmer durch Anstrengung, schlimmer durch Ruhe, schlimmer durch Kälte; besser durch Reiben – *Ruta*

Knochenschmerzen sind so stark, dass die Patienten weinen müssen – *Euphorbium*

Knochen, Schwellung der, schmerzhaft, berührungsempfindlich. Verschlimmerung der Beschwerden durch Druck – *Hekla lava*

Knorpel, Geschwüre auf – *Argentum metallicum*

Knorpel, chronische Katarrhe greifen den Knorpel an – *Argentum metallicum*

Knoten, Empfindung wie von einem Knoten im Epigastrium, bei Magenkrebs, mit tödlicher Übelkeit, und Erbrechen blutiger Massen, bei Magenkrebs – *Mezereum*

Knoten mit Venen im Tumor, bei Zungenkrebs – *Galium aparine*

Knoten, und Verhärtung der Mamma, vor allem nach alten Abszessen – *Graphites*

Kolikartige Schmerzen – *Magnesium phosphoricum, Plumbum*

Kolon, brennender Schmerz im, v.a. bei verhärteten Schleimhäuten – *Alumen*

Kolon, schneidende brennende Schmerzen, v.a. bei Kolonkrebs u. Rektumkrebs – *Aloe*

Kolon-Karzinom – *Aloe, Arsenicum album, , Carbo animalis, Carcinosinum, Condurango, Kalium cyanatum, Lycopodium, Magnesium muriaticum, Mercurius, Ornithogalum, Petroleum, Ruta, Scrophularia nodosa, Szirrhinum, Sedum repens, Sempervivum tectorum, Thuja*

Kondylome – *Thuja*

Krampfartige Schmerzen bei Magenkrebs, Pylorus-Krebs, besser durch Beugen des Oberkörpers nach vorne – *Colocynthis*

Krampfartige, heftige Schmerzen bei Uteruskrebs – *Nitricum acidum*

Kreativ, künstlerisch – *Carcinosinum*

Krebs, und Eisenmangel – *Ferrum picrinicum*

Krebs ist von elastischer, weicher Konsistenz, wie Gummi – *Lapis albus*

Krebs, infolge Entfernung von Warzen (Unterdrückung) in der Krankengeschichte – *Thuja*

Krebs im fortgeschrittenen Stadium – *Corydalis formosa*

Krebs, bei zu häufigen oder schlecht vertragenen Impfungen (gegen Pocken) in der Krankengeschichte – *Thuja*

Krebs mit Lymphknotenbeteiligung – *Scrophularia nodosa*

Krebs nach Stoßverletzung, Druck, Prellung, Verletzung – *Bellis perennis*, *Conium*

Krusten an den Geschwürsrändern, die nach Ablösung bluten – *Kreosotum*

Lähmung, aufsteigende – *Conium*

Lähmung der Muskeln, v.a. der Extensoren (Fallhand, Spitzfuß), bei Krebs – *Plumbum*

Lähmung, v.a. bei verhärteten Schleimhäuten – *Alumen, Alumina*

Lanzinierende Schmerzen in der Brust, verbunden mit einer Empfindung von „wie hineingezogen"; bei Brustkrebs im fortgeschrittenen Stadium – *Asterias rubens*

Lanzinierende Schmerzen im Magen, Verschlimmerung durch den geringsten Druck, bei Magenkrebs – *Causticum*

Lanzinierende Schmerzen bei Magenkrebs, Pylorus-Krebs, besser durch Beugen des Oberkörpers nach vorne – *Colocynthis*

Lanzinierende Schmerzen im Magen, Verschlimmerung durch die geringste Nahrungsaufnahme, bei Magenkrebs – *Causticum*

Lanzinierende starke Schmerzen im Tumor – *Hydrastis canadensis*

Lanzinierende Schmerzen (auch schneidend, klopfend, wie verwundet), bei Uterus-Karzinom, mit starker Depression – *Murex purpurea*

Lebenswärme, Mangel an, bei Krebs – *Arsenicum album, Calcarea silicata, Cistus canadensis, Kalium arsenicosum*

Leberkrebs – *Cadmium sulfuricum*, *Ceanothus, Chelidonium*, *Cholesterinum*, *Cholin*, *Conium*, *Graphites*, *Hydrastis*, *Kreosotum, Lecithin*, *Lycopodium*, *Natrium sulfuricum*, *Phosphorus, Szirrhinum*

Leberbeteiligung bei Krebs – *Carduus marianus*

Leberlappen, Empfindung, als ob ein Leberlappen oder ein Lungenlappen mit dem umliegenden Gewebe verklebt sei – *Euphorbium*

Leberprobleme, vor allem bei Befall des linken Leberlappens, bei Karzinomen des Verdauungstraktes; die Arznei wirkt hier unterstützend – *Carduus marianus*

Leberkrebs, vor allem bei Befall des rechten Leberlappens – *Chelidonium*

Leber, Schwellung, starke, bei Krebs – *Cholesterium*

Leber, Verhärtungen der, bei Krebs – *Aurum metallicum*

Leber, Verhärtungen der, v.a. bei Magenkrebs – *Aceticum acidum*

Leberkrebs, Schmerz bei – *Chelidonium* (in der Urtinktur)

Leber-Metastasen – behandelt Ramakrishnan wie ein primäres Leber-Karzinom, Spinedi behandelt mit für den Primär-Tumor indizierten Mitteln.

Leber-Metastasen – *Sedum repens*, *Szirrhinum*

Leber, Schwellung der, bei Krebs – *Carduus marianus*

Lepra – *Hoang nan, Hydrocotyle*

Leukämie – *Ammonium-chloratum, Carcinosinum*, *Ceanothus americanus*, *Hekla Lava*, *Scrophularia nodosa, Strontium*, *Symphytum, Szirrhinum,* zusätzlich Konstitutionsmittel

Leukämie, nach Bestrahlung – *X-Ray*

Leukämie, chronische und akute – *Hekla*

Leukämie, mit Schwellung der Lymphknoten – *Scrophularia nodosa*

Leukämie, Milzschwellung bei Krebs – *Ceanothus americanus*

Leukopenie bei Krebs – *Echinacea angustifolia*

Leukopenie und Schwäche unter Chemotherapie (das Mittel unterstützt schnelleren Take nach Knochenmarkstransplantation und macht weniger Leukopenie bei Chemotherapie) – *Chininum arsenicosum*

Leukoplakie, bis hin zu Krebs der Mundhöhle, Zungenkrebs – *Aurum muriaticum*

Leukorrhoe, eitrig, jauchig riechend – *Silicea*

Leukorrhoe, faulig riechend, bei Krebs des Zervix uteri – *Kalium arsenicosum*

Leukorrhoe, gelb und schleimig, bei fibroidem Uterus-Karzinom, mit Verhärtung des Zervix –*Aurum muriaticum natronatum*

Leukorrhoe, scharfe und wundmachende, dicke grünliche, nach der Menses, bei Krebs von Uterus, Mamma, Ovar – *Bovista*

Leukorrhoe, stinkend, bei Krebs des Uterus – *Bufo*

Leukozytose, nach Bestrahlung – *X-Ray*

Lichen in der Mundhöhle, bis hin zu Krebs der Mundhöhle, Zungenkrebs – *Aurum muriaticum*

Lippe, Mundwinkel haben Fissuren, Geschwür, Risse (DD zu *Graphites*, *Hydrastis*, *Nitricum acidum* ist wichtig, denn sie haben mehr Bluten, *Condurango* neigt eher zur Geschwürsbildung) – *Condurango*

Lippenkarzinom – *Aurum*, *Arsenicum album*, *Causticum*, *Chelidonium*, *Condurango*, *Hepar sulfuris*, *Kreosotum, Nitricum acidum*, *Phytolacca, Sepia, Thuja*

Lippenkarzinom, Epitheliom der Lippe – *Arsenicum jodatum, Sepia*

Lippenkarzinom, Epitheliom der Lippe, mit Blutung, brennenden stechenden Schmerzen – *Sepia*

Luft, kühle Luft bessert, v.a. bei Kolonkrebs u. Rektumkrebs – *Aloe*

Lungenkrebs – *Argentum nitricum*, *Carcinosinum*, *Hydrastis*, *Kalium bichromicum*, *Lachesis*, *Lycopodium, Sanguinaria canadensis, Spongia, Szirrhinum*

Lungenlappen, Empfindung, als ob ein Leberlappen oder ein Lungenlappen mit dem umliegenden Gewebe verklebt sei – *Euphorbium*

Lungentuberkulose, indiziert aufgrund der infektiösen Masse – *Arsenicum album*

Lupus, tuberkulöser Haut-Lupus und Hautkrebs ohne Ulzeration (aber Krebs des Zervix uteri mit Ulzeration) – *Hydrocotyle*

Lymphadenitis, zervikale submandibuläre – *Aurum muriaticum*

Lymphadenopathie, mit Erschöpfung, mit Pharyngitis und mit Fieber (hier ist nach DD unter der *Epstein-Barr*-Nososde, *Baptisia*, *Ailanthus* und *Hippozaenium* zu wählen.) – *Hippozaenium*

Lymphangitis, bis hin zu Krebs von Uterus, Mamma, Ovar – *Bovista*, *Bufo*

Lymphknoten, elastisch und weich – *Lapis albus*

Lymphknoten, entzündet, geschwollen – *Mercurius*

Lymphknoten, Erkrankungen der, primär und sekundär – *Baryta jodata*

Lymphknoten, hart, geschwollen – *Calcarea silicata, Clematis, Spongia, Szirrhinum*

Lymphknoten, hart, geschwollen, besonders im Nacken – *Silicea*

Lymphknoten, harte, werden durch diese Arznei weicher – *Scrophularia nodosa*

Lymphknotenbeteiligung, bei Krebs – *Cadmium arsenicosum, Cadmium bromatum, Cadmium jodatum, Cadmium phosphoricum, Calcarea fluorica, Hydrastis, Scrophularia nodosa, Szirrhinum*

Lymphknoten, harte, im Bereich des Unterkiefers – *Brom*

Lymphknoten-Krebs – *Baryta carbonica*, *Conium, Kalium jodatum, Lapis albus, Mercurius jodatus*

Lymphknoten-Krebs, harter – *Baryta jodata, Conium*

Lymphknoten-Krebs, harte Schwellung der Lymphknoten und Drüsen bei Mamma-Ca, Uterus-Ca, Schilddrüsen-Ca, Lymphknoten-Ca – *Jodum* (*Jodum* muss sich durch DD v.a. gegenüber *Bromium* und *Conium* bestätigen lassen)

Lymphknoten-Krebs, des Mesenteriums – *Hydrastis*

Lymphknoten-Krebs, im Nacken – *Mercurius jodatus*

Lymphknoten-Metastasen, harte – *Calcarea fluorica*

Lymphknoten im Nacken ulzerieren – *Cistus canadensis*

Lymphknoten fühlen sich an wie ein Radiergummi – *Scrophularia nodosa*

Lymphknoten, Schwellung der – *Cistus canadensis, Hydrocotyle, Nitricum acidum*

Lymphknoten, Schwellung der, axillär – *Phytolacca*

Lymphknoten, Schwellung der, elastisch und weich – *Lapis albus*

Lymphknoten, Schwellung der, besonders im Halsbereich – *Lapis albus*

Lymphknoten, Schwellung der, besonders im Halsbereich; schmerzhaft, berührungsempfindlich. Verschlimmerung der Beschwerden durch Druck – *Hekla lava*

Lymphknoten, Schwellung und Entzündung der, bei Karbunkeln, und Abszessen – *Hippozaenium*

Lymphknoten, Schwellung der, bei Krebs im fortgeschrittenen Stadium – *Corydalis formosa*

Lymphknoten, Schwellung der, schmerzhaft, berührungsempfindlich. Verschlimmerung der Beschwerden durch Druck – *Hekla lava*

Lymphknoten, Schwellung der, schmerzhaft, berührungsempfindlich, bei Brustkrebs. Verschlimmerung der Beschwerden durch Druck – *Phytolacca*

Lymphknoten, Schwellung der, weich und elastisch – *Lapis albus*

Lymphknoten, teigig weich und beweglich, oder sie sind derb wie Szirrhus – *Lapis albus*

Magen, Berührung und eng anliegende Kleidung über der Magenregion sind unerträglich, bei Magenkrebs – *Causticum*

Magenbeschwerden und Ödeme bei Krebs – *Apocynum canabinum*

Magengeschwür, mit Blutungen – *Kreosotum*

Magenkrebs – *Aceticum acidum, Argentum nitricum, Arsenicum album, Bismuthum metallicum, Bismuthum oxidatum, Cadmium arsenicosum, Cadmium bromatum, Cadmium jodatum, Cadmium phosphoricum, Cadmium sulfuricum, Calcarea fluorica, Carbo animalis, Carbo vegetabilis, Carbolicum acidum, Carcinosinum, Causticum, Ceanotus, Carduus marianus, Chelidonium, Cholesterinum, Condurango, Conium, Crocus sativus, Crocus-ver., Eucalyptus, Geranium maculatum, Graphites, Hydrastis, Iris versicolor, Jodum, Kalium bichromicum, Kreosotum, Lycopodium, Mercurius, Mezereum, Ornithogalum umbellatum, Szirrhinum, Thuja, Thyreoidinum*

Magenkrebs, mit Appetitverlust – *Carbolicum acidum*

Magenkrebs, mit Aufstoßen – *Carbolicum acidum*

Magenkrebs, mit Blutungen – *Kreosotum*

Magenkrebs, mit brennenden ätzenden Schmerzen, sie steigen hinauf bis in die Kehle – *Mezereum*

Magenkrebs, mit Erbrechen von saurer dunkler Flüssigkeit, mit Völlegefühl – *Kreosotum*

Magenkrebs, mit Erbrechen blutiger Massen, Empfindung wie von einem Knoten im Epigastrium – *Mezereum*

Magenkrebs, mit exzessiver Flatulenz – *Carbo vegetabilis*

Magenkrebs wird geschwürig – *Geranium maculatum*

Magenkrebs, geschwüriges Karzinom des Magens – *Kalium bichromicum*

Magenkrebs, mit Hartspann über der Region – *Causticum*

Magenkrebs, Pylorus-Krebs – *Colocynthis, Ornithogalum umbellatum*

Magenkrebs, Pylorus-Krebs, palliativ bei Schmerzen – *Ornithogalum umbellatum*

Magenkrebs, Pylorus-Krebs, mit Pylorus-Konstriktion – *Ornithogalum umbellatum*

Magenkrebs, Pylorus-Krebs, dauernde Schmerzen im Magen, verschlechtern sich nach dem Essen, v.a. wenn die Nahrung den Pylorus passiert – *Ornithogalum umbellatum*

Magenkrebs, Schmerzen, brennender Magenschmerz nach Essen, gebessert durch warmes Essen – *Kreosotum*

Magenkrebs, mit üblem Mundgeschmack – *Carbolicum acidum*

Magenkrebs, dabei Übelkeit, große, und Erbrechen – *Carbolicum acidum*

Magenkrebs, mit scharfem wundmachendem Speichel – *Carbolicum acidum*

Magen, Schmerzen bei Magen-Karzinom, besser durch Essen, besser durch den Genuss warmer Milch, besser durch Niederlegen – *Graphites*

Magen, Schmerzen bei Magen-Karzinom, der Schmerz ist nachts schlimmer, und er strahlt zu Herz und Schulter aus – *Ornithogalum umbellatum*

Magen, Schmerzen, krampfartig, bei wunden Mundwinkeln – *Condurango*

Magen, Schmerzen, lanzinierend, Verschlimmerung durch die geringste Nahrungsaufnahme, bei Magenkrebs – *Causticum*

Magen, Schmerzen, lanzinierend, Verschlimmerung durch den geringsten Druck, bei Magenkrebs – *Causticum*

Magen, Schmerzen, beim Umhergehen – *Kalium bichromicum*

Makro-Hämaturie (mit sexueller Reizung – hier ist die DD zu *Cantharis* erforderlich) bei Harnblasen-Krebs – *Terebinthina*

Mediastinal-Tumor – *Carcinosinum*, *Hydrastis, Szirrhinum, Scrophularia nodosa*, *Spongia*, *Thuja*,

Melancholie – *Aurum muriaticum natronatum*

Melanom – *Arsenicum album*, *Arsenicum bromatum*, *Calcarea arsenicosa, Carcinosinum*, *Causticum*, *Condurango*, *Szirrhinum, Thuja*

Menschenfeindlich. Möchte Gesellschaft und Unterhaltung. Fühlt sich alleingelassen, außenstehend. Die Stimmung reicht von von fröhlich bis gleichgültig und sogar menschenfeindlich – *Hydrocotyle*

Metastasen, mit brennendem Schmerz, als Palliativum – *Euphorbium*

Metastasenbildung, bremst oder verhindert, nach Operation – *Staphisagria*

Metrorraghie, bei Uterus-Karzinom – *Silicea*

Milz, Schwellung der, bei Krebs – *Carduus marianus*

Milz-Krebs – *Ceanothus americanus*

Milz, Schmerzen in der, schlimmer beim Liegen auf der linken Seite – *Ceanothus americanus*

Milz, Schmerzen in der, schlimmer durch Bewegung – *Ceanothus americanus*

Milz, Schwellung bei Krebs, bei Leukämien – *Ceanothus americanus*

Morgens, Verschlimmerung morgens, besonders bei zystischen Tumoren – *Apis*

Morgens, Verschlimmerung früh morgens, v.a. bei Kolonkrebs u. Rektumkrebs – *Aloe*

Müdigkeit und Schwäche, bei Krebs von Uterus, Mamma, Ovar – *Bovista*

Müdigkeit und Schwäche, bei Krebs von Leber oder Gallenblase – *Chelidonium*

Mundgeruch, fauliger, bei Krebs der Mundhöhle, Zungenkrebs – *Aurum muriaticum, Mercurius, Muriaticum acidum*

Mundgeruch, fauliger, bei Zungenkrebs mit tiefen Ulzera, dunklem Zungengrund – *Muriaticum acidum*

Mundkrebs – *Argentum nitricum, Condurango*

Mundkrebs, Epitheliom – *Kalium muriaticum*

Mundhöhle, Krebs in der – *Aurum muriaticum*, *Aurum muriaticum natronatum*, *Carcinosinum*, *Hydrastis, Szirrhinum*

Mundgeschwür, mit aufgeworfenen Rändern bei verhärteter Basis – *Aurum muriaticum natronatum*

Mundschleimhautentzündung, chronische– *Fuligo ligni*

Mundwinkel, Lippe haben Fissuren, Geschwür, Risse – *Condurango* (die DD zu *Graphites*, *Hydrastis*, *Nitricum acidum* ist wichtig, denn sie haben mehr Bluten, *Condurango* neigt mehr zur Geschwürsbildung)

Mundwinkel, Geschwür, Riss, Fissur mit stechenden Schmerzen, wie von Splittern – *Nitricum acidum*

Mundwinkel, Rhagaden – *Condurango*

Mundwinkel, wunde, zusammen mit krampfartigen Magenschmerzen – *Condurango*

Muskuläre Kontraktion und Warzen nach Bestrahlung – *Causticum*

Muskelparesen, v.a. der Extensoren (Fallhand, Spitzfuß), bei Krebs – *Plumbum*

Myelom – *Hekla lava*

Myom, Fibro-Myom – *Kalium carbonicum*

Nachts, nächtliche Verschlimmerung – *China*

Nachts Schmerzen in der Brust, lanzinierend, verbunden mit einer Empfindung von „wie hineingezogen"; bei Brustkrebs im fortgeschrittenen Stadium – *Asterias rubens*

Nacken-Lymphknoten ulzerieren – *Cistus canadensis*

Narbe, alte, brechen auf – *Graphites*

Narbe, alte, sieht dunkel-pupur aus, v.a. bei zystischen Tumoren – *Apis*

Narbe ist hart – *Graphites, Silicea*

Narbe ist hart, nach Operation nach Brustkrebs, und harte Teile in der Mamma, wenn die Wundumgebung nach Operation sehr hart ist – *Calcarea fluorica*

Narbe, Krebsleiden in alter Narbe – *Carbo animalis*, *Graphites*, *Phytolacca*, *Silicea, Thiosinaminum*

Narbe, Operationsnarbe, keloidartig, Rötung und Jucken – *Fluoricum acidum*

Nasenkrebs – *Aurum, Hydrastis*

Nasenkrebs, nach Brustoperation – *Aurum*

Nekrosen oder Schorfe der Haut, Trockenheit, mit Brennen und Juckreiz, infolge Strahlentherapie – *Radium bromatum*

Nervenschwäche – *Kalium phosphoricum*

Nervensystem, Krebs des – *Plumbum, Plumbum jodatum*

Nervös, überempfindlich gegen alle Eindrücke, leicht erregbar – *China*

Neuralgische Schmerzen – *Magnesium phosphoricum*

Neuralgische Schmerzen, v.a. bei verhärteter Haut und verhärteten Schleimhäuten – *Alumen, Alumina*

Neurasthenie – *Kalium phosphoricum*

Nierenreizung, bei Hautkrebs, Zungenkrebs, Magenkrebs – *Carbolicum acidum*

Noduläre harte Mamma-Tumore – *Calcarea fluorica*

Oberbauchschmerzen (Magenschmerzen, Gallenkolik) – *Carduus marianus*

Ödeme – *Apocynum canabinum*

Ödeme nach Blutverlusten (z.B. nach Operation) – *China*

Ödeme können am ganzen Körper auftreten – *Kalium carbonicum*

Ödeme, v.a. bei zystischen Tumoren – *Apis*

Ösophagus-Krebs – *Argentum nitricum*, *Arsenicum album*, *Carcinosinum*, *Causticum*, *Condurango, Conium, Hydrastis, Szirrhinum, Silicea*, *Thuja*

Operation, nach, zur Wundheilung und Verhinderung von Komplikationen – *Staphisagria*

Operation, Rezidiv nach – *Fluoricum acidum*

Operation, nach Brustkrebs, harte Teile in der Mamma, wenn die Narbe oder die Wundumgebung nach Operation sehr hart sind – *Calcarea fluorica*

Operation, zu geben vor einer Mamma-Operation – *Bellis perennis*

Operationswunden – *Calendula officinalis*

Oropharynx-Krebs – *Baryta jodata*

Osteomalazie, v.a. die langen Knochen wie Femur oder Tibia sind betroffen – *Strontium carbonicum*

Osteomyelitis, besonders der langen Knochen wie Femur oder Tibia – *Strontium carbonicum*

Osteoporose (möglicher Hinweis auf Leukämie) – *Silicea*, *Symphytum*

Osteosarkom – *Hekla lava, Strontium carbonicum, Symphytum*

Ostitis, chronische – *Hekla lava*

Ovarialkrebs – *Apis*, *Aurum muriaticum natronatum*, *Bovista, Carcinosinum*, *Conium, Lachesis*, *Lapis albus, Lilium tigrinum*, *Medorrhinum, Mercurius, Pulsatilla*, *Szirrhinum, Sepia*, *Thuja*, *Viburnum prunifolium*

Ovarialkrebs, der Schmerz geht vom linken Ovar hin zum rechten. Der Schmerz nimmt zu, bis eine einsetzende Blutung Erleichterung bringt – *Lachesis*

Ovarialkrebs bei skrophulösen Patienten – *Baryta jodata*

Ovarialprobleme bei Mamma-Ca – *Murex purpurea*

Pankreas-Krebs – *Arsenicum album*, *Baryta jodata*, *Cadmium sulfuricum*, *Carbo animalis*, *Carcinosinum*, *Ceanothus*, *Hydrastis*; *Jodum*, *Phosphorus, Szirrhinum, Thuja*

Papeln – *Hydrocotyle*

Parotis-Krebs – *Baryta jodata, Graphites*

Parotis-Schwellung, bei Krebs – *Aurum metallicum*

Pelzige Empfindung – *Conium*

Perikarditis, bei reaktiver, mit Husten, schmerzhaftem – *Spongia*

Periost, Krebs des (v.a. nach Unfall und nach Entzündung des Periosts) – *Ruta*

Periost, Schmerzen im, und im Knochen. Wundheitsgefühl und die Empfindung wie zerschlagen, wie nach Überanstrengung. Schlimmer durch Anstrengung, schlimmer durch Ruhe, schlimmer durch Kälte; besser durch Reiben – *Ruta*

Periost verdickt, und Gelenkschmerzen, rheumatische, bei Krebs – *Aurum metallicum*

Peritonitis um das Ovar, besonders im Zusammenhang mit Krebs – *Bryonia*

Petechien im Bereich des Abdomen – *Cholesterinum*

Pharyngitis, mit Erschöpfung, mit Lymphadenopathie und mit Fieber (hier ist nach DD unter der *Epstein*-*Barr*-Nososde, *Baptisia*, *Ailanthus* zu wählen.) – *Hippozaenium*

Pharynx-Krebs – *Apis, Arsenicum album, Aurum, Aurum muriaticum, Baryta jodata, Benzoicum acidum, Calcarea carbonica, Carbo animalis, Causticum, Cistus canadensis, Conium, Crotalus horridus, Hydrastis, Kalium bichromicum, Kalium cyanatum, Kalium muriaticum, Lachesis, Muriaticum acidum, Nitricum acidum, Phosphorus, Phytolacca, Sepia, Sulfur, Thuja*

Pharynx, Krebs am, geschwüriges Karzinom des Rachens – *Kalium bichromicum*

Pharynx-Krebs, v.a. bei sekundärem Befall der Lymphknoten im Nacken – *Cistus canadensis*

Plaques ulzerieren bei Zungenkrebs – *Carbolicum acidum*

Plötzliche, heftige Schmerzen; als Palliativum bei heftigsten Krebsschmerzen, bei Entzündungen in der Umgebung des Tumors – *Belladonna*

Polypen – *Apis, Argentum metallicum, Thuja*

Probeexzision, das Mittel ist zu geben vor und nach einer – *Bellis perennis*

Prostata-Krebs – *Baryta carbonica, Baryta muriatica, Conium, Lycopodium, Pulsatilla, Sabal, Szirrhinum, Staphisagria, Szirrhinum, Thuja*

Prostata vergrößert – *Ferrum picrinicum, Sabal serrulata*

Prostata vergrößert, kann nur im Stehen urinieren – *Sabal serrulata*

Pulsierende Missempfindungen – *Kreosotum*

Pylorus, Verhärtungen des, v.a. bei Magenkrebs – *Aceticum acidum*

Pylorus-Krebs – *Colocynthis, Graphites, Ornithogalum umbellatum*

Pylorus-Krebs, dauernde Schmerzen im Magen, Verschlechterung nach dem Essen, v.a. wenn die Nahrung den Pylorus passiert – *Ornithogalum umbellatum*

Pylorus, spastische Kontraktion des Pylorus, das Duodenum ist durch Blähungen aufgetrieben, bei Pylorus-Krebs; verschlechtert sich nach dem Essen, v.a. wenn die Nahrung den Pylorus passiert – *Ornithogalum umbellatum*

Pylorusstenose – *Thiosinaminum*

Quetschung führt zu Krebs – *Bellis perennis*

Radiumbestrahlung, Folgen von – *Cadmium sulfuricum*, *Radium bromatum, Phosphorus*

Radiumbestrahlung, führt zu Warzen und zu muskulären Kontraktionen – *Causticum*

Reiben bessert bei Schmerzen, wie zerschlagen, und Wundheitsgefühl, wie nach Überanstrengung, in Knochen und Periost. Schlimmer durch Anstrengung, schlimmer durch Ruhe, schlimmer durch Kälte – *Ruta*

Reisen, unternimmt gerne – *Carcinosinum*

Reizbarkeit, v.a. bei Krebs von Larynx, Uterus und bei Geschwüren auf Knorpel – *Argentum metallicum*

Rektum, Geschwür, Riss, Fissur mit stechenden Schmerzen, wie von Splittern – *Nitricum acidum*

Rektum, schneidende brennende Schmerzen, v.a. bei Kolonkrebs u. Rektumkrebs – *Aloe*

Rektum, Trockenheit des, bei Stuhlverstopfung, v.a. bei verhärteten Schleimhäuten – *Alumen*

Rektum-Krebs – *Aloe*, *Alumina*, *Aurum muriaticum natronatum*, *Calcarea carbonica*, *Cadmium fluorata*, *Carbo animalis*, *Carbo vegetabilis*, *Carduus marianus*, *Causticum*, *Condurango*, *Graphites*, *Hydrastis*, *Jodoform*, *Jodum*, *Kalium carbonicum*, *Kalium cyanatum*, *Kalium jodatum*, *Kreosotum*, *Lachesis*, *Laurocerasus*, *Lycopodium*, *Me-*

dorrhinum, Muriaticum acidum, Natrium sulfuricum, Nitricum acidum, Paeonia, Paronychea illecebrum, Phytolacca, Petroleum, Phophorus, Podophyllum, Pulsatilla, Ruta, Sabadilla, Sanguinaria, Sarsaparilla, Scrophularia nodosa, Sepia, Spigelia, Sulfur, Syphilinum, Szirrhinum, Thuja, Tuberculinum

Rheumatische Gelenkbeschwerden, bei Krebs – *Aurum metallicum*

Risse, rissige Hautauschläge, nach Bestrahlung – *X-Ray*

Risse, Fissuren, um die Brustwarze, und Geschwür um die Brustwarze – *Phytolacca*

Risse, Fissuren, Ulzera der Mundwinkel, Lippe – *Condurango* (DD zu *Graphites*, *Hydrastis*, *Nitricum acidum* wichtig, denn sie haben mehr Bluten, *Condurango* neigt mehr zur Geschwürsbildung)

Rissige Zungenränder und rissige Schleimhäute (*Condurango*, *Graphites*), mit brennendem Schmerz – *Hydrastis canadensis*

Röntgenbestrahlung, Folgen von – *Cadmium sulfuricum*, *Radium bromatum*

Ruhe, Verschlimmerung durch – *Kalium sulfuricum*

Ruhe, Verschlimmerung durch, der Patient ist ruhelos – *Kalium jodatum*

Ruhe, Verschlimmerung durch, bei Schmerzen, wie zerschlagen, und Wundheitsgefühl, wie nach Überanstrengung, in Knochen und Periost. Schlimmer auch durch Kälte; besser durch Reiben – *Ruta*

Ruhelosigkeit, mit Besserung durch Bewegung. Eventuell auch Arbeitssucht, Patient ist unruhig und getrieben, die vorgenommene Arbeit erfolgreich zu Ende zu bringen – *Radium bromatum*

Sarkom – *Euphorbium, Silicea, Symphytum*

Sarkom mit Metastasen – *Hekla lava*

Saure Dinge bessern, bei Leberkrebs oder Gallenblasenkrebs – *Chelidonium*

Schambein, Druckempfindung unterhalb des Schambeins, bei Krebs des Zervix uteri – *Kalium arsenicosum*

Scharfe einschießende Schmerzen, schmerzhaft bei Armbewegung der betroffenen Seite – *Calcarea jodata*

Schießender stechender, brennender Schmerz erkrankter Teile – *Lapis albus*

Schießende Schmerzen bei Magenkrebs, Pylorus-Krebs, besser durch Beugen des Oberkörpers nach vorne – *Colocynthis*

Schießende Schmerzen, schmerzhaft bei Armbewegung der betroffenen Seite – *Calcarea jodata*

Schilddrüsenkrebs – *Calcarea jodata*, *Carcinosinum*, *Jodum*, *Lachesis, Lapis albus, Szirrhinum*, *Spongia*, *Thuja*

Schilddrüsenkrebs, harte Schwellung der Lymphknoten und Drüsen bei Mamma-Ca, Uterus-Ca, Schilddrüsen-Ca, Lymphknoten-Ca – *Jodum* (*Jodum* muss sich durch DD v.a. gegenüber *Bromium* und *Conium* bestätigen lassen)

Schlaf, gestört, bei Magenkrebs – *Cadmium sulfuricum*

Schleimhäute, Geschwüre der – *Argentum nitricum*

Schleimhäute, katharrhalisch entzündet, mit dicker gelber Absonderung. Diese ist fadenziehend – *Kalium bichromicum*

Schleimhäute, Krebs an den – *Argentum nitricum*

Schleimhäute, Verhärtung der – *Alumen*

Schnaps, Verlangen nach, bei Zungenkrebs od. Magenkrebs – *Carbolicum acidum*

Schmerzempfindlichkeit, große, Schmerzen sind unerträglich schlimm, verursachen rasende Wut – *Hepar sulfuris*

Schmerzen, bei Berührung des Geschwürs, es ist tief, mit harten Rändern – *Kalium bichromicum*

Schmerzen, brennende, im Geschwür – *Kalium sulfuricum*

Schmerzen, an kleinen umschriebenen Stellen – *Kalium bichromicum*

Schmerzen, Knochenschmerzen so stark, dass die Patienten weinen – *Euphorbium*

Schmerzen, Knochenschmerzen, Besserung der Schmerzen durch Bewegung – wie *Rhus toxicodendron*, aber im Gegensatz zu *Rhus toxicodendron* bessern kalte Umschläge – *Euphorbium*

Schmerzen, in Knochen und Periost. Wundheitsgefühl und die Empfindung wie zerschlagen, wie nach Überanstrengung; schlimmer durch Anstrengung, schlimmer durch Ruhe, schlimmer durch Kälte; besser durch Reiben – *Ruta*

Schmerzen, bei Krebs – *Tarantula cubensis*

Schmerzen, große, mit Verzweiflung, bei Krebs – *Aurum metallicum*

Schmerzen, bei Magen-Karzinom, der Schmerz bessert sich deutlich durch Aufstoßen – *Carbo vegetabilis*

Schmerzen, bei Magen-Karzinom, besser durch Essen, besser durch den Genuss warmer Milch, besser durch Niederlegen – *Graphites*

Schmerzen, bei Magen-Karzinom, der Schmerz verschlimmert sich beim Hinlegen – *Carbo vegetabilis*

Schmerzen im Leberbereich, Schmerz verschlimmert sich beim Liegen auf der rechten Seite, bei Leberkrebs – *Chelidonium*

Schmerzen im Leberbereich, Schmerz verschlimmert sich durch Bewegung, bei Leberkrebs – *Chelidonium*

Schmerzen, seitlich in der Leber, (rechtes Hypochondrium), schlimmer beim Gehen – *Cholesterinum*

Schmerzen, seitlich in der Leber, (rechtes Hypochondrium), besser durch Druck der Hand auf die Leber – *Cholesterinum*

Schmerzen nehmen langsam zu und langsam wieder ab – *Sulfuricum acidum*

Schmerzen, neuralgisch – *Kalium cyanatum*

Schmerzen im Oberbauch (Magenschmerzen, Gallenkolik) – *Carduus marianus*

Schmerzen, Palliativum bei heftigsten Krebsschmerzen, bei Entzündungen in der Umgebung des Tumors – *Belladonna*

Schmerzen, Palliativum bei Krebsschmerzen – *Opium*

Schmerzen im Terminalstadium – *Arsenicum album* und *Nux vomica* des öfteren im Wechsel, immer wenn die Wirkung nachlässt

Schmerzen im Terminalstadium – *Echinacea angustifolia*

Schmerzen, wandernde – *Kalium bichromicum*

Schmerzen, wandernde, stechende Schmerzen – *Kalium carbonicum*

Schmerzen, wandernde, im Geschwür – *Kalium sulfuricum*

Schmerzen, wie zerschlagen, und Wundheitsgefühl, wie nach zu großer Anstrengung, in Knochen und Periost. Schlimmer durch Anstrengung, schlimmer durch Ruhe, schlimmer durch Kälte; besser durch Reiben – *Ruta*

Schmerzhaftes Karzinom, blutet – *Kalium cyanatum*

Schmerzlose Geschwüre – *Calcarea jodata*

Schneidender Schmerz, bei Magenkrebs – *Cadmium sulfuricum*

Schneidender Schmerz (auch lanzinierend, klopfend, wie verwundet), bei Uterus-Karzinom, mit starker Depression – *Murex purpurea*

Schock, Kummer infolge der Diagnose Krebs – *Aconitum*, *Anacardium*, *Argentum nitricum*, *Arsenicum album*, *Aurum metallicum*, *Ignatia*, *Lycopodium*, *Natrium muriaticum*, *Nitricum acidum*, *Phosphoricum acidum*, *Phoshorus*, *Pulsatilla*, *Sepia*, *Staphisagria*, *Sulphur*

Schorf, grauer, von Geschwüren, v.a. bei zystischen Tumoren – *Apis*

Schwäche, bei Krebs – *Arsenicum album, Baryta jodata, Bovista, Calcarea silicata, Carbo animalis, Carbo vegetabilis* (mehr als *Carbo animalis*), *Hydrocotyle*, *Phoshorus, Sedum repens*

Schwäche, und Leukopenie unter Chemotherapie (das Mittel unterstützt schnelleren Take nach Knochenmarkstransplantation und macht weniger Leukopenie bei Chemotherapie) – *Chininum arsenicosum*

Schwäche, große, bei Krebs, Essen bessert nicht – *Carbo animalis*

Schwäche, große, bei Krebs, Gliedmaßen zittern – *Phoshorus*

Schwäche, große, v.a. bei Magenkrebs – *Aceticum acidum*, *Cadmium sulfuricum*

Schwäche, zu große, im Verhältnis zum Krankheitsbild – *Sulfuricum acidum*

Schwäche, sinkende, mit Flatulenz und Unwohlsein in den Gedärmen, schlimmer nach Essen; dabei Müdigkeit – *Hydrastis canadensis*

Schweiß ist leicht durch Kälte unterdrückbar, was Beschwerden verursacht – *Calcarea silicata*

Schweiß übelriechend – *Mercurius*

Schwellung der Brüste besonders vor Menses, bei Brustkrebs im fortgeschrittenen Stadium – *Asterias rubens*

Schwellung der Hoden, bei Krebs – *Aurum metallicum*

Schwellung der Knochen, schmerzhaft, berührungsempfindlich. Verschlimmerung der Beschwerden durch Druck – *Hekla lava*

Schwellung der Lymphknoten – *Cistus canadensis, Hekla lava, Nitricum acidum*

Schwellung der Lymphknoten, die Lymphknoten sind auch entzündet – *Mercurius*

Schwellung der Lymphknoten, besoders im Halsbereich; schmerzhaft, berührungsempfindlich. Verschlimmerung der Beschwerden durch Druck – *Hekla lava*

Schwellung der Lymphknoten, harte (DD zu *Conium* !) – *Carbo animalis, Carbo vegetabilis*

Schwellung der Lymphknoten, harte, besonders im Halsbereich – *Calcarea fluorica*

Schwellung der Lymphknoten, bei hartem, sehr durckschmerzhaftem Tumor – *Arsenicum jodatum*

Schwellung der Lymphknoten, schmerzhaft, berührungsempfindlich. Verschlimmerung der Beschwerden durch Druck – *Hekla lava*

Schwellung der Lymphknoten, submandibulär – *Kalium sulfuricum*

Schwellung der Parotis, bei Krebs – *Aurum metallicum*

Schwellung der Vulva, bei Unterleibskrebs, mit Jucken und Brennen – *Kreosotum*

Schwellung der Vulva, und der Schamteile, bei Uteruskarzinom – *Kreosotum, Murex purpurea*

Schwere im Magen, Empfindung von, mit brennendem Schmerz im Magen, bei Magenkrebs – *Carbolicum acidum*

Schwermut nach Krebs-Operation – *Aconitum, Anacardium, Argentum nitricum, Arsenicum album, Aurum metallicum, Ignatia, Lycopodium, Natrium muriaticum, Nitricum acidum, Phosphoricum acidum, Phoshorus, Pulsatilla, Sepia, Staphisagria, Sulphur*

Schwindel beim Drehen des Kopfes – *Conium, Thuja*

Schwindel (fühlt sich immer schläfrig, hier DD zu *Nux moschata*). Schlimmer durch Liegen auf der rechten Seite. Warmes Zimmer bessert – *Scrophularia nodosa*

Schwindsucht – *Hippozaenium*

Schwitzen, reichliches – *Hydrocotyle*

Schwitzen, schnelles – *Calcarea silicata*

Selbstmordgedanken – *Kalium arsenicosum*

Skleren, blaue – *Carcinosinum*

Sklerodermie – *Hydrocotyle, Thiosinaminum*

Skrotum, ulzerierendes Karzinom des Skrotum – *Fuligo ligni*

Speichel, scharf, wundmachend, bei Magenkrebs – *Carbolicum acidum*

Speicheldrüsen-Krebs – *Baryta jodata, Phytolacca*

Speichelfluss, starker, bei Krebs der Mundhöhle, Zungenkrebs – *Aurum muriaticum*

Spitzfuß, Lähmung der Muskeln, v.a. der Extensoren (Fallhand, Spitzfuß), bei Krebs – *Plumbum*

Splitter, Empfindung wie von – *Argentum nitricum, Hepar sulfuris, Nitricum acidum*

Stechender, brennender Schmerz im Geschwür – *Kalium sulfuricum, Mercurius*

Stechender, brennender, schießender Schmerz – *Lapis albus*

Stechender, brennender, ziehender Schmerz – *Kalium arsenicosum*

Stechender brennender Schmerz im Abdomen – *Aurum muriaticum natronatum*

Stechende brennende Schmerzen in den Achsellymphknoten, harten, bei Brustkrebs; Schmerz und Schwellung der Lymphknoten verschlimmern sich vor der Menses – *Conium*

Stechende Schmerzen, wie von Splittern – *Argentum nitricum, Hepar sulfuris, Nitricum acidum*

Stechende Schmerzen, wie von Splittern, zusammen mit Fissuren oder Geschwüren (Mundwinkel, Augenwinkel, Zunge, Rektum) – *Nitricum acidum*

Stechende Schmerzen, v.a. bei zystischen Tumoren – *Apis*

Stechende wandernde Schmerzen – *Kalium carbonicum*

Stimmbandknötchen – besonders wenn der Auswurf grünlich ist – *Thuja*

Stomatitis, rezidivierend, bis hin zu Krebs der Mundhöhle, Zungenkrebs – *Aurum muriaticum*

Stoßverletzung führt zu Krebs – *Conium*

Strahlentherapie, nach – *Cadmium sulfuricum, Causticum, Phosphorus, Radium bromatum, Silicea, X-Ray*

Strahlentherapie führt zu Anämie – *X-Ray*

Strahlentherapie führt zu Anämie, aplastischer – *X-Ray*

Strahlentherapie führt zu Eiterung – *Silicea*

Strahlentherapie führt zu Fistelbildung – *Silicea*

Strahlentherapie führt zu Hyperkeratose – *Silicea*

Strahlentherapie führt zu Leukozytose – *X-Ray*

Strahlentherapie führt zu Thalassaemie – *X-Ray*

Strahlentherapie führt zu Radiodermatitis (Hautrisse) – *X-Ray*

Strahlentherapie, führt zu Warzen und muskulären Kontraktion – *Causticum*

Strahlentherapie, führt zu Dermatitis, trockener Haut, Nekrosen oder Schorfen, mit Brennen und Juckreiz – *Radium bromatum*

Strahlentherapie, führt zu Diabetes mellitus – *Radium bromatum*

Strangurie bei Harnblasenkrebs – *Terebinthina*

Strom, Missempfindung wie unter Strom stehend, nach Bestrahlung – *X-Ray*

Stuhl wie Gelee, v.a. bei Kolonkrebs u. Rektumkrebs – *Aloe*

Stuhl ist hart, knotig schleimbedeckt – *Graphites*

Stuhl mit Schleim, blutig, v.a. bei Kolonkrebs u. Rektumkrebs – *Aloe*

Stuhlentleerung bei Blähungsabgang, v.a. bei Kolonkrebs u. Rektumkrebs – *Aloe*

Submandibuläre zervikale Lymphadenitis – *Aurum muriaticum*

Submaxillardrüsen schmerzhaft, Schwellung und szirrhöse Verhärtung der Submaxillardrüsen – *Nitricum acidum*

Syphilis, Karzinombildung nach – *Kalium jodatum*

Szirrhöser Brustkrebs – *Apis*

Szirrhöser Brustkrebs mit Exulzeration – *Arsenicum jodatum*

Tanzen und sich im Rhythmus ausdrücken, möchte – *Carcinosinum*

Terminalstadium mit Kachexie – *Arsenicum album*

Terminalstadium, bei Schmerzen im Terminalstadium – *Arsenicum album* und *Nux vomica* des öfteren im Wechsel, immer wenn die Wirkung nachlässt

Thalassämie, nach Bestrahlung – *X-Ray*

Tics – *Carcinosinum*

Tierliebe und Liebe zur Natur – *Carcinosinum*

Tinea – *Hydrocotyle*

Tod, denkt an den – *Kalium arsenicosum*

Todessehnsucht, bei Krebs – *Aurum metallicum*

Tonsillen-Krebs – *Baryta jodata, Cistus canadensis, Kalium bichromicum, Mercurius jodatus, Phytolacca*

Tonsillen-Krebs, geschwüriges Karzinom der Tonsillen – *Kalium bichromicum*

Tonsillen-Krebs, v.a. bei sekundärem Befall der Lymphknoten im Nacken – *Cistus canadensis*

Traurigkeit, wünscht sich Einsamkeit, ist dabei schweigsam – *Carbo animalis*

Trockenheit des Rektums, bei Stuhlverstopfung, v.a. bei verhärteten Schleimhäuten – *Alumen*

Trommelfell verdickt, nach Operation am Ohr – *Thiosinaminum*

Tuberkulose der Drüsen – *Scrophularia nodosa*

Tumore der Knochen (v.a. nach Unfall und nach Entzündung des Periosts) – *Ruta*

Tumore sind von weicher, elastischer Konsistenz, wie Gummi – *Lapis albus*

Übelkeit, anhaltende, v.a. bei Magenkrebs – *Cadmium sulfuricum*

Übelkeit, schon beim Anblick von Speisen – *Arsenicum album, Cadmium sulfuricum, Colchicum, Sepia*

Übelkeit, große, und Erbrechen, bei Magenkrebs – *Carbolicum acidum*

Übelkeit, große, und Erbrechen blutiger Massen, Empfindung wie von einem Knoten im Epigastrium, bei Magenkrebs – *Mezereum*

Übelkeit, alle Symptome bessern sich beim oder nach dem Essen, bei Leberkrebs – *Chelidonium*

Übelkeit, beim Umhergehen – *Kalium bichromicum*

Übelkeit bis hin zum Erbrechen von saurer dunkler Flüssigkeit, mit Völlegefühl, bei Magenkrebs – *Kreosotum*

Übelkeit zwingt den Patienten, still zu liegen, bei Magenkrebs – *Cadmium sulfuricum* (DD: *Arsenicum album* ist unruhig)

Überempfindlich gegen alle Eindrücke, leicht erregbar, nervös, – *China*

Unruhe, ängstliche, bei Krebs – *Arsenicum album*

Unterkiefer, verhärtete Lymphknoten im Bereich des – *Brom*

Urethra-Strikturen infolge Adhäsionen nach Operation – *Staphisagria*

Urin dunkel, mit Gallestau, bei Leberkrebs oder Gallenblasenkrebs – *Chelidonium*

Uterus, Blutungen – *Argentum nitricum*

Uterus-Karzinom – *Aurum muriaticum natronatum, Argentum nitricum, Arsenicum album, Bovista, Calcarea fluorica, Caltha palustris, Carbo animalis, Carcinosinum, China, Cinnamonum, Conium, Crocus sativa, Crocus vernalis, Graphites, Helleborus foetidus, Helleborus viridis, Ipecacuanha, Kalium arsenicosum, Kalium jodatum, Kreosotum, Lapis albus, Lachesis, Laurocerasus, Lilium tigrinum, Murex purpurea, Nitricum acidum, Nymphaea odorata, Phytolacca, Pulsatilla, Sepia, Scrophularia nodosa, Szirrhinum, Thuja, Viburnum prunifolia*

Uterus-Karzinom, blumenkohlartig – *Graphites*

Uterus-Karzinom, mit Blutung, Metrorraghie – *Silicea*

Uterus-Karzinom und Brustkrebs – *Arsenicum jodatum*

Uterus-Karzinom, fibroides – *Calcarea jodata*

Uterus-Karzinom, mit starker Depression und Schmerz im Uterus wie verwundet (auch schneidend, lanzinierend, klopfend) – *Murex purpurea*

Uterus-Karzinom, fibroides – *Phytolacca*

Uterus-Karzinom, fibroides, mit Verhärtung des Zervix – *Aurum muriaticum natronatum*

Uterus-Karzinom, harte Schwellung der Lymphknoten und Drüsen bei Mamma-Ca, Uterus-Ca, Schilddrüsen-Ca, Lymphknoten-Ca – *Jodum* (*Jodum* muss sich durch DD v.a. gegenüber *Bromium* und *Conium* bestätigen lassen)

Uterus-Karzinom, mit Jucken und Brennen, mit Schwellung der Vulva bei Unterleibs-Ca – *Kreosotum*

Uterus-Karzinom, mit krampfartigen, heftigen Schmerzen – *Nitricum acidum*

Uterus-Karzinom, Palliativum bei – *Bufo, Bufo sahytiensis*

Uterus-Karzinom, mit schwarzem übelriechendem Ausfluss – *Lapis albus*

Uterus, Myom, Fibro-Myom – *Kalium carbonicum*

Uterus-Prolaps – *Aurum muriaticum natronatum*

Uterus, retrovertierter, mit Blutstau im kleinen Becken – *Ferrum picrinicum*

Vagina-Karzinom – *Kreosotum, Ruta*

Venennetze, blaue, und venöse Stauung bis hin zur Plethora – *Carbo animalis*

Venöse Stauung bis hin zur Plethora – *Carbo animalis*

Verbrennungen durch Bestrahlung – *Radium bromatum*

Verdauungsstörung mit Gelbsucht – *China*

Verhärtung des Bindegewebes – *Hydrocotyle*

Verhärtung nach Entzündung – *Calcarea fluorica*

Verhärtung von Geschwüren – *Alumina*

Verhärtung der Haut – *Alumina*

Verhärtung, und Knoten der Mamma, vor allem nach alten Abszessen – *Graphites*

Verhärtung, von Knoten und Tumoren – *Szirrhinum*

Verhärtungen von Leber und Pylorus, v.a. bei Magenkrebs – *Aceticum acidum*

Verhärtung der Schleimhäute – *Alumen, Alumina*

Verhärtung und Schwäche des Bindegewebes – *Calcarea fluorica*

Verhärtung, szirrhöse, der Submaxillardrüsen, schmerzhaft, Schwellung – *Nitricum acidum*

Verhärtung des Zervix, mit Uterus-Karzinom, fibroidem –*Aurum muriaticum natronatum*

Verhinderung von Komplikationen nach Operationen – *Staphisagria*

Verklebt, wie, Empfindung, als ob ein Leberlappen oder ein Lungenlappen mit dem umliegenden Gewebe verklebt sei – *Euphorbium*

Verletzung der Drüsen, nach (hier ist *Bellis perennis* dem *Arnica* überlegen) – *Bellis perennis*

Verschlimmerung abends, v.a. bei verhärteten Schleimhäuten – *Alumen*

Verschlimmerung nachts – *Kalium jodatum, Mercurius*

Verschlimmerung nachts, vor Mitternacht – *Phosphorus*

Verschlimmerung nachts, vor allem zwischen 1.00 und 3.00 Uhr – *Kalium arsenicosum*

Verschlimmerung nachts, zwischen 2.00 und 3.00 Uhr, bis 5.00 Uhr – *Kalium carbonicum*

Verschlimmerung früh morgens, v.a. bei Kolonkrebs u. Rektumkrebs – *Aloe*

Verschlimmerung morgens nach dem Schlaf – *Lachesis*

Verschlimmerung morgens, v.a. bei zystischen Tumoren – *Apis*

Verschlimmerung durch Einengung – *Lachesis*

Verschlimmerung durch Hitze – *Kalium jodatum, Lachesis*

Verschlimmerung durch Hitze, v.a. bei Kolonkrebs u. Rektumkrebs – *Aloe*

Verschlimmerung durch Hitze, v.a. bei zystischen Tumoren – *Apis*

Verschlimmerung durch Kälte – *X-Ray*

Verschlimmerung durch Kälte, aber auch durch Wärme (im Gegensatz dazu hat *Arsenicum album* eine Verschlimmerung durch Kälte, jedoch eine Besserung durch Wärme) – *Nitricum acidum*

Verschlimmerung durch kalte Feuchtigkeit, bei Krebs – *Calcarea silicata*

Verschlimmerung durch kaltes Wetter – *Kalium bichromicum*

Verschlimmerung durch Ruhe – *Kalium sulfuricum*

Verschlimmerung durch Ruhe, der Patient ist ruhelos – *Kalium jodatum*

Verschlimmerung nach Schlaf, bei Magenkrebs – *Cadmium sulfuricum* (DD zu den Schlangenmitteln!)

Verschlimmerung durch Wärme – *Kalium jodatum, Lachesis, Nitricum acidum*

Verschlimmerung in warmem Zimmer – *Jodum*

Verschlimmerung durch Wetterwechsel – *Kalium jodatum*

Verstopfung, mit Abmagerung und Schwäche, bei Krebs – *Plumbum*

Verstopfung, Abmagerung, Anorexia und klebrige Absonderung bei Krebs – *Hydrastis canadensis*

Verstopfung, mit Dyspepsie, atonischer – *Hydrastis canadensis*

Verstopfung, die Stühle sind hart, knotig schleimbedeckt – *Graphites*

Verstopfung, trockene, v.a. bei verhärteter Haut und verhärteten Schleimhäuten – *Alumen, Alumina*

Verstopfung bei Trockenheit des Rektums, v.a. bei verhärteten Schleimhäuten – *Alumen*

Verwundet, Schmerzen wie (auch schneidend, lanzinierend, klopfend), bei Uterus-Karzinom, mit starker Depression (auch schneidend, lanzinierend, klopfend) – *Murex purpurea*

Verzweiflung, wegen großer Schmerzen, bei Krebs – *Aurum metallicum*

Verzweiflung, wegen großer Schmerzen; heftige, plötzliche Schmerzen; als Palliativum bei heftigsten Krebsschmerzen, bei Entzündungen in der Umgebung des Tumors – *Belladonna*

Virchhoff'sche Drüse – *Carbo animalis*

Völlegefühl – *Carduus marianus*

Völlegefühl mit Übelkeit bis hin zum Erbrechen von saurer dunkler Flüssigkeit, bei Magenkrebs – *Kreosotum*

Wandernde, stechende Schmerzen – *Kalium carbonicum*

Warzen – *Argentum metallicum*

Warzen der Finger – *Ferrum picrinicum*

Wärme bessert – *X-Ray*

Wärme bessert brennenden Schmerz im Tumor, v.a. in epithelialen Tumoren im Bereich von Haut, Schleimhaut, Magen, Darm – *Arsenicum album*

Warmes Essen bessert den brennenden Magenschmerz nach Essen, bei Magenkrebs – *Kreosotum*

Warme Getränke sind oft das einzige, was vertragen wird, bei Krebs – *Arsenicum album*

Warme Getränke bessern, bei Leberkrebs oder Gallenblasenkrebs – *Chelidonium*

Warme Milch bessert Schmerzen bei Magen-Karzinom; Essen bessert; besser auch durch Niederlegen – *Graphites*

Warmes Zimmer verschlimmert – *Jodum*

Warzen, filiforme, gestielte – *Thuja*

Warzen, und muskuläre Kontraktion, nach Bestrahlung – *Causticum*

Weicher Tumor bei gespannter Wucherung – *Calcarea jodata*

Wetterwechsel, Verschlimmerung durch – *Kalium jodatum*

Wunden bluten leicht – *Phosphorus*

Wundheilung, zur, nach Operation, und Verhinderung von Komplikationen – *Staphisagria*

Wundheitsgefühl und die Empfindung wie zerschlagen, wie nach Überanstrengung, in Knochen und Periost.; schlimmer durch Anstrengung, schlimmer durch Ruhe, schlimmer durch Kälte; besser durch Reiben – *Ruta*

Wut, aufgrund großer Schmerzempfindlichkeit, die Schmerzen sind unerträglich schlimm, verursachen rasende Wut – *Hepar sulfuris*

Zahneiterungen – *Mercurius*

Zellulitis, verbunden mit starken (brennenden) Schmerzen – *Sanguinaria*

Zerschlagen, Empfindung wie und Wundheitsgefühl, wie nach Überanstrengung, in Knochen und Periost. Schlimmer durch Anstrengung, schlimmer durch Ruhe, schlimmer durch Kälte; besser durch Reiben – *Ruta*

Zervikale submandibuläre Lymphadenitis – *Aurum muriaticum*

Zervix uteri, Blutungen des – *Aurum muriaticum natronatum*

Zervix uteri, Krebs des – *Aurum muriaticum natronatum, Argentum nitricum, Conium, Hydrocotyle, Kalium arsenicosum, Kreosotum, Lachesis, Lilium tigrinum*, *Pulsatilla*, *Sepia*

Zervix uteri, Krebs des, blumenkohlartig – *Kalium arsenicosum*

Zervix uteri, Krebs des, mit faulig riechender Leukorrhoe – *Kalium arsenicosum*

Zervix uteri, Krebs des, mit Jucken und Brennen mit Schwellung der Vulva bei Unterleibs-Ca – *Kreosotum*

Zervix uteri, Krebs des, mit Ulzeration (aber Lupus, tuberkulöser Haut-Lupus und Hautkrebs ohne Ulzeration) – *Hydrocotyle*

Ziehender, stechender, brennender Schmerz – *Kalium arsenicosum*

Zugluftempfindlichkeit, große – *Hepar sulfuris*

Zunge, Belag – *Ferrum picrinicum, Mercurius, Ornithogalum umbellatum*

Zunge, Belag, weißlich, bei Krebs – *Carduus marianus*

Zunge, Belag, weißlich, an der Zungenwurzel – *Kalium muriaticum*

Zunge, berührungsempfindlich – *Galium aparine*

Zunge, entzündet, stark geschwollen – *Crotalus horridus*

Zunge, tiefe Fissuren, bei Zungenkrebs – *Benzoicum acidum*

Zunge, Kältegefühl in der – *Cistus canadensis*

Zunge, Kältegefühl in der – *Cistus canadensis*

Zunge, Landkartenzunge – *Hydrastis, Kalium muriaticum*

Zunge, livide Verfärbung, bei Zungenkrebs – *Benzoicum acidum*

Zunge, nächtliche Schmerzen – *Galium aparine*

Zunge, rissige Zungenränder und rissige Schleimhäute (*Condurango*, *Graphites*), mit brennendem Schmerz – *Hydrastis canadensis*

Zunge, Geschwür, Riss, Fissur mit stechenden Schmerzen, wie von Splittern – *Nitricum acidum*

Zunge, Geschwür, blutet leicht, besonders nachts – *Sempervivum tectorum*

Zunge, rote oder gelbe Verfärbung, bei Zungenkrebs – *Crotalus horridus*

Zunge, steif, bei Zungenkrebs – *Crotalus horridus*

Zunge, Schwellung, mit Zahneindrücken – *Mercurius*

Zunge, verbreitert und schlaff, mit Zahneindrücken – *Hydrastis canadensis*

Zungenkrebs – *Apis*, *Argentum nitricum*, *Arsenicum album*, *Aurum*, *Aurum muriaticum*, *Baryta jodata, Benzoicum acidum*, *Calcarea carbonica*, *Carbo animalis*, *Carbolicum acidum*, *Causticum*, *Carcinosinum*, *Conium*, *Crotalus horridus*, *Galium aparine*, *Hydrastis*, *Kalium cyanatum, Kalium jodatum, Kalium muriaticum, Kreosotum, Lachesis*, *Mercurius, Muriaticum acidum, Nitricum acidum, Phosphorus*, *Phytolacca*, *Radium bromatum*, *Sanguinarinum nitricum*, *Szirrhinum, Sempervivum tectorum, Sepia*, *Sulfur*, *Thuja*

Zungenkrebs, Epitheliom – *Kalium muriaticum*

Zungenkrebs, Knoten mit Venen im Tumor – *Galium aparine*

Zungenkrebs mit knotiger Härte – *Galium aparine*

Zungenkrebs und stinkende Absonderungen – *Carbolicum acidum*

Zungenkrebs, szirrhös, mit (tiefer) seitlicher Ulkusbildung, sehr wund und schmerzhaft – *Sempervivum tectorum*

Zungenkrebs und ulzerierende Plaques – *Carbolicum acidum*

Zungenkrebs it tiefen Ulzera, dunklem Zungengrund und fauligem Atem – *Muriaticum acidum*

Zysten, der Haut, vor allem hydrämische – *Argentum nitricum*

Zystische kanzeröse Geschwüre – *Apis*

Zystenbildung, Neigung zu, bei Krebs von Uterus – *Bufo*

Zystenbildung, Neigung zu, bei Krebs von Uterus, Ovar, Mamma – *Bovista*

Zystische Mamma-Tumore – *Aurum metallicum, Bovista*

Zystische Tumore – *Apis*

HOROSKOP UND KRANKHEIT – EIN SCHLUSSWORT

Am Ende dieses Buches möchte ich einen kurzen Ausflug in die Welt des Horoskops wagen, da ich in den Horoskoplehrbüchern der Münchner Rhythmenlehre von Wolfgang Döbereiner erstmals gut einleuchtende Erklärungen fand, warum (schwere) Krankheiten entstehen, sich bessern, teils auch ohne ärztliche Therapie vergehen, oder auch unvorhergesehen nach Jahren wiederkehren können. Hier vorgestellte Denkmodelle machten mir klar, was „Ur-Sachen" von Krankheiten sein können – weit über oberflächliche psychologisierende Erklärungen hinaus, dass Heilung in manchen Fällen durch die Zeit (im Sinne ablaufender Lebenszyklen) erreicht wird, und nicht immer durch ärztliches Handeln.

Auch begann ich besser zu verstehen, warum einzelne Patienten bloß ein einziges oder nur wenige Mittel brauchen (bei einem Lebensproblem oder wenigen, alles andere überlagernden Lebensproblemen bzw. bei problematischen Horoskop-Konstellationen), die meisten chronisch schwer erkrankten Patienten aber viele, oft wechselnde Arzneien brauchen, eventuell sogar zur annähernd gleichen Zeit (ein Hinweis auf viele sich überschneidende Problemkonstellationen).

Im Geburtshoroskop eines jeden Menschen sind die Probleme und Aufgaben seines Lebens als Bild aufgezeichnet. Nach Döbereiners Lehre entstehen Unglücksfälle, Krankheiten und Schicksalsschläge, wenn der betroffene Mensch schwierig zu lebende oder schwer zu ertragende Situationen nicht annehmen will oder sich nicht zu leben traut, die sich in bestimmten Planetenkonstellationen seines Horoskops widerspiegeln.

Döbereiner ordnet den einzelnen Horoskopkonstellationen Lebensgrundprobleme zu. So stellt seinen Veröffentlichungen zufolge die Horoskopkonstellation Mars-Uranus den Betroffenen vor die Lebensaufgabe, sich aus Fremdbestimmung zu lösen, aus nicht (mehr) passenden Lebensbedingungen, um die persönliche Eigenart und eigene Bestimmung verwirklichen zu können. Oder die Verbindung Mars-Pluto soll veranlassen, sich aus der Unterwerfung unter den Clan zu lösen, um – frei vom Clan-Zwang – alte Probleme aufdecken zu können.

Zu gewissen Zeiten im Leben werden schicksalhaft Situationen kommen, um diese Horoskop-Anlagen (Lebens-Aufgaben) zu entwickeln. Weicht man diesen Anforderungen aus (z.B. bei einer Verbindung von Mars-Uranus aus Angst vor Veränderung lieber in unpassenden Lebensbedingungen zu verweilen), kann eine Krankheit als Ausgleich für die nicht auf sich genommene Aufgabe auftreten (bei Mars-Uranus z.B. in Form von Nervenschmerzen anstatt des Hindurchgehens durch die Angst, eine sichere, aber unpassende Arbeitsstelle zu kündigen; bei Mars-Pluto z.B. in Form von Krebs an Stelle der Angst, aus der Sippe als Rechtloser ausgestoßen werden zu können).

Die zeitliche Auslösung der Konstellationen erfolgt nach unterschiedlichen Rhythmen, wie z.B. die Wanderung des Aszendenten mit 1 Grad pro Jahr, oder der Durchlauf des Aszendenten (Alterspunkt) durch die 12 Horoskophäuser (im wichtigsten Rhythmus durchläuft der Alterspunkt 1 Haus in 7 Jahren).

Bei der Wanderung des Aszendenten wird jeweils das Sternzeichen (und der dazu korrespondierende Planet) angesprochen, das beim Eintritt des Alterspunktes in das Haus angetroffen wird (in der Beispielabbildung aktiviert mit 14 Jahren der Alterspunkt mit Eintritt in das Sternzeichen Widder den zu Widder korrespondierenden Planet Mars). Durch den Mars wird – in unserem Beispiel – der Horoskopbesitzer nun aufgefordert, sich vom 14. bis 21. Lebensjahr seiner Mars-Uranus-Problematik (ersichtlich aus dem Bild Mars-Uranus-Quadrat) zu stellen.

Erneut wird der Planet Uranus die Mars-Uranus-Problematik beim Eintritt des Aszendenten in das vom Wassermann bestimmten 8. Haus aktivieren (vom 28. bis 35. Lebensjahr). In diesen Zeiten kann eine besondere Anfälligkeit für die Konstellation Mars-Uranus typische Krankheiten (z.B. Nervenschmerzen) bestehen, wenn man den von Mars-Uranus geforderten Lebensveränderungen auszuweichen versucht.

Bei der genauen Horoskopbeurteilung spielen noch viele andere Faktoren eine Rolle – wie Transite, die von Dörbereiner gefundenen Gruppenschicksalspunkte und andere Zyklen. Das hier vorgestellte vereinfachte Schema lässt verstehen, wie zyklisch Krankheitsdispositionen entstehen, exazerbieren, aber auch wieder abklingen können. In unserem Beispiel der Mars-Uranus-Problematik wird sich die Tendenz zu Nervenschmerzen immer dann verstärken, wenn der Patient bei Auslösung von Widder-Mars oder Wassermann-Uranus noch anderen Mars- oder Uranus-Belastungen ausgesetzt wird, wie z.B. entsprechenden Transiten, Auslösung von entsprechenden Gruppenschicksalspunkten oder ähnlichem.

Nach dieser Betrachtungsweise läge die Heilung der Krankheit darin, die schicksalsmäßige Herausforderung anzunehmen und bei unserer Mars-Uranus-Problematik die Veränderung der Lebensbedingungen zu wagen (z.B. Kündigung einer sicheren, aber unpassenden Arbeitsstelle, um danach eine zur eigenen Lebensaufgabe oder zum neuen Lebensabschnitt besser passende Tätigkeit zu finden). Das geeignete Homöopathikum sollte diesen Weg erleichtern und Krankheit wie Lebenskonflikt beseitigen helfen. Die Stärke der Erstverschlimmerung könnte dann der Größe der inneren Angst vor der Veränderung entsprechen.

Das Erkennen der betroffenen wichtigen Konstellation könnte im Gegensatz zu eher allgemeinen psychologisierenden Empfehlungen helfen, dem Patienten die gerade für ihn wichtigen Herausforderungen zu finden. Eine Veränderung von nicht gut passenden Umweltbedingungen wird vor allem bei Patienten mit Mars-Uranus-Konstellation im Grundhoroskop wichtig und problematisch. Andere Personen ohne dieses Bild im Grundhoroskop werden von dieser natürlich für alle Menschen schwierigen Problematik eben nicht so stark betroffen sein und nicht schwer erkranken.

In der Auslösung, wie in der Symptomatik wird unser Beispiel komplexer, wenn sich zur Mars-Uranus-Problematik z.B. noch eine Mars-Pluto-Problematik dazugesellt (in der Abbildung unseres Horoskopbeispiels Mars im 1. Haus in Opposition zu Pluto im 7. Haus mit Mars-Quadrat-Uranus und Uranus-Quadrat-Pluto bei Uranus im 4. Haus). An diesem Beispiel lässt sich gut vorstellen, wie eine chronische Krankheit mit dieser Komplexizität vielfältiger und langdauernder werden kann mit häufigeren Auslösungsmöglichkeiten (Rezidive, Verschlechterungen). Auch werden die einzelnen Verschlimmerungen unterschiedliche Verläufe zeigen (je nach betroffener Auslösung oder Transit), und eventuell unterschiedliche homöopathische Mittel benötigen. Die homöopathischen Mittel für solche Krankheiten komplexer, ineinander wirkender Horoskopkonstellationen könnten eher kleinen Mitteln entsprechen, oder es könnten sogar mehrere Mittel benötigt werden (wenn das Mittel für eine selten auftretende Horoskop-Konstellation noch nicht bekannt ist).

Dies wäre eine mögliche Erklärung, warum manche Patienten mit einem oder wenigen (großen) Mitteln zu heilen sind und andere Patienten zahlreichere Mittel oder kleine oder noch (fast) unbekannte Mittel benötigen, und weshalb manche Patienten sogar mehrere Mittel in kurzem Zeitraum benötigen (was mehreren mit einander vernetzten Konstellationen oder mehreren Auslösungen verschiedener Konstellationen kurz hintereinander entspräche). Auch Remissionen und Rezidive kann man über die Auslösungen leichter verstehen, und vielleicht sogar auf diese Weise die für Rezidive gefährlichen Zeiten vorausberechnen.

Wer sich genauer für diese Art der Horoskopbetrachtung interessiert, für den hat Wolfgang Döbereiner viele, leider meist nicht einfach zu verstehende Bücher geschrieben.

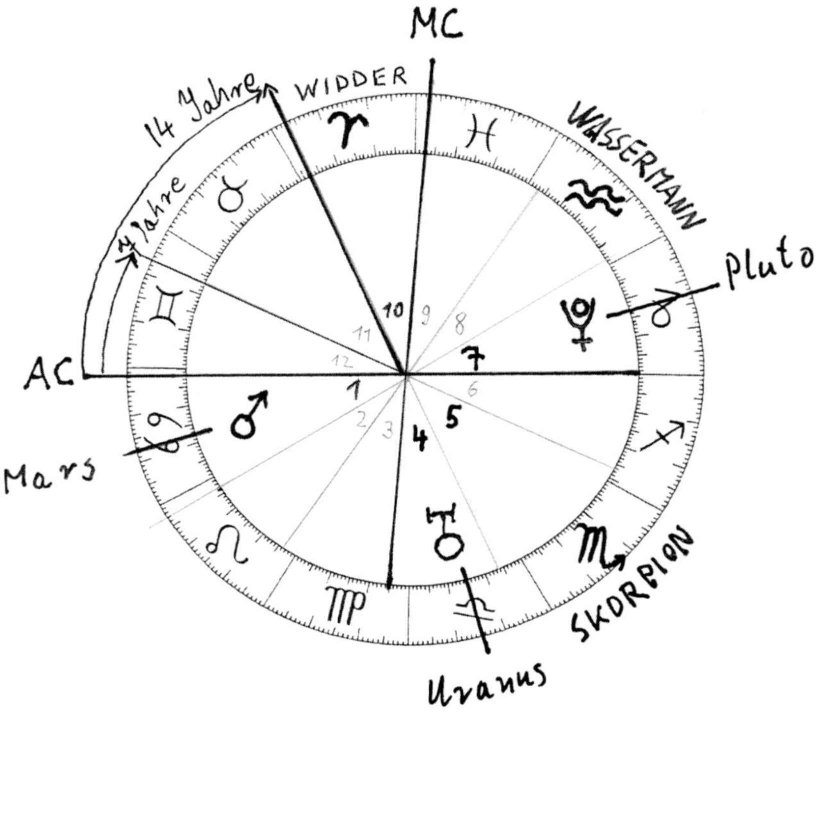

Literatur zum Horoskop

Döbereiner W.: Astrologisches Lehr- und Übungsbuch - Band 1 ISBN 3-927094-12-9

Döbereiner W.: Astrologisches Lehr- und Übungsbuch - Band 2 ISBN 3-927094-13-7

Döbereiner W.: Astrologisches Lehr- und Übungsbuch - Band 3 ISBN 3-927094-14-5

Döbereiner W.: Astrologisches Lehr- und Übungsbuch - Band 4 ISBN 3-927094-15-3

Döbereiner W.: Astrologisch-homöopathische Erfahrungsbilder zur Diagnose und Therapie von Erkrankungen - Band 1 + II; ISBN 3-927094-11-0 + ISBN 3-927094-18-8

und viele weitere Bände unter http://www.rhythmenlehre.de

LEBENSLAUF DES AUTOREN

Am 24.02.1950 in München geboren, Staatsexamen und Promotion August 1976 an der LMU in München, Medizinalassistentenzeit in der Kardiologie, Angiologie und Chirurgie in Münchner Kliniken.

Danach während drei Aufenthalten in Thailand insgesamt ein Jahr tropenmedizinische Tätigkeit (Lepraklinik in Chiang Mai, Arzt beim MHD für kambodschanische Flüchtlinge).

Ab 1979 Stationsarzt in der Inneren Medizin (Landkrankenhaus, Toxikologische Abteilung Klinikum Rechts der Isar in München mit Intensivmedizin), später ein Jahr Chirurgie und 1984 Facharzt für Allgemeinmedizin.

Ausbildung in Naturheilkunde ab 1982, beginnend mit Akupunkturkursen der DÄGfA – vor allem bei Dr. Gleditsch und Dr. Wankura.

1984/ 85 Stationsarzt im Krankenhaus für Naturheilweisen in München bei Herrn Dr. Zimmermann, mit den Therapieschwerpunkten klinische Homöopathie, Diät- und Phytotherapie (u.a. Immunstimulation mit Mistel, Thymus, Eigenbluttherapien).

1985 Zusatzbezeichnung Naturheilverfahren und Homöopathie der bayerischen Ärztekammer.

1985 bis 1990 Arbeit in Kassen- und später Privatpraxis mit Akupunktur und Homöopathie; ebenfalls Fortbildung durch zwei bis drei Monate dauernde Auslandsstudien (1985 am National Institute of Homeopathy of India in Calcutta; 1987 Akupunkturambulanz des China Medical College Taichung und 1988 Advanced Acupuncture Course des International Acupuncture Training Center Peking).

1991, enttäuscht von der Diskrepanz der theoretisch in Literatur und Vorträgen behaupteten Heilerfolge zu der erlebten Wirklichkeit (in Praxis und Klinik, bzgl. der Akupunktur aber auch der Homöopathie, zu Hause wie im Ausland) Rückkehr an die Technische Universität in München zur schulmedizinischen Toxikologie, gleichsam der Schwester der Homöopathie im Hochdosis-Bereich.

1991 bis 2005 Arzt in der Toxikologischen Abteilung des Klinikums Rechts der Isar mit Arbeitsschwerpunkt im Giftnotruf und Aufbau einer deutschsprachigen Datenbank für die Giftberatung mit über 1200 Informationsdateien zu Arzneimitteln, Chemikalien, Pflanzenschutzmitteln, Umweltgiften und Natur-Giften; 1992 Zusatzbezeichnung Umweltmedizin.

Ab 1996 Erststellung homöopathisch interessanter Vergiftungsmonographien zu 140 giftigen Tieren (Schlangen, Spinnen, Skorpione, Meerestiere) und allen bekannten giftigen Pilzen (allgemein im Internet zugänglich unter www.toxinfo.org).

Ab 2000 Erarbeitung von Monographien zu Vitaminen, Mineralien und anderen Substanzen der orthomolekularen Medizin.

Während der Tätigkeit an der Universität bei Bedarf naturheilkundliche Beratung und Behandlung von Patienten der toxikologischen Abteilung und zeitweise der Schmerzambulanz der neurologischen Klinik und Literaturstudium von Vithoulkas, Ghegas, Morrison, später Sankaran und Spinedi.

Ab 2002 dann drei Tage pro Woche komplementärmedizinische Betreuung von Krebspatienten in der naturheilkundlichen Ambulanz des Zentrums für Naturheilkundliche Forschung der II. Med. Klinik der TU München und Mitarbeit bei der Erstellung eines Behandlungskonzeptes für Krebspatienten dieser Ambulanz.

Seit 2003 durch Bücher von und den Besuch von Kursen bei Jan Scholten Eröffnung neuer Perspektiven in der Homöopathie.

2006 Zusammenfassung aller gesammelten Unterlagen und Erfahrungen für dieses Buch und Tätigkeit in Privatpraxis.

Ebersberg den 25. 02. 2007 Dr. Johann Kleber